Alpträume bei Kindern und Jugendlichen

Johanna Thünker
Reinhard Pietrowsky

Alpträume bei Kindern und Jugendlichen

Ein Therapiemanual

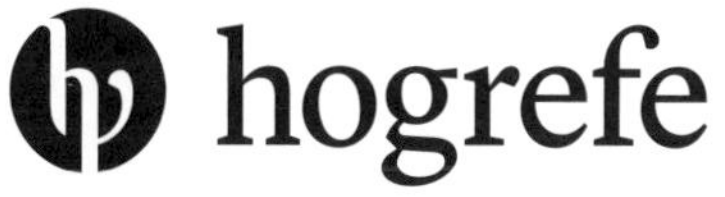

Dr. Johanna Thünker, geb. 1985. 2003–2008 Studium der Psychologie in Münster und Düsseldorf. 2008–2013 wissenschaftliche Mitarbeiterin am Psychologischen Institut der Universität Düsseldorf, Abteilung Klinische Psychologie. 2010 Promotion. 2013 Approbation als Psychologische Psychotherapeutin. Seit 2013 niedergelassen als Verhaltenstherapeutin für Erwachsene, Kinder und Jugendliche in Bottrop mit den Schwerpunkten Schlafstörungen, ADHS und Autismus.

Prof. Dr. Reinhard Pietrowsky, geb. 1957. 1978–1985 Studium der Psychologie in Tübingen, danach wissenschaftlicher Mitarbeiter an den Universitäten Tübingen, Ulm, Bamberg und Lübeck. 1990 Promotion an der Universität Tübingen. 1996 Habilitation an der Universität Bamberg. 1990–1993 Psychotherapieausbildung am Stuttgarter Zentrum für Verhaltenstherapie. 1999 Approbation als Psychologischer Psychotherapeut. Seit 1997 Professor für Klinische Psychologie an der Universität Düsseldorf. Leiter der Psychotherapeutischen Institutsambulanz der Universität Düsseldorf und des weiterbildenden Studiums „Psychologische Psychotherapie". Forschungsschwerpunkte: Ess- und Schlafstörungen.

Bibliografische Information der Deutschen Nationalbibliothek
Die Deutsche Nationalbibliothek verzeichnet diese Publikation in der Deutschen Nationalbibliografie; detaillierte bibliografische Daten sind im Internet über http://dnb.dnb.de abrufbar.

Hogrefe Verlag GmbH & Co. KG
Merkelstraße 3
37085 Göttingen
Deutschland
Tel. +49 551 999 50 0
Fax +49 551 999 50 111
info@hogrefe.de
www.hogrefe.de

Sprecherin der Audiodateien: Nina Plotzki
Aufnahme der Audiodateien: Eliton Studio, Dorfen. www.eliton-musik.de
Illustrationen: Jenny Hampel
Satz: Sina-Franziska Mollenhauer, Hogrefe Verlag GmbH & Co. KG, Göttingen
Druck: mediaprint solutions GmbH, Paderborn
Printed in Germany
Auf säurefreiem Papier gedruckt

1. Auflage 2024

(E-Book-ISBN [PDF] 978-3-8409-3183-3; E-Book-ISBN [EPUB] 978-3-8444-3183-4)
ISBN 978-3-8017-3183-0
https://doi.org/10.1026/03183-000

Inhaltsverzeichnis

I Theoretischer Hintergrund

II Therapie

I Theoretischer Hintergrund

Kapitel 1
Beschreibung der Störung

Überblick

In diesem Kapitel werden Alpträume unter folgenden Aspekten näher beschrieben:
- Was sind die Definitionskriterien klinisch relevanter Alpträume?
- Welche Erscheinungsformen von Alpträumen bei Kindern und Jugendlichen gibt es?
- Wie sind die Verbreitung, der Verlauf und andere epidemiologische Merkmale der Störung?
- Wie werden Alpträume klassifikatorisch eingeordnet?
- Welche Beziehungen gibt es zwischen Alpträumen und anderen psychischen Störungen (Differenzialdiagnostik und Komorbidität)?

1.1 Erscheinungsbild und Definitionskriterien

Alpträume sind vermutlich den meisten Menschen aus eigenen Erfahrungen bekannt. Besonders häufig kommen sie in der Kindheit und Jugend vor. In diesen Lebensabschnitten sind sie in der Regel keine klinische Störung, sondern ein normales Phänomen, das häufig von allein auch wieder verschwindet oder schwächer wird. Erst das gehäufte Auftreten von Alpträumen, vor allem aber das damit verbundene Leiden (z.B. Angst vor dem Zubettgehen, Beeinträchtigungen am Tag) bei den betroffenen Kindern oder Jugendlichen selbst oder ihren Bezugspersonen, machen die Alpträume zu einer klinisch relevanten Störung. Häufige Alpträume bei Kindern können zu erheblichen Beeinträchtigungen der Kinder und ihrer Eltern führen. Dabei kann es sein, dass die Betroffenen außer ihren häufig wiederkehrenden Alpträumen keine weiteren psychischen Beschwerden oder Störungen aufweisen. Es ist aber auch möglich, dass die Alpträume ein Symptom einer anderen psychischen Störung sind; dies ist relativ oft bei Angststörungen oder Depressionen der Fall. Bei der Posttraumatischen Belastungsstörung (PTBS) kommt es meist zu Alpträumen, in denen das traumatische Ereignis immer wieder erlebt wird, sodass diese wiederkehrenden posttraumatischen Alpträume ein wesentliches Kriterium der PTBS darstellen.

Das im Begriff „Alptraum" oder „Albtraum" vorkommende Wort „Alp" stammt aus dem Althochdeutschen und ist etymologisch mit dem Wort „Elfe" verwandt. Als Alben oder Elfen wurden ursprünglich kleine, unterirdisch lebende Erdgeister bezeichnet. Alp war bereits im Mittelalter auch die Bezeichnung des Nachtmahrs, eines bösen (ursprünglich) weiblichen Geistes, der sich des Nachts, so die Annahme, auf die Brust des Schlafenden setze und ihm die Luft abdrücke. Durch diese Atemnot entstehen die angstbesetzten Träume, die Alpträume oder das Alpdrücken. In der englischen Bezeichnung für den Alptraum, „nightmare", ist der Name des Mahrs bis heute erhalten geblieben. Die Schreibweisen „Alptraum" und „Albtraum" werden seit der letzten Rechtschreibreform synonym verwendet. Im Folgenden werden wir der Einheitlichkeit wegen jedoch nur den Begriff „Alptraum" verwenden. Der Begriff „Angsttraum" wird oft auch synonym für Alptraum gebraucht und wurde noch bis zum DSM-III-R und in der ICD-10 für dieses Störungsbild verwendet oder für Alpträume, die nicht zum Erwachen führen.

Die entscheidenden Kriterien für Alpträume sind:
1. Ein Alptraum führt häufig zum *Erwachen*.
2. Nach dem Erwachen besteht eine sehr *detaillierte Erinnerung* an den Trauminhalt.
3. Das *Erleben* des Alptraums führt zu massiver Angst, Schuldgefühlen, Trauer oder einer Beeinträchtigung des psychischen Wohlbefindens.
4. Der *Inhalt* eines Alptraums handelt in der Regel von der Bedrohung des eigenen Lebens oder des Lebens nahestehender Personen, der Sicherheit oder der Selbstachtung durch Angriff, Verfolgung oder sonstige Formen der Ausübung körperlicher Gewalt, dem Erleben von Hilflosigkeit durch körperliche oder psychische Gewalt oder dem Beifügen von Gewalt oder Schädigung an anderen Personen durch den Träumenden selbst. Die Bedrohung kann dabei von Menschen, aber auch von Tieren oder fiktiven Wesen (Monstern) ausgehen. Alpträume bei Kindern beinhalten fast immer eine konkrete Gefahr für das Kind.

Alpträume treten in der Regel im letzten Drittel des Nachtschlafs auf. Dieser Schlaf zeichnet sich durch das Vorherrschen von langen REM-Schlaf-Episoden (Rapid-Eye-Movement-Schlaf) aus (Rechtschaffen & Kales, 1968), was bedeutet, dass es sich bei Alpträumen um ein Phänomen des REM-Schlafs handelt. Auch wenn bekannt ist, dass in allen Schlafphasen geträumt wird, so besteht für Träume in REM-Phasen eine besonders hohe Traumerinnerung und eine leichte Erweckbarkeit, da während des REM-Schlafs das Gehirn, im Gegensatz zum Non-REM-Schlaf, sehr aktiviert ist (paradoxer Schlaf). Der Non-REM-Schlaf besteht aus drei Schlafstadien (Schlafstadien N1 bis N3), wobei das Schlafstadium 3 als Tiefschlaf bezeichnet wird (American Academy of Sleep Medicine, 2008). Der Tiefschlaf tritt überwiegend in der ersten Hälfte der Nacht auf. Da idiopathische Alpträume vorwiegend im REM-Schlaf auftreten, liegt die Annahme nahe, dass ein vermehrtes Auftreten von REM-Schlaf mit einem gehäuften Auftreten von Alpträumen einhergeht. Diese Annahme wird gestützt durch die Beobachtung, dass Kinder, die über mehr REM-Schlaf verfügen, auch häufiger Alpträume haben und auch bei Erwachsenen eine erhöhte REM-Dichte des Schlafs, wie sie etwa bei depressiven oder künstlerisch und geistig tätigen Personen zu finden ist, mit einer erhöhten Alptraumfrequenz einhergeht. Allerdings wäre es zu vereinfacht, hier eine monokausale, lineare Funktion anzunehmen, da das Auftreten von Alpträumen natürlich durch viele anderen Faktoren neben der REM-Schlaf-Dichte mitbestimmt wird. Allerdings unterscheiden sich posttraumatische Wiederholungen von den idiopathischen Alpträumen (siehe Kapitel 1.2.1) darin, dass sie in früheren REM-Stadien oder sogar im Non-REM-Schlaf auftreten können (Davis, 2009; Schredl, 2008).

1.2 Erscheinungsformen und Inhalte von Alpträumen

1.2.1 Erscheinungsformen von Alpträumen

Die Erscheinungsform von Alpträumen lässt sich nach verschiedenen Gesichtspunkten klassifizieren. Grundsätzlich ist zwischen den bereits genannten idiopathischen und posttraumatischen Alpträumen zu unterscheiden. Hinsichtlich der *Auftretenshäufigkeit* von Alpträumen wird zwischen dem gelegentlichen und dem häufigen Auftreten von Alpträumen unterschieden. Dabei wird die Auftretenshäufigkeit in der Regel retrospektiv eingeschätzt. Hinsichtlich der Dauer des Auftretens der Alpträume, also der *Chronizität*, wird zwischen akuten, subakuten und andauernden Alpträumen unterschieden. Als weiteres Merkmal neben Häufigkeit und Störungsdauer lässt sich noch die *Alptraumschwere* oder *-intensität* nennen. Diese wird im Allgemeinen über die Häufigkeit des Auftretens von Alpträumen operationalisiert (vgl. Kapitel 1.4). Es ist aber empirisch eindeutig gesichert, dass die Alptraumschwere und der daraus resultierende Leidensdruck mit der Alptraumhäufigkeit nur schwach korreliert ist. Die erlebte Alptraumintensität scheint viel eher mit Persönlichkeitsmerkmalen in Zusammenhang zu stehen (vgl. Kapitel 2). Schließlich kann die Erscheinungsform von Alpträumen hinsichtlich des Kontextes ihres Auftretens unterschieden werden: Alpträume können isoliert auftreten oder zusammen mit anderen psychischen oder somatischen Störungen (idiopathische Alpträume) oder als wiederkehrende Alpträume (posttraumatische Wiederholungen, posttraumatische Alpträume) im Rahmen von Traumafolgestörungen.

Von *idiopathischen Alpträumen* sprechen wir, wenn das betroffene Kind oder die/der Jugendliche unter Alpträumen leidet, diese durchaus auch häufig auftreten können, aber sonst keine weiteren psychischen oder körperlichen Störungen vorhanden sind, die das Auftreten der Alpträume erklären könnten. Die betreffenden Personen können im Allgemeinen in ihren sozialen, schulischen oder anderen wichtigen Funktionsbereichen beeinträchtigt sein, haben aber sehr oft Angst vor dem Einschlafen, weil sie befürchten, es könnte wieder ein Alptraum auftreten. Charakteristisch bei Kindern sind Träume, in denen das Kind gejagt, gehänselt, geschlagen oder ermordet wird. Zudem können in ihren Träumen Monster, Geister, wilde Tiere oder böse Individuen („schwarzer Mann") auftreten. Die Betroffenen haben jedoch keine weitere klinisch relevante Störung, die im Alptraum auftretende Bedrohung nie als tatsächliches Trauma erlebt und sind nicht überdurchschnittlich im sozialen oder schulischen Bereich belastet. Nachfolgend ist ein Beispiel für einen typischen Verfolgungstraum eines 9-jährigen Jungen geschildert (vgl. auch Fallbericht in Kapitel 13.2).

Fallbeispiel: Oskar

Oskar, ein 9-jähriger Junge, begibt sich primär wegen wiederkehrender Alpträume in Behandlung. Die Träume zögen zum Teil Ängste vor dem Schlafen sowie Vermeidungsverhalten (im konkreten Fall von Toilettenräumen) nach sich. Das Screening auf komorbide Störungen ergibt den Verdacht auf eine Aktivitäts- und Aufmerksamkeitsstörung, die für die Alpträume zunächst weniger von Belang zu sein scheint. Oskar berichtet, dass er verschiedene Alpträume habe, in der Regel gehe es aber darum, dass er erschreckt oder angegriffen werde. Ein typischer und sehr eindrucksvoller Traum sei gewesen, dass er in einem Toilettenraum in einer Jugendherberge gewesen sei, die er mit der Schule besucht hätte. Er befinde sich in dem Traum in diesem Toilettenraum, es sei sehr dunkel. Vor ihm tauche eine Hexe auf. Auch hinter ihm seien Hexen, die würde er aber nur als Schemen sehen und am Geruch erkennen – sie würden eine Dunstwolke verbreiten. Diese Hexen würde Oskar aus einem Buch (Düsterwald) kennen und beschreibt umfangreich Teile der Handlung sowie weitere, noch gruseligere Figuren, die im Traum aufgetreten seien. Die Hexen hätten ihm aufgelauert, sie seien sehr mächtig und er allein habe gegen sie keine Chance.

Alpträume treten oft auch zusammen mit *anderen psychischen Störungen* auf, etwa Angststörungen oder Depressionen. Sind sie eine direkte Folge dieser anderen Störungen, so können sie als ein Symptom dieser betrachtet werden und werden in der Regel nicht eigenständig klassifiziert, außer die Alpträume würden ein zusätzliches Leiden verursachen, das über das Leiden oder die Belastung der komorbiden Störung hinausgeht. In den Alpträumen von Patientinnen und Patienten mit anderen psychischen Störungen spiegelt sich oft das zentrale Thema dieser anderen Störung wider. Bei Personen mit phobischen Ängsten ist häufig das phobische Objekt oder die phobische Situation Gegenstand des Alptraums. Depressive Patientinnen und Patienten berichten davon, dass in ihren Alpträumen das Thema Tod und Sterben sehr zentral ist, dass sie sich schuldig machen und schuldig fühlen am Leid oder Schicksal anderer. Ein charakteristischer Traum eines 16-jährigen Mädchens mit Verlusterlebnissen und Trauer in dem Verlust, Hilflosigkeit und Tod dominieren, ist nachfolgend kurz beschrieben (vgl. Fallbericht in Kapitel 13.3).

Fallbeispiel: Kira

Kira ist 16 Jahre alt und leidet neben einer Anorexia nervosa unter einer depressiven Störung mit suizidalen Krisen, selbstverletzendem Verhalten und Alpträumen. Die Lebenssituation von Kira ist geprägt durch die Krebserkrankung ihres Vaters, die ausbrach, als sie 13 Jahre alt war, sowie durch die schwere Erkrankung ihres Ponys. Sie habe schon immer unter Verlustängsten gelitten, durch die aktuelle Situation sind drohende Verluste ausgesprochen real. In einem für sie typischen Alptraum war sie in einem kleinen Dorf und der Traum spielte während des Zweiten Weltkriegs. Sie war dort mit ihrer Familie in einem Haus und als sie das Haus verließ, habe sie Flugzeuge gesehen, die Bomben abgeworfen hätten. Eine Bombe sei in das Haus gefallen. Sie habe den Knall gehört, als die Bombe in das Haus fiel, die Stimmen und Schreie ihrer Eltern und Geschwister, die bei dem Bombenangriff alle getötet worden seien. Sie habe sich gefragt, ob ihre komplette Familie jetzt tot sei und ob sie als Einzige überlebt habe. Das habe ihr im Traum furchtbare Angst, Trauer und Verzweiflung bereitet und sie habe sich daraufhin nur noch irgendwo versteckt.

Auch im Zusammenhang mit *körperlichen Erkrankungen* können Alpträume häufig auftreten. So ist es allgemein bekannt, dass z. B. unter Fieber sehr häufig Alpträume auftreten (Fieberträume). Aber auch nach großen oder schweren Operationen werden vermehrt Alpträume berichtet. Ebenso treten oft vor und auch nach einer großen Operation (z. B. Organtransplantation) gehäuft Alpträume auf, in denen sich vermutlich die Sorge um den Erfolg der Operation und die eigene Gesundheit widerspiegelt. Ebenso können *Drogen oder Medikamente* zum Auftreten von Alpträumen führen, wie z. B. Amphetamine, Kokain, selektive Serotonin-Wiederaufnahmehemmer oder Beta-Blocker (vgl. Kapitel 2). Alle diese genannten Faktoren dürften aber bei Kindern und Jugendlichen zum Glück selten die Ursachen von Alpträumen sein.

Schließlich und häufig finden sich Alpträume bei Patientinnen und Patienten mit Traumafolgestörungen, wo die Alpträume zu einem wesentlichen Kriterium der Störung selbst zählen (nach ICD-10 und DSM-5). Im Rahmen einer PTBS können zwei Formen von posttraumatischen Alpträumen auftreten: Posttraumatische Wiederholungen, in denen das erlebte Trauma immer wieder in gleicher Weise geträumt wird (vgl. Fallbeispiel in Kapitel 12); ähnlich wie dies in den Flashbacks der PTBS geschieht. Andererseits können posttraumatische Alpträume den traumatischen Inhalt zwar als Grundmotiv haben, dieses tritt aber in variierender Form in den Träumen auf. Zum Beispiel träumt ein Kind, das einen Verkehrsunfall mit dem Fahrrad hatte, bei dem es von einem Auto angefahren wurde, von Unfällen mit Autos, jedoch in der Form, dass es als Fußgänger von Autos angefahren wird. Ein typischer Traum einer jugendlichen Patientin, in dem sie ihre Traumatisierung immer wieder erlebte, ist in dem nachfolgenden Beispiel geschildert (vgl. Fallbeispiel in Kapitel 12).

Fallbeispiel: Katharina

Katharina wurde in der Schule von ihrem Lehrer sexuell missbraucht. Im Traum erlebt sie immer wieder die Situation, damals in der 7. Klasse, als sie mit ihrem Lehrer während einer großen Pause allein im Klassenzimmer war. Sie sieht genau die Situation, das Klassenzimmer, wie die Tische in U-Form aufgestellt sind und die großen Fenster mit Vorhängen, die der Lehrer zugezogen hat. Der Lehrer sei dann auf sie zugekommen, habe sie zuerst komisch angeguckt und dann angefangen, sie auszuziehen und danach habe er sich an ihr vergangen.

1.2.2 Inhalte von Alpträumen

Die ältere Bezeichnung Angstträume für die Alpträume lässt schon klar erkennen, dass Angst ein wesentlicher Affekt während der Alpträume ist, sodass angstauslösende Themen einen zentralen Inhalt von Alpträumen darstellen. Allerdings sind angstauslösende Situationen nur ein – wenn auch ein sehr wichtiges – Motiv, das in Alpträumen auftreten kann. Daneben können auch Themen, die zu intensiver Schuld, Verzweiflung, Ekel, Scham, Trauer oder Ärger führen, Gegenstand von Alpträumen sein (Mindell, 1996; Rose, Perlis & Kaszniak, 1992). Obwohl in Alpträumen häufig das eigene Leben oder das eigene Ich bedroht sind, treten oft auch Alpträume auf, in denen der oder die Träumende Zeuge von Gewalt oder Aggressionen gegen andere wird (Schredl, 2008) oder selbst Verursacher dieser Aggression ist (Mathes et al., 2018).

Was unterscheidet den Inhalt von Alpträumen vom Inhalt „normaler", also nicht als Alpträume eingeschätzter Träume? Das wesentliche (psychologische) Moment der Alpträume, das sie von anderen Träumen unterscheidet, ist die erlebte Bedrohung der Person, des Selbstkonzepts oder der Identität des Träumenden (McNamara, 2008). Dies äußert sich aber nicht nur in den berichteten Inhalten, sondern auch in dem sprachlichen Report der Alpträume. So ist etwa die Anzahl der Worte, mit denen Alpträume berichtet werden, um etwa ein Drittel geringer als bei anderen Träumen. Auch dürfte es nicht überraschend sein, dass die Berichte über Alpträume in kürzeren Sätzen erfolgen, deutlich seltener als Frage formuliert sind, deutlich mehr negative Emotionen und weniger positive Emotionen beinhalten, häufiger im Präsens berichtet werden und mehr körperliche Zustände benennen als die Traumberichte anderer Träume.

Auch wenn die Inhalte von Alpträumen sehr verschiedenartig sind, so lassen sie sich doch bestimmten Bereichen zuordnen. Studien zu den Inhalten von Alpträumen kommen übereinstimmend zu dem Schluss, dass die häufigsten Alptraumthemen Verfolgung, der Tod anderer, der eigene Tod, Fallen, eigene Verletzungen, furchterregende Personen und furchterregende Monster sind (Schredl, 2007, 2008). Bei Kindern sind die Inhalte von Alpträumen oft relativ ähnlich (Mindell, 1996) und beinhalten fast immer eine konkrete Gefahr für das Kind. Sie handeln typischerweise von Verfolgung, Bloßstellung, dem Erleiden von Schlägen oder körperlicher Gewalt bis hin zur Ermordung. Sehr häufig sind auch Alpträume, in denen Monster, Geister, wilder Tiere, übernatürliche Kreaturen oder bösgesonnene Menschen vorkommen (Bhargava, 2011; Leung & Robson, 1993).

Damit unterscheiden sich Alpträume nicht nur in den eigentlichen inhaltlichen Themen von Nicht-Alpträumen, sondern auch in differenzierteren inhaltlichen Aspekten. Hall und van de Castle (1966) haben Normen zur Inhaltsanalyse von Träumen vorgelegt. Entsprechend dieser Normen kommen in Alpträumen im Vergleich zu anderen Träumen signifikant häufiger Männer vor, die auftretenden Personen sind seltener bekannte oder vertraute Personen, sehr selten sogar tatsächliche Freunde, die sozialen Interaktionen sind häufiger durch Aggression und Feindseligkeit gekennzeichnet. Diese Merkmale kommen dadurch zustande, dass in Alpträumen häufig Aggressoren auftreten, die männlichen Geschlechts sind, diese sind oft auch nicht menschliche Kreaturen. Bei den von Hall und van de Castle (1966) aufgeführten großen Traumthemen (Aggression, Freundlichkeit, Sexualität, Unglück, Glück, Erfolg, Versagen und Anstrengung, ein bestimmtes Ziel zu erreichen) unterscheiden sich die Alpträume von anderen Träumen im Sinne signifikant erhöhter Aggressivität, Sexualität, erhöhten Unglücks, Erfolgs (durch aggressive Akte), Versagen und Anstrengung, ein bestimmtes Ziel zu erreichen (McNamara, 2008).

Eine besondere Form der aggressiven Akte in Alpträumen stellen die so genannten *Täteralpträume* dar. Während in den meisten Alpträumen die träumende Person das Opfer der gewalttätigen und aggressiven Akte ist, wird sie in den Täteralpträumen selbst zum Aggressor und verletzt, beleidigt oder tötet andere Personen im Traum (Mathes et al., 2018). Täteralpträume sind bei Erwachsenen gar nicht so selten und machen etwa 18 Prozent der Alpträume von Menschen aus, die häufig unter Alpträumen leiden (Mathes et al., 2018). Es ist naheliegend, dass das Erleben der eigenen Person als Täterin oder Täter in einem Traum zu einer besonderen Belastung führen kann. Zum gegenwärtigen Zeitpunkt ist aber noch nicht bekannt, ob Täteralpträume auch bei Kindern und Jugendlichen auftreten und wie häufig sie in diesem Fall vorkommen.

1.3 Epidemiologie und Verlauf

Die epidemiologischen Angaben über die Prävalenz von Alpträumen in der Bevölkerung variieren je nach Untersuchung. Spoormaker, Schredl und van den Bout (2006) kommen nach einer Übersicht über Studien zur Prävalenz der Alpträume zu dem Resultat, dass die Prävalenzraten für die erwachsene Allgemeinbevölkerung zwischen 1 und 8 Prozent liegen. Eine mittlere Prävalenzrate von 5 Prozent für das wiederholte Auftreten von Alpträumen bei Erwachsenen scheint ein sehr realistischer Wert für die Allgemeinbevölkerung zu sein und wurde mehrfach in verschiedenen Ländern repliziert (Bixler, Kales, Soldatos, Kales & Healey, 1979; Janson et al., 1995; Ohayon, Morselli & Guilleminault, 1997). Bei klinischen Stichproben, beispielsweise bei Patientinnen und Patienten mit Substanzmissbrauch, einer Borderline-Persönlichkeitsstörung oder einer Störung aus dem schizophrenen Formenkreis sind die Prävalenzraten weit höher (Krakow & Zadra, 2006). Trotz der nicht geringen Prävalenzraten ist die Rate derer, die wegen ihrer Alpträume Hilfe suchen, gering (Schredl & Göritz, 2014; Thünker, Norpoth, von Aspern, Özcan & Pietrowsky, 2014).

Die Häufigkeit berichteter Alpträume ist bei Kindern sehr hoch und geht nach der Pubertät und Adoleszenz deutlich zurück. Bei Kindern und Jugendlichen gehören Alpträume zum Reifungsprozess dazu (Krakow, Sandoval et al., 2001) und gelten daher zunächst nicht als pathologisch, außer sie würden bestimmte Kriterien erfüllen (vgl. Kapitel 1.1 und 3). Retrospektiv geben 70 bis 90 Prozent aller jungen Erwachsenen an, sich an Alpträume in ihrer Kindheit zu erinnern. Die Prävalenz von Alpträumen ist bei Kindern zwischen sechs und zehn Jahren am höchsten und liegt zwischen 33 und 55 Prozent, wovon 2 bis 5 Prozent unter wiederkehrenden Alpträumen leiden (Schlarb, 2019). Insgesamt leiden Mädchen (4 bis 11 Prozent) häufiger unter Alpträumen als Jungen (3 bis 7 Prozent; Schlarb, 2019; Schredl & Pallmer, 1998). Im Erwachsenenalter nimmt die Alptraumhäufigkeit mit zunehmendem Lebensalter weiter ab (Schredl, 1999) und im hohen Erwachsenenalter treten Alpträume bei ansonsten gesunden Personen selten auf.

Im Erwachsenenalter hat die berufliche Tätigkeit insofern Einfluss auf die Alptraumhäufigkeit, als Alpträume etwa von Studierenden signifikant häufiger berichtet werden als von gleichaltrigen Nichtstudierenden (Levin, 1994). Ebenso berichten Personen, die künstlerisch oder kreativ tätig sind, mehr Alpträume als Menschen, die das nicht sind. So haben beispielsweise Kunststudierende mehr Alpträume als Studierende einer naturwissenschaftlichen Fachrichtung (Belicki & Belicki, 1982). Es scheint jedoch so zu sein, dass nicht die Berufstätigkeit an sich einen Einfluss auf die Alptraumhäufigkeit nimmt, sondern dass dieser Effekt durch Persönlichkeitsfaktoren bestimmt wird, wie etwa Kreativität oder die sogenannten „dünnen Grenzen". Vermutlich gehen Personen mit einer bestimmten Persönlichkeitsstruktur auch eher bestimmten Berufen nach. Auf die Rolle der Persönlichkeitsfaktoren für die Alptraumentstehung und die Alptraumhäufigkeit werden wir gesondert eingehen (vgl. Kapitel 2).

Der *Verlauf* des Auftretens der Alpträume ist dadurch gekennzeichnet, dass sie in mehr als der Hälfte der Fälle vor dem 10. Lebensjahr beginnen, in mehr als zwei Drittel der Fälle vor dem 20. Lebensjahr. Der Verlauf der Alpträume im Kindesalter ist meist günstig und es bestehen in der Regel keine zusätzlichen psychopathologischen Auffälligkeiten. Alpträume stellen in der Regel eine normale Phase emotionaler Entwicklung dar. Ein erstmaliges Auftreten von Alpträumen im Erwachsenenalter ist eher die Ausnahme.

Daher nimmt der Verlauf von Alpträumen über die Lebensspanne hin ab.

Dies scheint vor allem für die gelegentlichen Alpträume (weniger als zwölf Alpträume pro Jahr) zuzutreffen. Häufige Alpträume (mehr als zwölf Alpträume pro Jahr) hingegen persistieren eher über einen längeren Zeitraum. Betroffene berichten oft darüber, dass häufige Alpträume über Jahre und Jahrzehnte bestehen bleiben und die Alptraumhäufigkeit oft sogar noch zunimmt. Häufigkeit und Verlauf der Alpträume sind sehr individuell. Manchmal wird über mehrere Alpträume pro Woche oder gar pro Nacht berichtet, manchmal treten Alpträume über mehrere Wochen oder Monate gar nicht mehr auf. In der psychotherapeutischen Praxis dürften akute Alpträume (Störungsdauer weniger als ein Monat) kaum zu beobachten sein, da oft erst ihre Chronifizierung oder die mit den Alpträumen dann auftretenden familiären oder schulischen Belastungen zu einem Leidensdruck führen, der die Betroffenen bzw. ihre Eltern eine Therapie aufsuchen lässt.

1.4 Klassifikation

Alpträume werden gemäß der gängigen Klassifikationssysteme den *Parasomnien* zugerechnet, also zu jenen Formen der Schlafstörungen, bei denen nicht eine Störung der Schlafmenge oder des Schlaf-Wach-Rhythmus im Vordergrund steht, sondern eine Störung der Schlafqualität durch im Schlaf auftretende Ereignisse. In der ICD-11 werden sie im Kapitel 07 „Schlaf-Wach-Störungen“ unter „Parasomnien“ im Unterkapitel 7B01 „Parasomnien im REM-Schlaf“ klassifiziert und mit der Nummer 7B01.2 als „Albtraumstörung“ kodiert (Bundesinstitut für Arzneimittel und Medizinprodukte, 2023). Im DSM-5 finden sich die Alpträume im Kapitel „Schlaf-Wach-Störungen“ in dem Unterkapitel „Parasomnien“, zusammen mit den Non-REM-Parasomnien und der REM-Schlaf-Verhaltensstörung als Alptraum-Störung (American Psychiatric Association [APA], 2013, 2015). Im DSM-5 wird der Alptraum-Störung der ICD-10-Code F51.5 zugeordnet. Da zum Zeitpunkt der Drucklegung dieses Buches die ICD-11-Kriterien für die Alptraum-Störung noch nicht publiziert waren, werden im Folgenden noch die Kriterien der ICD-10 (Dilling et al., 1992) berichtet. Die diagnostischen Kriterien der Alpträume unterscheiden sich zwischen der ICD-10 und dem DSM-5 geringfügig. In den neueren Klassifikationssystemen (z.B. DSM-5) ist im Gegensatz zu früheren Versionen das Erwachen aus einem Alptraum nicht mehr als Diagnosekriterium genannt.

Gemäß ICD-10 und DSM-5 ist es nicht der einzelne Alptraum, der als Störung klassifiziert wird. Erst das wiederholte Auftreten von Alpträumen, das mit Beeinträchtigungen und Leiden verbunden ist, macht die Störung aus. In den Diagnosekriterien (vgl. Tab. 1) wird darauf verwiesen, dass die Alpträume, um als solche klassifiziert zu werden, nicht ausschließlich die Folge einer anderen psychischen Störung oder körperlichen Erkrankung sein dürfen. Dieses Kriterium ändert aber nichts daran, dass beispielsweise die im Rahmen einer Posttraumatischen Belastungsstörung auftretenden Alpträume (posttraumatische Wiederholungen) Alpträume sind, auch wenn in diesem Fall die übergeordnete Störung, also die PTBS, klassifiziert wird. Das Gleiche gilt für die vermutete Verursachung der Alpträume durch die Wirkung einer Substanz oder eines medizinischen Krankheitsfaktors: Auch hier handelt es sich seitens des Erlebens der Alpträume und ihrer Konsequenzen um „echte“ Alpträume, allerdings werden sie, da die Verursachung klar auf medizinische Faktoren oder eine Substanz zurückführbar ist, unter diesen Störungen oder Krankheitsbildern klassifiziert. Ungeachtet dessen, ob Alpträume die Folge einer anderen Störung sind oder nicht, kann eine Behandlung dieser indiziert sein.

Das DSM-5 gibt zudem an, dass die Chronifizierung und der Schweregrad der Alptraum-Störung bestimmt werden sollten. Dies erfolgt nach den in Tabelle 2 genannten Kriterien. Ferner weisen ICD-10 und DSM-5 zu Recht auf die Bedeutsamkeit der durch die Alpträume und die daraus folgende Schlafstörung verursachten Leidens hin. Es ist bekannt, dass das angstvolle Traumerleben auch zu vermehrter und fortgesetzter Besorgnis, Grübeleien und existenziellen Ängsten führen kann, die ihrerseits einen starken (zusätzlichen) Leidensdruck verursachen können. Besonders bei Kindern können die Belastungen infolge von Alpträumen enorm sein. Nicht selten treten starke Beeinträchtigungen der Stimmung, des Wohlbefindens, der Konzentration oder der schulischen Leistungsfähigkeit auf. Entweder sind dies direkte Folgen der emotionalen Belastung durch die Trauminhalte oder es sind indirekte Folgen einer verminderten Schlafqualität oder -quantität aufgrund von Schlafangst. In besonderem Maße können Alpträume bei Kindern auch eine Belastung für die Eltern darstellen, da die Schlafprobleme des Kindes ein erheblicher Stressor für die Familien sein können (Bhargava, 2011). Auch Schlarb (2019) berichtet, dass sich die Schlafprobleme nicht nur auf die betroffenen Kinder und Jugendlichen auswirken können, sondern auch die psychische Belastung für die ganze Familie dadurch ansteigt und deren Lebensqualität reduziert wird. Darunter kann auch die Beziehung zwischen Kind und Bezugsperson leiden. Insbesondere bei jüngeren Kindern, die noch nicht deutlich zwischen Traum und Wirklichkeit differenzieren können, spielen die Inhalte der Alpträume eine bedeutende Rolle. Sie befürchten häufig, die in den Träumen aufgetretenen Ereignisse (z.B. Tod eines Elternteils, Angriff durch Monster) würden sich tatsächlich bewahrheiten.

Wie im DSM-5 spezifiziert, können Alpträume und die Belastung durch sie anhand der Auftretensfrequenz und der Störungsdauer beschrieben werden (vgl. Tabelle 2). Im Allgemeinen wird zwischen gelegentlichen Alpträumen (weniger als zwölf Alpträume pro Jahr) und häufigen Alpträumen (mehr als zwölf Alpträume pro Jahr) unterschieden (Belicki, 1992b). In vielen Untersuchungen wird ein noch strengeres Kriterium angewandt, um von häufigen Alpträumen zu sprechen, welches von mindestens einem Alptraum pro Woche ausgeht (Levin & Fireman, 2002). Wenn die Alpträume länger als ein halbes Jahr auftreten,

Tabelle 1: Diagnostische Kriterien für Alpträume nach ICD-10 (Dilling et al., 1992) bzw. DSM-5 (APA, 2015)

ICD-10	DSM-5[1]
Aufwachen aus dem Nachtschlaf oder nach kurzem Schlafen mit detaillierter und lebhafter Erinnerung an heftige Angstträume, meistens mit Bedrohung des Lebens, der Sicherheit oder des Selbstwertgefühls. Das Aufwachen erfolgt dazu zeitunabhängig, typischerweise aber während der zweiten Hälfte des Nachtschlafes.	A. Wiederholtes Auftreten von ausgedehnten, extrem dysphorischen und gut erinnerten Träumen, die üblicherweise Bemühungen enthalten, Bedrohungen des Überlebens, der Sicherheit oder der körperlichen Integrität zu vermeiden, und die meist in der zweiten Hälfte der Schlafperiode stattfinden.
Nach dem Aufwachen aus ängstigenden Träumen wird die betroffene Person rasch orientiert und munter.	B. Beim Erwachen aus den dysphorischen Träumen sind die Betroffenen schnell orientiert und alert.
Das Traumerlebnis und die Schlafstörung, die aus dem Aufwachen in Verbindung mit diesen Episoden resultiert, verursachen einen deutlichen Leidensdruck.	C. Die Schlafstörung verursacht in klinisch bedeutsamer Weise Leiden oder Beeinträchtigungen in sozialen, beruflichen oder anderen wichtigen Funktionsbereichen.
	D. Die Alpträume sind nicht Folge der physiologischen Wirkung einer Substanz (z.B. Substanz mit Missbrauchspotenzial, Medikament).
	E. Gleichzeitig bestehende psychische Störungen oder körperliche Erkrankungen können die vorherrschenden Beschwerden dysphorischer Träume nicht erklären.

Tabelle 2: Einteilung der Alpträume nach Schweregrad (definiert über die Auftretenshäufigkeit) und Störungsdauer nach DSM-5 (APA, 2015)

Schweregrad		Störungsdauer	
leicht	im Mittel weniger als ein Alptraum pro Woche	akut	Alpträume seit weniger als einem Monat
mittel	ein oder mehrere Alpträume pro Woche, aber nicht jede Nacht	subakut	Alpträume seit weniger als sechs Monaten
schwer	Alpträume in jeder Nacht	andauernd	Alpträume seit mehr als sechs Monaten

1 Abdruck erfolgt mit Genehmigung aus der deutschen Ausgabe des Diagnostic and Statistical Manual of Mental Disorders, Fifth Edition

bezeichnet man sie als chronisch, bei einer Störungsdauer unter einem Monat werden sie als akut bezeichnet (APA, 2015).

Das DSM-5 sieht ferner vor, dass bestimmt werden soll, ob die Alptraum-Störung in Verbindung mit Nichtschlafstörungen (einschließlich Substanzkonsumstörungen), in Verbindung mit anderen medizinischen Erkrankungen oder in Verbindung mit anderen Schlafstörungen auftritt. Sollte ein solcher Fall zutreffen, so wird aber dennoch der ICD-10-Code F51.5 für alle drei Zusatzcodierungen vergeben (APA, 2015). Die Dauer der Alptraum-Störung und der Schweregrad gemäß DSM-5 werden nach den in Tabelle 2 wiedergegebenen Kriterien bestimmt. Es ist aber zu beachten, dass die Belastung durch Alpträume nur bedingt mit der Auftretenshäufigkeit der Alpträume zusammenhängt.

Das differenzierteste Klassifikationssystem für Schlafstörungen ist die International Classification of Sleep Disorders (ICSD) der American Academy of Sleep Medicine. Sie wurde zuerst 1990 herausgegeben und liegt seit 2014 in einer dritten überarbeiteten Auflage (ICSD-3) vor (American Academy of Sleep Medicine, 2014). Das ICSD-3 umfasst sechs Hauptgruppen, wovon eine die Parasomnien sind, unter denen die Alptraum-Störung, zusammen mit der REM-Schlaf-Verhaltensstörung und der periodischen isolierten Schlafparalyse, zu der Unterkategorie der REM-Schlaf-Parasomnien subsumiert ist. Zu den Parasomnien zählen nach der ICSD-3 noch zwölf weitere Störungen. Auch in der ICSD-3 wird die Alptraum-Störung mit dem ICD-10-Code F51.5 kodiert. Die ICSD findet aufgrund ihrer Differenziertheit vor allem in der Schlafforschung und Schlafmedizin Anwendung und ermöglicht eine sehr genaue Klassifikation und Kodierung schlafspezifischer und schlafassoziierter Symptome und Störungsbilder.

1.5 Differenzialdiagnose und Komorbidität

Differenzialdiagnostisch sind Alpträume zunächst von anderen Schlafstörungen/Parasomnien abzugrenzen. Hier ist am wichtigsten die Abgrenzung zum Pavor nocturnus, zum Schlafwandeln und zur Schlafparalyse. Des Weiteren ist differenzialdiagnostisch abzuklären, ob die Alpträume im Rahmen einer anderen psychischen Störung (z.B. PTBS) auftreten und sie als Symptom dieser Störung angesehen werden können oder als eigene Störungsentität zu diagnostizieren sind. Treten sie im Rahmen von anderen psychischen Störungen (z.B. Angststörung, Depression, Schizophrenie) auf, ist für diese Entscheidung relevant, ob die Alpträume inhaltlich überwiegend die Themen der Störung widerspiegeln (z.B. phobische Situationen bei der Angststörung).

Abgesehen vom Pavor nocturnus, dem Schlafwandeln und der Schlafparalyse, die unten ausführlicher dargestellt werden, gibt es auch (seltenere) Schlafstörungen, die von Alpträumen differenzialdiagnostisch getrennt werden müssen. Diese spielen aber bei Kindern und Jugendlichen keine große Rolle, da sie selten in diesem jungen Lebensalter auftreten. Hierzu sind vor allem die REM-Schlaf-Verhaltensstörung, die atmungsgebundene Schlafstörung, die Narkolepsie und die substanzinduzierte Schlafstörung zu zählen.

Bei der *REM-Schlaf-Verhaltensstörung* zeigen die Betroffenen oft auffällige motorische Unruhe und Aktivität während des REM-Schlafs (z.B. um sich schlagen oder die Bettpartnerin oder den Bettpartner würgen). Nach dem Wachwerden ist eine lebhafte Erinnerung an einen im Allgemeinen bedrohlichen Traum gegeben. Diese Diagnose sollte dann gegeben werden, wenn die motorische Aktivität sehr ausgeprägt ist und sie das Alptraumerleben dominiert. Auch bei dieser Störung kann eine Behandlung der Alpträume angezeigt sein. Zunächst sollte jedoch eine Abklärung im Schlaflabor angestrebt werden.

Die *atmungsgebundene Schlafstörung* ist durch Schlafunterbrechungen gekennzeichnet, die aufgrund schlafgebundener Atmungserkrankungen (z.B. Schlaf-Apnoe-Syndrom) auftreten. Aufgrund der Schlaf-Apnoe kommt es häufig zu Atempausen oder zu einem Atemstillstand von bis zu 90 Sekunden Dauer, die zum Erleben von Angst oder Panik und Erstickungsgefühlen führen können sowie einem erhöhten physiologischen Arousal. Die Angst oder das Erstickungsgefühl in Kombination mit erhöhter vegetativer Erregung können von den Betroffenen als Alptraum fehlinterpretiert werden.

Bei der *Narkolepsie* fallen die Betroffenen während normaler Tagesaktivitäten unwillkürlich und unwiderstehbar in kurze Anfälle von erholsamem Schlaf, der mit einem Verlust des Muskeltonus (Kataplexie) und REM-Schlaf-Episoden einhergeht. Die Narkolepsie geht oft mit hypnagogen oder hypnopompen Halluzinationen einher, die als sehr intensiv beschrieben werden und traumartigen oder alptraumartigen Charakter annehmen können (vgl. Kapitel 1.5.3). Diese sind aber nicht mit den eigentlichen Alpträumen im nächtlichen REM-Schlaf gleichzusetzen und daher von diesen zu unterscheiden.

Von einer *substanzinduzierten Schlafstörung* spricht man, wenn eine ausgeprägte Schlafstörung vorliegt, die als direkte Folge einer Substanz (Droge, Medikament) anzusehen ist. Typisch sind hier vor allem Insomnien und Hypersomnien, es können aber auch Parasomnien auftreten. Vor allem beim Entzug bestimmter Substanzen (Alkohol, Benzodiazepine) kommt es üblicherweise zu einem „REM-Rebound", also einer Zunahme von REM-Schlaf und früh auftretendem REM-Schlaf gleich nach dem Einschlafen, was mit vermehrten Alpträumen einhergehen kann.

1.5.1 Abgrenzung zum Pavor nocturnus

Der *Pavor nocturnus* (Nachtschreck) ist eine Parasomnie, die hauptsächlich Kinder betrifft und seltener im Jugend- oder Erwachsenenalter vorkommt und während der Tiefschlafphase auftritt. Im Gegensatz zu den Alpträumen handelt es sich beim Pavor nocturnus um ein scheinbares Aufwachen aus dem Schlaf, das durch eine massive körperliche Erregung gekennzeichnet ist und oft von einem lauten Schrei begleitet wird bei gleichzeitig fehlender oder nur bruchstückhafter Erinnerung an einen Trauminhalt. Im Gegensatz dazu besteht beim Alptraum definitionsgemäß eine detaillierte Erinnerung an den Trauminhalt. Die Betroffenen sind nicht oder nur unzureichend orientiert, was für Alpträume ungewöhnlich ist. Aus Alpträumen wird angstvoll erwacht und nach kürzester Zeit sind die Personen voll orientiert. Die körperliche (vegetative) Erregung beim Pavor nocturnus ist extrem und auch deutlich sichtbar: Die Betroffenen sind schweißgebadet und weisen eine deutlich erhöhte Herzschlag- und Atemfrequenz auf. Ein Mensch im Pavor nocturnus ist kaum zu beruhigen oder zu trösten. Die vegetative Erregung beim idiopathischen Alptraum ist in der Regel deutlich geringer, die Angstsymptome betreffen vor allem die subjektiv-kognitive und emotionale Ebene des Verhaltens, weniger die physiologische und motorische. Hingegen kann bei posttraumatischen Alpträumen auch eine sehr starke vegetative Angstreaktion auftreten. Während Alpträume in der Regel in den REM-Phasen und damit in den Morgenstunden auftreten, ist der Pavor nocturnus ein Geschehen des Non-REM-Schlafs (vor allem des Tiefschlafs) und tritt deshalb in der Regel im ersten Drittel des Nachtschlafes auf. In den neueren Diagnoseinstrumenten (DSM-5 und ICSD-3) wird der Pavor nocturnus (zusammen mit dem Schlafwandeln) daher unter der Kategorie der *Non-REM-Arousalstörungen* klassifiziert. Die Diagnosekriterien nach ICD-10 (F51.4) und DSM-5 für den Pavor nocturnus sind relativ ähnlich.

Diagnosekriterien des Pavor nocturnus nach ICD-10

1. Das vorherrschende Symptom sind ein- oder mehrmalige Episoden von Erwachen aus dem Schlaf, die mit einem Panikschrei beginnen und charakterisiert sind durch heftige Angst, Körperbewegungen und vegetative Übererregbarkeit wie Tachykardie, schnelle Atmung, Pupillenerweiterung und Schweißausbruch.
2. Diese wiederholten Episoden von plötzlichem Aufwachen aus dem Schlaf ohne adäquaten Kontakt mit der Umgebung dauern typischerweise eine bis zehn Minuten und treten während des ersten Drittels des Nachtschlafs auf.
3. Es besteht relative Unzugänglichkeit auf die Bemühungen anderer, den Pavor nocturnus zu beeinflussen, und fast ausnahmslos folgen solchen Bemühungen zumindest einige Minuten von Desorientiertheit und perseverierenden Bewegungen.
4. Die Erinnerung an das Geschehen ist sehr begrenzt, gewöhnlich auf ein oder zwei fragmentarische Vorstellungen, oder sie fehlt völlig.
5. Fehlen eines Hinweises auf eine körperliche Erkrankung wie Hirntumor oder Epilepsie

1.5.2 Abgrenzung zum Schlafwandeln

Das *Schlafwandeln* (Somnambulismus) ist dem Pavor nocturnus nahe verwandt und zeichnet sich dadurch aus, dass die Betroffenen während des Schlafs das Bett verlassen und in der Wohnung oder gar außerhalb der Wohnung umhergehen. Das Schlafwandeln ist bei Kindern relativ häufig, im Gegensatz zum Nachtschreck kommt es aber auch im Jugend- und Erwachsenenalter vor. Ebenso wie beim Pavor nocturnus handelt es sich um eine Tiefschlaf-Parasomnie und es findet kein Erwachen statt. Auch wenn die Betroffenen die Augen geöffnet haben und motorisch aktiv sind, sind sie in der Regel schwer erweckbar und kaum ansprechbar. Ähnlich wie beim Pavor nocturnus besteht nach dem Erwachen keine oder nur eine sehr schwache Erinnerung an mögliche Trauminhalte. Schlafwandeln tritt in der Regel ebenfalls im Tiefschlaf (Schlafstadium N3) auf, also im ersten Drittel der Nacht. Ängstigende oder erschreckende Trauminhalte, die beim Alptraum zum Erwachen führen, können beim Schlafwandeln allenfalls vermutet werden, auch wenn es Hinweise dafür gibt, dass der Somnambule vor einer Person oder einem Ereignis zu fliehen scheint. Die Nähe zwischen Pavor nocturnus und

Schlafwandeln zeigt sich auch in der DSM-5-Klassifikation, in der beide Störungen der Gruppe der Non-REM-Arousalstörungen zugerechnet werden. Die Diagnosekriterien für Schlafwandeln nach ICD-10 (F51.3) und DSM-5 sind sehr ähnlich.

Diagnosekriterien des Schlafwandelns nach ICD-10

1. Das vorherrschende Symptom ist ein- oder mehrmaliges Verlassen des Bettes während des Schlafs und Umhergehen meist während des ersten Drittels des Nachtschlafs.
2. Während der Episode hat die betreffende Person meistens einen leeren, starren Gesichtsausdruck, reagiert verhältnismäßig wenig auf die Bemühung anderer, das Geschehen zu beeinflussen oder mit ihr Kontakt aufzunehmen, und ist schwer aufzuwecken.
3. Nach dem Erwachen (entweder nach dem Schlafwandeln oder am nächsten Morgen) besteht eine Amnesie für die Episode.
4. Innerhalb weniger Minuten nach dem Aufwachen von der Episode besteht keine Beeinträchtigung der psychischen Aktivität oder des Verhaltens, obgleich anfänglich eine kurze Phase von Verwirrung oder Desorientiertheit auftreten kann.
5. Fehlen irgendeines Hinweises für eine organisch bedingte psychische Störung wie Demenz oder eine körperliche Störung wie Epilepsie

Im Gegensatz zur ausgeprägten motorischen Reaktion beim Schlafwandeln kommt es bei Alpträumen – trotzt zum Teil intensiv im Traum erlebter und berichteter motorischer Handlungen (wegrennen, irgendwo herunterspringen, um sich schlagen etc.) – zu keinen Körperbewegungen. Dies ist der Tatsache zu verdanken, dass die Alpträume in aller Regel während der REM-Schlaf-Phase auftreten, in der es zu einer Suppression der muskulären Aktivität kommt (Rechtschaffen & Kales, 1968). Durch diese Inhibition der quergestreiften Muskulatur wird ein Ausagieren der lebhaften Träume während des REM-Schlafs und damit eine Gefährdung unterbunden.

1.5.3 Abgrenzung zur Schlafparalyse

Bei der *Schlafparalyse* tritt eine Unfähigkeit auf, willkürliche Bewegungen während des Übergangs zwischen Wachsein und Schlafen auszuführen. Diese Lähmung kann sowohl beim Übergang zum Einschlafen (hypnagog) als auch beim Übergang vom Schlafen zum Aufwachen (hypnopomp) auftreten. Diese Gelähmtheit ruft meist extreme Angst hervor. Die Ursache ist ein Überlappen der im REM-Schlaf auftretenden Lähmung der quergestreiften Muskulatur in den Wachzustand hinein, die bis zu mehreren Minuten andauern kann. Die Verwechslung der Schlafparalyse mit Alpträumen ist sehr wahrscheinlich und daher ihre differentialdiagnostische Abgrenzung besonders wichtig. Die Ähnlichkeit zwischen Alpträumen und Schlafparalyse ist einerseits durch das Symptom der Lähmung gegeben. Diese kann auch häufig in Alpträumen auftreten, in denen die Träumenden vor einem bedrohlichen Ereignis davonlaufen möchten und dies aber nicht können, weil sie im Traum wie gelähmt sind. Somit besteht die Möglichkeit, dass von einer Schlafparalyse Betroffene den paralysierten Zustand fälschlicherweise als Alptraum interpretieren. Weil andererseits viele von einer Schlafparalyse Betroffene auch von Halluzinationen oder Pseudohalluzinationen während der Schlafparalyse berichten, kann auch dieses Symptom dazu führen, dass die Schlafparalyse mit Alpträumen verwechselt werden kann.

Wie seit einigen Jahren zunehmend berichtet wird, erleben Menschen mit einer Schlafparalyse nicht nur die namensgebende motorische Lähmung, sondern auch sehr häufig halluzinatorische Ereignisse. Dabei handelt es sich um Halluzinationen visueller, auditorischer oder taktiler Art, die oft als bedrohlich erlebt und wahrgenommen werden und daher einem Alptraum ähneln können. Diese Halluzinationen erfolgen meist im Übergang zwischen Schlafen und Wachen. Typisch sind Halluzinationen der Art, dass die Betroffenen meinen, eine andere Person sei im Raum anwesend, obwohl sie weiß, dass das nicht sein kann. Daher handelt es sich auch nicht um eindeutige Halluzinationen, sondern um Pseudohalluzinationen, weil die Betroffenen das Halluzinierte zwar so erleben als wäre es vorhanden, sie zugleich aber wissen, dass es nicht wirklich existiert. Damit unterscheiden sich diese schlafparalytischen Halluzinationen von psychotischen Halluzinationen, auch wenn erstere für die Betroffenen sehr belastend sein können, weil sie diese glauben lassen, an einer Psychose zu leiden. Die Schlafparalyse ist ein typisches Symptom der Narkolepsie, sie kann aber auch unabhängig von einer Narkolepsie auftreten und kommt bei Jugendlichen relativ häufig vor. Über ihre Existenz bei Kindern ist kaum etwas bekannt, vermutlich auch, weil es für Kinder noch sehr schwer ist, die Symptome der Schlafparalyse von Träumen, Fantasie und Wirklichkeit zu trennen. Wenn die Schlafparalyse zusammen mit Halluzinationen auftritt, weist sie sehr viel Ähnlichkeit mit hypnagogen und hypnopompen Zuständen auf. In diesen Zuständen können auch Halluzinationen auftreten, allerdings keine Lähmung. Hypnagoge und hypnopompe Zustände können auch unabhängig von einer Schlafparalyse auftreten.

In der ICD-10 und im DSM-5 wird die Schlafparalyse nicht näher ausgeführt. In der ICSD-3 werden explizite Diagnosekriterien für die Schlafparalyse genannt (American Academy of Sleep Medicine, 2014). Diese gibt der folgende Kasten wieder.

Merkmale der Schlafparalyse nach ICSD-3

A. Wiederholte Unfähigkeit, den Rumpf und alle Gliedmaßen beim Einschlafen oder nach dem Erwachen aus dem Schlaf zu bewegen
B. Jede dieser Episoden dauert Sekunden bis einige Minuten.
C. Diese Episoden verursachen klinisch bedeutsame Belastung, die Angst im Bett oder Furcht vor dem Schlafen beinhaltet.
D. Die Störung kann nicht besser durch eine andere Schlafstörung (insbesondere Narkolepsie), eine andere psychische Störung, medizinische Faktoren, Medikamente oder Substanzmissbrauch erklärt werden.

Neben diesen notwendigen Diagnosekriterien können bei 25 bis 75 Prozent der Betroffenen Halluzinationen die Paralyse begleiten. Diese können auditorisch, visuell oder taktil sein und den Eindruck von der Anwesenheit einer anderen Person im Raum beinhalten.

1.5.4 Alpträume und Posttraumatische Belastungsstörung

Neben der Differenzialdiagnose von (idiopathischen) Alpträumen gegenüber anderen Parasomnien (z. B. der REM-Schlaf-Verhaltensstörung) und den Non-REM-Arousalstörungen (Pavor nocturnus und Schlafwandeln) ist häufig eine Differenzialdiagnose gegenüber dem Vorliegen einer *Posttraumatischen Belastungsstörung* (PTBS) wichtig. Beim Störungsbild der PTBS treten neben den sogenannten Flashbacks, also unwillkürlichem Erinnern und Wiedererleben des Traumas während der Wachheit oder in Tagträumen, sehr häufig auch Alpträume auf, in denen das Trauma wiedererlebt wird (posttraumatische Wiederholungen). Aufgrund der tatsächlichen traumatischen Erfahrung sind diese Alpträume in der Regel identisch und stellen eine immer wieder auftretende alptraumhafte Wiederholung des tatsächlich erlebten Traumas oder eine mit dem Trauma eng verwandte, aber abgewandelte Situation dar. Da diese alptraumhaften posttraumatischen Wiederholungen ein wesentliches Kriterium der PTBS darstellen, werden sie bislang nicht als eigenständige Störung kodiert, sondern als Symptom der zugrunde liegenden (und zu kodierenden) PTBS angesehen. Es wird aktuell diskutiert, ob die posttraumatischen Wiederholungen bei der PTBS auch eine eigenständige Störung darstellen können, anstatt nur ein Symptom der PTBS zu sein. Insofern gestatten die ICD-10 seit der 10. Revision im Jahr 2007 und die ICSD-3 auch die eigenständige Klassifikation von Alpträumen neben der PTBS-Diagnose, wenn die klinische Symptomatik der Alpträume sehr dominant ist. Die eigenständige Klassifikation von Alpträumen neben einer PTBS ist auch in den (eher selteneren) Fällen gegeben, wenn bei Kindern und Jugendlichen mit einer PTBS Alpträume auftreten, die nicht eine Wiederholung des Traumas zum Inhalt haben und insofern idiopathische Alpträume sind. Sowohl bei posttraumatischen Wiederholungen als auch bei idiopathischen Alpträumen bei PTBS kann eine Alptraumtherapie hilfreich und notwendig sein. Ebenfalls kann es der Fall sein, dass sich bei traumatisierten Kindern und Jugendlichen häufig keine manifeste, klassische PTBS entwickelt, aber dennoch Alpträume auftreten, die posttraumatischer Natur sind. Selbstverständlich sind auch diese Alpträume behandlungswürdig und behandelbar, auch wenn sie diagnostisch weder eindeutig den idiopathischen Alpträumen noch den posttraumatischen Alpträumen zuzurechnen sind, da keine manifeste Traumafolgestörung vorliegt.

1.5.5 Komorbiditäten

Alpträume treten relativ häufig im Rahmen von *Depressionen, Angststörungen oder schizophrenen Erkrankungen* auf und es ist daher diagnostisch wichtig, die eigenständige Alptraumdiagnose abzuklären bzw. die Komorbidität beider Störungsbilder festzustellen. Depressionen gehen üblicherweise mit einer Störung der Schlafarchitektur einher, die sich dadurch äußert, dass die Tiefschlafanteile deutlich reduziert sind, der REM-Schlaf schon sehr früh nach dem Einschlafen auftritt (verkürzte REM-Latenz), die erste REM-Schlaf-Episode deutlich verlängert ist und der Anteil des REM-Schlafs am nächtlichen Schlaf insgesamt erhöht ist (Giles, Kupfer, Rush & Roffwarg, 1998). Aufgrund des erhöhten REM-Schlaf-Anteils am Gesamtschlaf bei Depressiven ist daher auch die neurophysiologische Grundlage für das Auftreten von Alpträumen erhöht. Neben der verkürzten REM-Latenz und erhöhten REM-Dichte resultieren vermehrte Alpträume bei Depressiven vermutlich aber auch aus einer erhöhten Besorgnis und aus vermehrten Schuldgefühlen dieser Personen. Sind neben der affektiven Störung auch die Kriterien für eine Alptraum-Störung erfüllt, also die Alpträume sind nicht nur auf die Depression zurückzuführen, werden beide Diagnosen vergeben. Bei Depressiven besteht darüber hinaus auch ein besonderer Zusammenhang zwischen der Alptraumhäufigkeit und dem Auftreten von Suizidgedanken oder -absichten. So haben insbesondere depressive Patientinnen und Patienten mit häufigen Alpträumen, besonders Frauen, ein deutlich höheres Suizidrisiko (Agargün et al., 1998). Selbst in der Normalbevölkerung besteht ein linearer Zusammenhang zwischen der Alptraumhäufigkeit und dem Suizidrisiko (Tanskanen et al., 2001). Dieser Befund legt nahe, bei Depressiven auch stets die Alptraumhäufigkeit zu erheben und eine mögliche Alptraum-Störung therapeutisch mit zu beachten. Die genannten Befunde wurden ausschließlich an Erwachsenen erhoben, zu ihrer Übertragbarkeit auf Kinder und Jugendliche kann keine Aussage getroffen werden.

Auch bei Angststörungen können gehäuft Alpträume auftreten. Diese sind dann oft auf das phobische Objekt oder die phobische Situation bezogen. Patientinnen und Patienten mit Panikattacken leiden oft auch unter Panikattacken im Schlaf, die zu Alpträumen führen können. Ebenso können Trauminhalte Angst auslösen, die dann zu Panikattacken im Schlaf führen. Der Zusammenhang zwischen Angststörungen und Alpträumen ist aber weniger deutlich als der zwischen Depressionen und Alpträumen (Rimsh & Pietrowsky, 2020). Wenn neben der Angststörung auch die Kriterien für eine Alptraum-Störung erfüllt sind, werden beiden Störungen diagnostiziert.

Ein gehäuftes Auftreten von Alpträumen findet sich auch bei schizophrenen Patientinnen und Patienten (Hartmann, 1984). In einer Untersuchung von van der Kolk und Goldberg (1983) konnte gezeigt werden, dass die Hälfte der untersuchten schizophrenen Patientinnen und Patienten mehr als einen Alptraum pro Monat hatte. Die erhöhte Alptraumfrequenz bei der Schizophrenie betrifft vor allem akute schizophrene Zustände und weniger die Residualzustände (Mack, 1989). In einer Studie von Hartmann und Russ (1979) hatten annähernd 70 Prozent der untersuchten Alptraumpatientinnen und -patienten enge Verwandte, die psychisch krank waren, davon wurden viele als schizophren diagnostiziert.

Bei Kindern und Jugendlichen ist ein gemeinsames Auftreten von Schlafproblemen und psychischen Störungen zu beobachten. So gelten Schlafstörungen als Risikofaktoren für das Auftreten von externalisierenden und internalisierenden Verhaltensauffälligkeiten im Kindes- und Jugendalter (Schnatschmidt & Schlarb, 2018). Schlafprobleme stehen oft in einer Wechselwirkung mit den psychischen Störungen und tragen zu deren Intensivierung und Aufrechterhaltung bei. Diese Wechselwirkungen sind jedoch eindeutig bidirektional, was bedeutet, dass auch psychische Störungen Schlafstörungen fördern, so wie Schlafstörungen psychische Störungen begünstigen können (Moore, 2012). Zudem finden sich Alpträume häufig bei Kindern mit geistiger Behinderung, Autismus-Spektrum-Störungen und Aufmerksamkeits-Hyperaktivitäts-Störung (Leung & Robson, 1993; Moore, 2012).

Kapitel 2
Störungstheorien und Ätiologiemodelle

Überblick

In diesem Kapitel werden folgende Störungsmodelle bzw. Ursachen für Alpträume beschrieben:
- Psychoanalytische Theorien
- Kognitiv-Behaviorale Theorien
- Neurophysiologische Theorien
- Persönlichkeitsfaktoren
- Aktuelle Stressbelastung
- Medikamente und Drogen
- Alptraumfolgen

Seit jeher haben sich die Menschen Gedanken darüber gemacht, wie es zu den angstvollen Träumen kommt, warum Alpträume auftreten und manche Menschen besonders häufig unter Alpträumen leiden. Im griechischen Altertum galten Träume als von den Göttern gesandt, um mit den Schlafenden darüber in Kontakt zu treten. Alpträume im Besonderen, so die Annahme, gingen von dem Gott Pan aus, der den Schläfer durch seine Bocksgestalt oder die Schläferin durch Beischlafwünsche erschreckte. Damit galten in der griechischen Antike, ebenso wie im europäischen Mittelalter bis in die Neuzeit hinein, Alpträume als Ausdruck von als Incubi und Succubi agierenden Dämonen, die unter dem Deckmantel sexueller Verführung den Schlafenden Unheil brachten (Pietrowsky, 2014). Bis in die Mitte des 20. Jahrhunderts hinein wurden somatische Zustände als Hauptverursacher von Alpträumen genannt: ein Übermaß eines der vier Körpersäfte (Blut, weiße und schwarze Galle, Schleim), Diätfehler, gastroenterologische Störungen, ein überladener Magen, toxische oder periphere Reize aus Trinkgelagen, bestimmte Schlafpositionen und Bettunterlagen (Strunz, 1987). Der Glaube, dass Geister in die Körper der Schlafenden eindringen und Träume verursachen, ist noch heute in vielen Kulturen der Welt lebendig. Erst mit dem Aufkommen der Psychoanalyse und der naturwissenschaftlichen Schlafforschung haben Erklärungen, die auf somatischen oder sinnesreizenden Ursachen für die Entstehung von Alpträumen beruhen, deutlich abgenommen.

2.1 Psychoanalytische Theorien

Mit dem Aufkommen der Psychoanalyse wurden zum ersten Mal psychologische Ursachen anstelle von somatischen Ursachen oder Dämonen für das Auftreten der Alpträume angenommen. Gemäß Freuds epochalem Werk aus dem Jahre 1900 „Die Traumdeutung" hat der Traum die Funktion, „der *Hüter des Schlafs*" zu sein (Freud, 1989). Demgemäß erfüllt der Traum die Funktion, die Wunschbefriedigung aus dem Unterbewussten so umzugestalten, dass sie aufgrund der im Schlaf gelockerten Grenze zum Bewusstsein dieses nicht in voller Stärke überrollt und die Schlafenden ängstigt. Jedoch tat sich dieser Erklärungsansatz mit den Alpträumen schwer, da diese ja gerade nicht den Schlaf schützen, sondern den Schlafenden aufwecken. Freud versuchte dieses Dilemma zu lösen, indem er Angst- und Strafträume in späteren Schriften zwar weiterhin der Wunscherfüllung unterordnete, aber nicht der Wunscherfüllung libidinöser Es-Impulse, sondern der Erfüllung übergeordneter strafender Wünsche des Über-Ichs (Freud, 1916/17).

Erklärungsansätze von Jung (1928) und Ferenczi (1934) spiegeln eine Weiterentwicklung des psychoanalytischen Erklärungsmodells für Alpträume wider, das Alpträumen eine *problemlösende Funktion* zuschreibt. Nach Ferenczi (1934) ist jeder Traum, auch der Alptraum, der Versuch, traumatische Erlebnisse einer besseren psychischen Bewältigung zuzuführen. Eine entscheidende Erweiterung erfuhr das psychoanalytische Traumverständnis durch Jungs Einführung der kompensatorischen Funktion des Traums *(Kompensations- oder Komplementärhypothese)*. Der Traum ist ein Mittel „zur psychologischen Selbststeuerung, indem er automatisch alles Verdrängte und nicht Beachtete oder nicht Gewusste hervorbringt" (Jung, 1928). Laut dieser Hypothese kommt es im Traum zur Befriedigung von Bedürfnissen, die im Wachleben nicht kompensiert werden können. Demnach besitzt der Traum eine kompensatorische Funktion, indem er in der Realität verdrängte Persönlichkeitsanteile und Belastungen des Wachlebens kompensiert (De Koninck & Koulack, 1975, Strunz, 1987). In Bezug auf Alpträume bedeutet das, dass die Schlafenden sich in den Alpträumen ihrer bedrohlichen Persönlichkeitsanteile bewusst werden. Daher kann man nach Jung sogar von der „Notwendigkeit der Alpträume für die Seele sprechen, die das Individuum zu dem werden lassen, was es ist, anstatt es durch Abspaltungen von sich selbst zu entfremden" (Strunz, 1987, S. 308).

2.2 Kognitiv-Behaviorale Theorien

Verschiedene kognitiv-behavioral ausgerichtete Theorien versuchen die Existenz und Funktion von Träumen – und damit auch Alpträumen – zu erklären; erwähnenswert sind hier die Kontinuitätshypothese und die Mastery-Hypothese.

Die *Kontinuitätshypothese* geht davon aus, dass das Traumgeschehen eine kontinuierliche Fortsetzung des Wachlebens und Wacherlebens sei (Domhoff, 1996). Demzufolge besteht eine konsistente Übereinstimmung zwischen Wach- und Traumgeschehen. Allerdings sollte die Kontinuitätshypothese nicht so eng gesehen werden, dass Träume eine Eins-zu-eins-Abbildung des Wachlebens sind; vielmehr finden vor allem psychische Zustände, die das Wachbewusstsein bestimmen, weniger tatsächliche Handlungen des Wachlebens, in Träumen ihre Fortsetzung. Ängste im Traum würden, gemäß dieser Hypothese, tatsächliche Ängste im Wachzustand widerspiegeln. Eine zentrale kognitiv-behaviorale Annahme ist auch, dass die kognitiven Schemata des Wachszustands auch im Traum aktiv sind und damit das Traumgeschehen in gleichem Maße wie im Wachzustand modulieren.

Das genaue Gegenteil ist die *Kompensationshypothese,* die besagt, dass Träume dazu dienen, Erfahrungen, Erlebnisse und Persönlichkeitsaspekte, die im Wachzustand unterrepräsentiert sind, zu kompensieren (De Koninck & Koulack, 1975; Jung, 1928, vgl. Kapitel 2.1). Dieser Theorie zufolge würde sich also in Träumen das emotionale oder affektive Gegenstück des Wachzustands ausdrücken. Träume sind dann umso angenehmer, je belastender die Erlebnisse des Wachzustands. Diese Theorie tut sich jedoch mit der Erklärung von Alpträumen schwer, außer die in Alpträumen auftretenden stark negativen Affekte werden als Kompensation ansonsten unterrepräsentierter bedrohlicher Persönlichkeitsanteile angesehen, was recht fragwürdig erscheint.

Die *Mastery-Hypothese* geht davon aus, dass belastende Ereignisse des Wachlebens in den Träumen auftreten, um so besser verarbeitet zu werden (De Koninck & Koulack, 1975). Der Traum und der Alptraum haben gemäß dieser Annahme die Funktion, ein gedankliches Probehandeln zu ermöglichen, eine gedankliche Auseinandersetzung mit einem belastenden Ereignis oder einem Problem zu gewährleisten. Damit kommt dem Traum eine adaptive Funktion zu, wie sie auch in den Kompensationstheorien angenommen wird. Dieser Ansatz wird explizit aufgegriffen in Erklärungsmodellen, die dem Traum eine therapeutische Funktion zuschreiben (Cartwright, 1991; Hartmann, 1996; Wright & Koulack, 1987) indem die adaptive Funktion der Träume dazu verhilft, Probleme des Wachlebens zu lösen bzw. zu deren Lösung beizutragen und auch starke emotionale Belastungen zu mildern. Gemäß dieser Theorienfamilie dienen Alpträume also beispielsweise dazu, zu lernen, mit bestehenden Ängsten besser umzugehen oder Lösungs- und Verhaltensalternativen für bedrohliche Situationen zu durchleben, durchzudenken und durchzuspielen. Die Mastery-Hypothese hat eine recht hohe Plausibilität und empirische Evidenz für das Träumen. Auch für Alpträume kann sie trotz des häufigen Erwachens aus diesen auch als angemessen erachtet werden. Alpträume würden demgemäß ein teilweises Versagen der Bewältigung im Traum und/oder eine besonders intensive zu bewältigende Situation charakterisieren.

2.3 Neurophysiologische Theorien

Träume und Alpträume finden überwiegend im REM-Schlaf statt. Da der REM-Schlaf durch die Aktivität cholinerger Neurone und die Hemmung noradrenerger und serotonerger Neurone (die im Non-REM-Schlaf vorherrschen) induziert wird, kann cholinerge Aktivität als traumauslösend oder traumverstärkend angenommen werden. Dopamin scheint für die Entstehung von Alpträumen eine bedeutende Rolle zu spielen, insofern der Inhalt von Träumen durch die Gabe von Dopaminagonisten charakteristisch verändert wird: Die Träume werden lebhafter, emotionaler, detaillierter und insgesamt alptraumähnlicher (Bearden, 1994; Hartmann, 1984).

Von Hobson und McCarley (1977) stammt die Theorie, dass Träume nur ein *Zufallsprodukt* des Gehirns seien und dass das Traumgeschehen nichts anderes sei als die Zusammenfügung von Bildern, die durch zufällige Reizung des Großhirns durch den Hirnstamm induziert seien. Träume entstehen nach dieser Theorie also nicht als Reaktion auf Gedanken oder Gefühle, sondern sind die Folge ungeregelter Bottom-up-Prozesse aufgrund zufälliger Neuronenaktivität. Der Kortex stelle dann aus einer Vielzahl von Informationen eine willkürliche Traumgeschichte zusammen und es bestehe kein Zusammenhang zum Wachleben. Diese Theorie ist in dieser extremen Position nicht haltbar, sie verweist aber auf den Unterschied zwischen neurophysiologischer Traumaktivität und Bewertung derselben durch die Träumenden im Wachzustand.

Weitere neurophysiologische Theorien zur Entstehung von Träumen stammen von Nielsen und Levin (2007) und Solms (2000). Nielsen und Levin (2007) nehmen in ihrem *Affective Network Dysfunction Modell* an, dass ein persistierendes Vorhandensein posttraumatischer Alpträume ein Versagen der Integration des traumatischen Ereignisses in die neuronalen Gedächtnisstrukturen widerspiegelt. Diese Integration würde normalerweise während des Träumens stattfinden und ermöglicht eine emotionale Heilung, ähnlich wie das die therapeutische Funktion der Mastery-Hypothese beschreibt. Solms (2000) konnte zeigen, dass für die Generierung der Träume und Alpträume nicht nur der Hirnstamm und die sich dort befindenden, den REM-Schlaf induzierenden Areale notwendig sind, sondern vor allem limbische Vorderhirnstrukturen wichtig sind, was die emotionalen Komponenten der Träume zu erklären vermag.

Ein *integratives Modell,* dass kognitive und neurophysiologische Faktoren bei der Alptraumentstehung berücksichtigt, ist das Modell von Gieselmann et al. (2019). Die Autoren nehmen an, dass Alpträume aus einer Interaktion einer physiologischen und kognitiven Übererregung (tagsüber und nachts) mit einer beeinträchtigten Angstlöschung (Extinktion) entstehen und aufrechterhalten werden. Traumatische Erfahrungen und Probleme in der Kindheit tragen zu diesen Faktoren bei.

2.4 Persönlichkeitsfaktoren

Einige Persönlichkeitsfaktoren stehen in deutlicher Beziehung mit dem Auftreten von Alpträumen, wie Neurotizismus, Ängstlichkeit und Kreativität. Das Konzept der „dünnen Grenzen" (Hartmann, 1984) beschreibt ebenfalls ein zeitstabiles Persönlichkeitsmerkmal, das geeignet erscheint, das Auftreten von Alpträumen zu erklären. Schließlich gehen auch eine Reihe von psychopathologischen Merkmalen – ohne dass eine klinische Symptomatik vorliegen muss – mit erhöhter Alptraumfrequenz einher.

Neurotizismus ist eine Persönlichkeitseigenschaft, die in besonderer Weise mit vermehrten Alpträumen und einem vermehrten Leiden unter diesen Alpträumen einhergeht. So konnte in zahlreichen Untersuchungen gezeigt werden, dass Personen mit erhöhten Neurotizismuswerten vermehrt Alpträume berichten (Belicki, Altay & Hill, 1985; Cellucci & Lawrence, 1978b; Haynes & Mooney, 1975; Levin & Fireman, 2002; Schredl, 2003; Starker, 1974) und auch vermehrt unter ihren Alpträumen leiden (Köthe & Pietrowsky, 2001; Pietrowsky & Köthe, 2003). Neurotische Merkmale, die sich besonders ausgeprägt bei Personen mit häufigen Alpträumen finden, sind eine starke Beschäftigung mit Schuld und Tod sowie eine erhöhte Somatisierungstendenz (Berquier & Ashton, 1992). Generell scheinen sich Personen, die unter Alpträumen leiden, mehr mit dem Tod zu beschäftigen (Feldman & Hersen, 1967; Hersen, 1971).

Auch das Persönlichkeitsmerkmal der *Kreativität* ist mit dem Auftreten von Alpträumen assoziiert. So berichten Menschen mit erhöhter Kreativität eine insgesamt erhöhte Traumerinnerungshäufigkeit und fantasievollere Träume, aber auch von mehr und bizarreren Alpträumen. Personen mit häufigen Alpträumen berichten aber auch allgemein über mehr angenehme

Träume als Personen mit seltenen Alpträumen. Wie die Kreativität geht auch die Suggestibilität mit mehr und intensiveren Träumen einher. Personen mit höheren hypnotischen Fähigkeiten (Suggestibilität) erinnern insgesamt mehr und lebhaftere Träume (Strunz, 1986) und auch mehr Alpträume.

Hartmann (1984, 1991) hat die Persönlichkeitsstruktur von erwachsenen Personen mit häufigen Alpträumen untersucht und eine für sie typische Persönlichkeitseigenschaft identifiziert, die er als *dünne Grenzen* bezeichnet. Unter dem Persönlichkeitskonzept der dünnen Grenzen versteht man eine hohe Durchlässigkeit zwischen mindestens zwei intra- oder interpsychischen Entitäten, also z.B. zwischen Wirklichkeit, Fantasie, Tagtraum und Traum. Hartmann sieht die jeweilige Ausprägung der Grenzen als zeitstabiles Persönlichkeitsmerkmal im Sinne eines Traits (Hartmann, 1991). Das Konzept der dünnen Grenzen ist den Begriffen „dünn- und dickhäutig“ entnommen. Personen mit dünnen Grenzen sind sensibler, ungewöhnlich offen und haben intensive, konfliktreiche Beziehungen. Sie nehmen sich jede Kritik zu Herzen, haben eine erhöhte Sensitivität in interpersonalen Beziehungen aber auch für physikalische Reize (Licht, Töne). Ihre Empfindsamkeit betrifft nicht nur sie selbst, wenn andere Menschen körperlich oder seelisch leiden, empfinden sie dieses Leiden so, als wäre es ihr eigenes. Menschen mit dünnen Grenzen fällt es z.B. schwer, zwischen Traum- und Wachzustand zu unterscheiden, insbesondere bis zu 60 Minuten nach dem Aufwachen (Hartmann, 1991). Typische Eigenschaften von Personen mit dünnen Grenzen sind Fantasieneigung, Hypnotisierbarkeit, Offenheit, Kreativität, Lebensorganisation und Rigidität. Frauen weisen im Durchschnitt dünnere Grenzen als Männer auf (Cowen & Levin, 1995; Hartmann, 1991). Dieses Ineinanderübergehen von Traum und Wirklichkeit wird von den Betroffenen als normal oder wünschenswert angesehen. Im Gegensatz dazu unterscheiden Personen mit dicken Grenzen klar und deutlich zwischen Wirklichkeit, Traum und Fantasie. Es ist nicht überraschend, dass dünne Grenzen mit erhöhter kreativer und künstlerischer Fähigkeit einhergehen und möglicherweise auch die berichteten Befunde vermehrter Alpträume bei Studierenden und künstlerisch tätigen Personen erklären können. Nach Hartmann (1991) haben Menschen mit dünnen Grenzen vermutlich deshalb häufigere oder intensivere Alpträume, da sie nicht über ebenso starke Abwehrmechanismen wie Menschen mit dicken Grenzen verfügen und angsterregendes Material in ihren Träumen oder Fantasien eher zulassen. Das Vorliegen von dünnen Grenzen korreliert positiv mit der generellen Traumerinnerungshäufigkeit (Pietrowsky & Köthe, 2003). Personen mit dünnen Grenzen schreiben ihren Träumen auch mehr Bedeutung zu (Schredl, 1999; Schredl, Kleinferchner & Gell, 1996).

Zur Bestimmung des Persönlichkeitsmerkmals dünne vs. dicke Grenzen entwickelte Hartmann das Boundary Questionnaire (BQ; Hartmann, 1989). Der Fragebogen liegt inzwischen in einer gekürzten Fassung vor (BQ-18). Obwohl das Konzept der dünnen Grenzen eine breit gefasste Persönlichkeitsdimension repräsentieren soll, die weitgehend unabhängig von anderen Persönlichkeitsmerkmalen sei, muss jedoch erwähnt werden, dass dieses Konzept inhaltliche Überschneidungen mit Neurotizismus, Lageorientierung, Offenheit, Kreativität und Stressverarbeitung aufweist (Pietrowsky & Köthe, 2003).

Ängstlichkeit als Persönlichkeitstrait führt generell zu mehr negativ getönten Träumen. Eine höhere Trait-Ängstlichkeit im Wachzustand ist mit mehr aggressiven und unfreundlichen Interaktionen im Traum, auch solchen, die gegen den Träumenden gerichtet sind, mehr Versagen und mehr Misserfolg im Traum korreliert (Rimsh & Pietrowsky, 2020). Ebenso treten mehr realistische Bedrohungen in Träumen von Personen mit erhöhter Trait-Ängstlichkeit auf. Somit scheint eine erhöhte Trait-Ängstlichkeit mit einem vermehrten Auftreten von Alpträumen assoziiert zu sein, wenn auch dieser Zusammenhang schwächer ist als beim Neurotizismus. So konnten etwa Berquier und Ashton (1992) nachweisen, dass Personen mit häufigen Alpträumen eine erhöhte Trait-Ängstlichkeit haben, während Wood und Bootzin (1990) keinen korrelativen Zusammenhang zwischen Alptraumhäufigkeit und chronischer Ängstlichkeit feststellen konnten. In einer Studie von Köthe und Pietrowsky (2001) fand sich ebenfalls kein Zusammenhang zwischen der Trait-Ängstlichkeit und der Häufigkeit von Alpträumen während eines vierwöchigen Zeitraums.

In verschiedenen Studien konnte ein Zusammenhang zwischen *Psychopathologie* und dem Auftreten häufiger Alpträume gefunden werden. Untersuchungen von Berquier und Ashton (1992), Kales et al. (1980) und Hartmann (1984) ergaben bei Personen mit häufigen und chronischen Alpträumen signifikant höhere Werte der Skalen Schizophrenie, Hypochondrie, Hysterie und allgemeine Psychopathie, gemessen mit dem Minnesota Multiphasic Personality Inventory (MMPI).

2.5 Aktuelle Stressbelastung

Stressreiche Lebensereignisse gehen oft dem Auftreten von Alpträumen voraus. So berichtete Cernovsky (1984) eine positive Korrelation zwischen stressreichen Lebensereignissen (Life Events) und dem Auftreten von Alpträumen. Weitere Studien bestätigten den Zusammenhang zwischen aktuellem Stress und dem Auftreten von Alpträumen (Berquier & Ashton, 1992; Kales, Soldatos & Kales, 1981). In einer Untersuchung von Kales et al. (1980) gaben 90 Prozent der Betroffenen an, dass Stress die Häufigkeit von Alpträumen erhöht und in 60 Prozent aller Fälle belastende Ereignisse den Alpträumen vorausgingen. Ebenso konnten Krakow, Kellner, Neidhardt, Pathak und Lambert (1993) zeigen, dass zwölf von 20 Alpträumenden ein traumatisches Ereignis oder eine belastende Periode vor dem Auftreten der Alpträume hatten. Starke psychische Belastungen wie Prüfungsstress, Überforderung in der Schule oder familiäre Probleme erhöhen ebenfalls die Alptraumfrequenz. Bei jüngeren Kindern kann auch das überinvolvierte Verhalten der Eltern hinsichtlich des Einschlafens des Kindes einen Stressor darstellen, der mit vermehrten Alpträumen assoziiert ist (Moore, 2012). Jedoch gibt es auch Studien, die keinen Zusammenhang zwischen psychischen Belastungen und dem Auftreten von Alpträumen aufzeigen konnten (Hartmann, Russ, Oldfield, Sivan & Cooper, 1987). Neben der aktuellen Stressbelastung können frühere belastende Erfahrungen im Sinne einer Traumatisierung zu posttraumatischen Alpträumen führen. Auch die Art der Stressverarbeitung scheint einen Einfluss auf die Alptraumhäufigkeit und Alptraumverarbeitung zu haben. So konnten Köthe, Lahl und Pietrowsky (2006) zeigen, dass Personen mit häufigen Alpträumen ein höheres Ausmaß an stresserhöhenden und ein geringeres Ausmaß an stressreduzierenden Bewältigungsstrategien im Vergleich zu Personen mit gelegentlichen Alpträumen aufweisen. Die Autorinnen und Autoren fanden auch Zusammenhänge zwischen Stressverarbeitungsfaktoren und negativer Befindlichkeit sowie Verhaltenseffekten von Alpträumen im Sinne ungünstiger Konsequenzen nach Alpträumen.

2.6 Medikamente und Drogen

Alpträume können durch Medikamente ausgelöst oder aufrechterhalten werden. Dies betrifft vor allem *Psychopharmaka,* z.B. trizyklische Antidepressiva, Serotoninwiederaufnahmehemmer, Hypnotika, Tranquilizer vom Benzodiazepin-Typ sowie Dopaminagonisten (Pace-Schott et al., 2001; Pagel & Helfter, 2003; Thompson & Pierce, 1999). Auch einige blutdrucksenkende Mittel vermögen Alpträume auszulösen, vor allem *Betarezeptorenblocker* (Dennis, Froman, Morrison, Holmes & Howes, 1991; Paykel, Fleminger & Waton, 1982). Jedoch scheinen *Alpharezeptorenblocker* einen hemmenden Effekt auf das Auftreten von Alpträumen zu haben (z.B. Peskind, Bonner, Hoff & Raskind, 2003; Bertrams, Pietrowsky & Bering, 2021). Bei Kindern dürften allerdings Medikamente und Drogen relativ selten die Ursache von Alpträumen sein.

Da Alpträume vorwiegend ein Phänomen des REM-Schlafs sind, können Substanzen, die den REM-Schlaf unterdrücken, auch die Auftretenshäufigkeit von Alpträumen minimieren. Nach Absetzen dieser Substanzen kommt es aber in der Regel zu dem sogenannten REM-Rebound, also einer Zunahme des REM-Schlafs, die sich auch schon in der ersten Nachthälfte zeigt. Durch diesen REM-Rebound steigt dann die Wahrscheinlichkeit für das Auftreten von Alpträumen an. Substanzen, die den REM-Schlaf unterdrücken, bzw. bei Absetzen zu REM-Rebound führen, sind Alkohol, Benzodiazepine und bestimmte Antidepressiva. Es ist davon auszugehen, dass ein Großteil der für Benzodiazepine berichteten Alpträume vor allem auf den REM-Rebound dieser Substanzen zurückgeht. Da der Beginn einer REM-Schlaf-Episode durch die Zunahme cholinerger Aktivität bei gleichzeitiger Hemmung noradrenerger und serotonerger Aktivität gekennzeichnet ist (McCarley & Hobson, 1975), wird die Wahrscheinlichkeit für das Auftreten von Alpträumen durch die Gabe von Acetylcholin und die dadurch bedingte Zunahme des REM-Schlaf-Anteils erhöht. Ebenso können auch sekundär cholinerg wirksame Medikamente, wie Neuroleptika und Antidepressiva, zu Alpträumen führen.

Unter den *illegalen Drogen* sind Amphetamine, Kokain und Marihuana dafür bekannt, Alpträume auszulösen. Dies gilt auch für den Entzug dieser Substanzen. Diese Drogen wirken vorwiegend auf das adrenerge und dopaminerge System bzw. auf das cholinerge System (Marihuana), die Erhöhung der Alptraumfrequenz wird vermutlich über eine dopaminerge Übererregung bzw. einen REM-Rebound ausgelöst (Elbert & Rockstroh, 1990; Pagel & Helfter, 2003).

2.7 Folgen der Alpträume

Alpträume ihrerseits können auch mit einer erhöhten Belastung *(nightmare distress),* vor allem vermehrter Ängstlichkeit, Besorgtheit und Beschäftigung mit sich selbst, einhergehen. Daher können Alpträume selbst als ein Stressor fungieren, der seinerseits wiederum zu einer vermehrten Belastung führt, die sich in erneuten Alpträumen niederschlagen kann. Vermutlich stellt aber nicht die bloße Alptraumhäufigkeit einen belastenden Faktor dar, sondern die Persönlichkeitsstruktur des oder der Alpträumenden scheint hier eine wesentliche vermittelnde Funktion zu spielen. So konnte Belicki (1992a) zwar nur eine schwache Korrelation zwischen der Alptraumhäufigkeit und der Belastung durch Alpträume nachweisen, kommt aber zu dem Schluss, dass die Persönlichkeitsstruktur oder psychopathologische Auffälligkeiten des Alpträumenden eine wesentliche Rolle für die Belastung durch Alpträume spielen. In demselben Sinne fanden Lang und O'Connor (1984) eine Beziehung zwischen Neurotizismus und der Belastung nach einem Alptraum. In einer vierwöchigen prospektiven Studie an Personen mit häufigen Alpträumen konnten Köthe und Pietrowsky (2001) aufzeigen, dass Alpträumende mit hohen Neurotizismuswerten mehr unter den Alpträumen litten als solche mit niedrigen. Hohe Neurotizismuswerte gingen auch mit erhöhter Zustandsangst am Tag nach einem Alptraum einher. In Interaktion mit der Persönlichkeitsstruktur scheinen Alpträume somit selbst wieder einen belastenden Faktor darzustellen. In diesem Zusammenhang sei auch nochmals auf die erhöhte Suizidalität bei Personen mit häufigen Alpträumen hingewiesen.

In besonderer Weise sind die Folgen von Alpträumen bei Kindern zu beachten, da hier häufig die gesamte Familie mitbetroffen ist. Mehr noch als bei Erwachsenen oder Jugendlichen können wiederholte Alpträume bei Kindern erhebliche Angstzustände und eine ausgeprägte Angst vor dem Schlafen verursachen. Die Angst vor dem Zubettgehen oder dem Schlafen kann zu objektivem Schlafmangel führen, der zu Folgeproblemen führt, wie etwa Leistungsverschlechterungen in der Schule oder Verhaltensproblemen (Licis, 2017). Auf systemischer Ebene können die Alpträume eines Kindes einen wesentlichen Stressfaktor für die Familie darstellen (Bhargava, 2011) und damit die psychische Belastung für die ganze Familie erhöhen und ihre Lebensqualität beeinträchtigen (Schlarb, 2019). Im Extremfall können deutliche Beeinträchtigungen der emotionalen Beziehung zwischen dem Kind und seinen Bezugspersonen auftreten (Schnatschmidt & Schlarb, 2018). McNamara et al. (2008) weisen darauf hin, dass häufige Alpträume bei Kindern sogar ein Prädiktor für eine spätere Psychose im Jugend- oder Erwachsenenalter sein können.

Die genannten Faktoren wirken nicht unabhängig voneinander und schließen sich nicht aus, sondern es kann ein Zusammenspiel der neurophysiologischen, kognitiven, biografischen, differentialpsychologischen und pharmakologischen Prozesse angenommen werden, die bei der Entstehung und Aufrechterhaltung von Alpträumen beteiligt sein können. Die Abbildung 1 gibt ein solches integratives Störungsmodell in vereinfachter Form wieder.

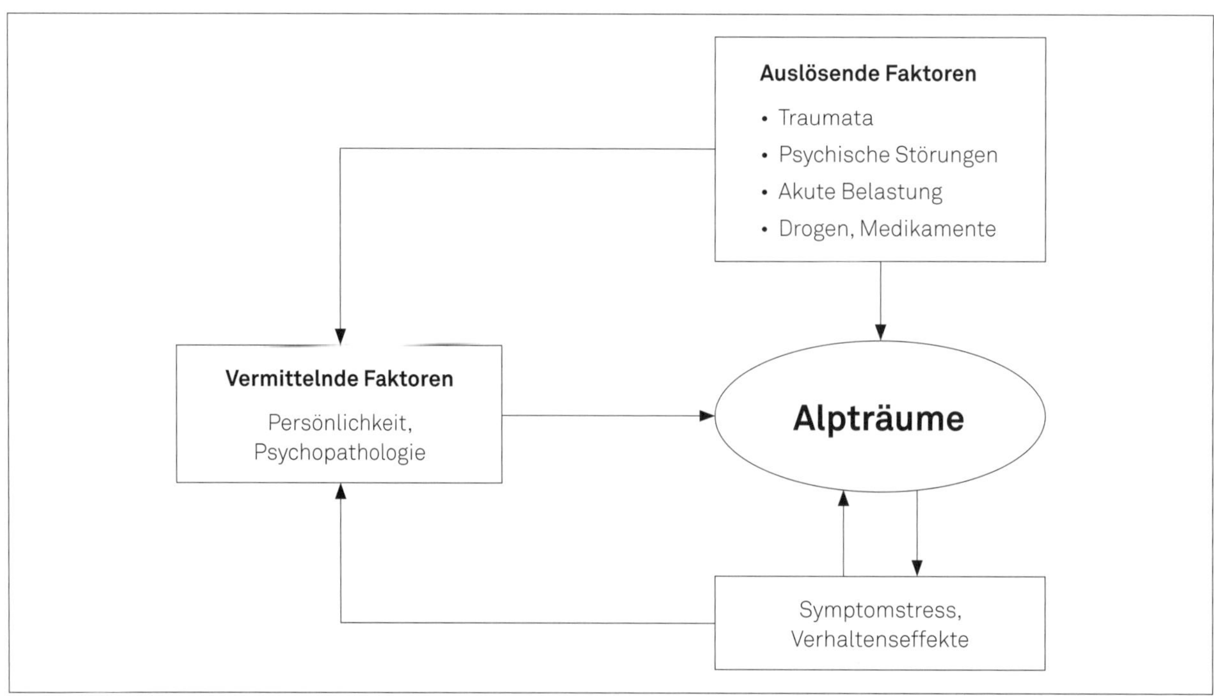

Abbildung 1: Integratives Störungsmodell zur Entstehung und Aufrechterhaltung von Alpträumen

Kapitel 3
Erfassung von Alpträumen und Indikation

Überblick

In diesem Kapitel werden Methoden zur Erfassung von Alpträumen und die Indikationskriterien für eine Behandlung näher beschrieben:

- Retrospektive Einschätzung der Alptraumhäufigkeit
- Erfassung der Alptraumhäufigkeit durch Protokolle und Tagebücher
- Erfassungsmethoden der Alptraumbelastung
- Indikationskriterien für eine Behandlung von Alpträumen bei Kindern und Jugendlichen

In diesem Kapitel werden Methoden zur Erfassung von Alptraumhäufigkeit und -belastung vorgestellt, nämlich die retrospektive Einschätzung durch die Patientinnen und Patienten sowie die Erfassung der Alpträume mithilfe von Protokollen, Tagebüchern oder Fragebögen. Des Weiteren wird die Indikation zu einer Behandlung der Alpträume erörtert.

3.1 Erfassung von Alpträumen

Neben der notwendigen Überprüfung der Störungskriterien gemäß ICD-10 oder DSM-5 für die Diagnosestellung einer Alptraum-Störung (vgl. Kapitel 1.4), kann es für die Diagnostik auch relevant sein, die *Häufigkeit* von Alpträumen und die durch sie ausgelöste *Belastung* zu erheben. Die Erfassung der Alptraumhäufigkeit kann auf mehrere Arten erfolgen. Am einfachsten ist es, die Zahl der Alpträume innerhalb eines bestimmten Zeitraums retrospektiv durch die Patientin oder den Patienten schätzen zu lassen. Diese Methode wird häufig verwandt und es hat sich gezeigt, dass trotz möglicher Rückschaufehler die Schätzung recht zuverlässig ist. Im Allgemeinen wird dabei die Anzahl der Alpträume während der letzten vier Wochen oder während des letzten Jahres erfragt. Zuverlässiger und noch etwas genauer ist die Erfassung der Alpträume mithilfe von Protokollen oder Tagebüchern, die jeden Morgen ausgefüllt werden. Für die weitere quantitative Beurteilung der Alpträume ist es hilfreich zu wissen, ob diese gelegentlich oder häufig auftreten und ob sie akut oder chronisch sind (vgl. Kapitel 1). Als Fragebogen zur Erfassung der Alptraumhäufigkeit (wie auch anderer Traummerkmale) eignet sich der *Mannheim Dream Questionnaire* (MADRE; Schredl et al., 2014), der die gegenwärtige wie auch die frühere Alptraumhäufigkeit erfragt.

Die *Belastung durch Alpträume,* die ja nur teilweise von der Häufigkeit der Alpträume abhängig ist, lässt sich mit dem *Nightmare Distress Questionnaire* (NDQ, Belicki, 1992b) quantifizieren. Dieser Fragebogen erfasst die Alptraumbelastung anhand von 13 Items, die auf drei Faktoren laden. Dieser Fragebogen, der auch in einer deutschen Version vorliegt (Böckermann, Gieselmann & Pietrowsky, 2014), ist jedoch nicht für Kinder und Jugendliche evaluiert. Ein neueres Messinstrument zur Erfassung der Alptraumbelastung ist der Fragebogen *Cognitive Appraisal of Nighmares* (CAN) von Gieselmann, Elberich, Mathes und Pietrowsky (2020), der die Alptraumbelastung in Abhängigkeit von Bewertungs- und Copingprozessen auf der Basis des Stressmodells von Lazarus erfasst. Diese Instrumente sind jedoch für Erwachsene konzipiert und nicht für Kinder und Jugendliche evaluiert. Sowohl für den NDQ als auch für den CAN gibt es eine deutsche Übersetzung, die bei den Autorinnen und Autoren angefordert werden kann.

Hingegen ist der *Nighmare Effects Questionnaire* (NEQ; Schlarb, Zschosche & Schredl, 2016) ein deutschsprachiger Fragebogen zur Erfassung der Effekte von Alpträumen, der explizit für den Altersbereich ab dem 12. Lebensjahr evaluiert wurde und daher für den Einsatz bei Kindern und Jugendlichen empfohlen werden kann. Der NEQ erfasst die Bereiche Emotionsregulation, Stress und Aggressivität, Depression, Aufmerksamkeit/Konzentration, Angst und Hyperaktivität und daher die unmittelbaren Folgen von Alpträumen, weniger die eigentliche Alptraumbelastung, wie dies mithilfe des NDQ möglich ist. In diesem Fragebogen werden sowohl Alpträume, die zum Erwachen geführt haben, als auch solche Träume, die unangenehm waren, aber nicht zum Erwachen führten, berücksichtigt. Der NEQ erfasst die Traumerinnerungshäufigkeit (vier Items), die Häufigkeit, mit der an den Alptraum gedacht wurde (zwei Items), sowie die Tagesbeeinträchtigung (35 Items zu physiologischen Symptomen, Kognitionen, Emotionen und Motivation). Die Beantwortung dauert laut der Autorinnen und Autoren ungefähr fünf Minuten. Eine Evaluation an 14- bis 24-Jährigen wurde durchgeführt (Schlarb, Zschosche & Schredl, 2016).

3.2 Indikation und Kontraindikation

Grundsätzlich kann die Therapie beim Vorliegen von störungswertigen Alpträumen durchgeführt werden, unabhängig davon, ob weitere psychische Störungen vorliegen. Dies setzt zum einen natürlich eine ordnungsgemäße Diagnostik und Differenzialdiagnostik der Störung gemäß den gängigen Klassifikationssystemen (ICD-10, DSM-5) voraus. Da jedoch weder in der ICD-10 oder im DSM-5 noch in der ICD-11 „harte Kriterien" für Alpträume vorliegen, bezieht sich der Aspekt der Störungswertigkeit vor allem auf den individuellen Leidensdruck der Betroffenen und – gerade bei jüngeren Kindern – auch ihrer Bezugspersonen. Die Beeinträchtigungen durch Alpträume können z. B. darin liegen, dass die Patientinnen und Patienten aus Angst vor Alpträumen schlecht einschlafen oder das Zubettgehen hinauszögern/vermeiden, oder dass sie nach einem Alptraum bedrückt oder ängstlich und nicht voll belastbar sind („Alptraumkater"). Das Kriterium des subjektiven Leidens oder der Beeinträchtigung, das ja meist bei psychischen Störungen eine wichtige Rolle spielt, ist beim Vorliegen einer Alptraum-Störung von besonderer Relevanz, weil hier, etwa im Gegensatz zu Angststörungen, selten ein objektivierbares Vermeidungsverhalten oder andere objektivierbare Symptome wie etwa bei der Depression auszumachen sind. Hier können die in Kapitel 3.1 beschriebenen Fragebögen zur Quantifizierung der Beeinträchtigung und des subjektiven Leidens hilfreich sein. Eine Hilfestellung zur Frage, ob die Symptomatik störungswertig – und damit auch behandlungsbedürftig ist – gibt der nachfolgende Kasten (vgl. auch *Arbeitsblatt 4: Alpträume machen krank* im Anhang).

Kriterien für störungswertige Alpträume bei Kindern und Jugendlichen

- Die Alpträume treten sehr häufig auf (z. B. mehrmals pro Woche).
- Die Alpträume bestehen schon sehr lange, also seit Wochen oder gar Monaten.
- Die Alpträume werden als sehr quälend empfunden.
- Die Betroffenen machen sich am Tag viele Gedanken oder Sorgen um die Alpträume.
- Die Betroffenen sind wegen der Alpträume unausgeschlafen und fühlen sich tagsüber müde und weniger fit.
- Die Betroffenen haben Angst vor dem Einschlafen oder das Zubettgehen wird wegen der Alpträume hinausgezögert.
- Familienangehörige oder sonstige Bezugspersonen sind aufgrund der Alpträume des Kindes oder der/des Jugendlichen emotional belastet.
- Die Beziehung zwischen Familienangehörigen oder Bezugspersonen und dem Kind oder der/dem Jugendlichen sind aufgrund der Alpträume deutlich beeinträchtigt.

Als nächster Schritt ist dann zu differenzieren, ob die Alpträume als alleiniges psychopathologisches Störungsmerkmal auftreten, oder ob sie komorbid von einer anderen Störung begleitet werden. Wenn die Alpträume allein auftreten, aber einen entsprechenden Leidensdruck verursachen, ist eine Behandlung dieser Alpträume indiziert. Wenn zusätzlich eine weitere komorbide Störung diagnostiziert wird (die oft auch im Vordergrund stehen kann), ist deren Behandlungsindikation ebenfalls zu prüfen. In der Regel ist es dann indiziert, sowohl die Alpträume als auch die komorbide Störung zu behandeln, was in der Regel dadurch geschieht, dass die Behandlung der Alpträume als ein separater Behandlungsbaustein in der – im Allgemeinen länger dauernden – Behandlung der komorbiden Störung eingefügt wird.

Kontraindiziert ist die Therapie bei akutem psychotischem Erleben, akuter Suizidalität oder bei Substanzmissbrauch. Wenn die Alpträume erst nach Einnahme von psychotropen Medikamenten wie beispielsweise Antidepressiva oder Benzodiazepinen aufgetreten sind, sollte vorrangig die Medikation, bzw. der Entzug derselben, als Ursache abgeklärt werden.

Abgewogen werden muss die Behandlung der Alptraumsymptomatik, wenn die Patientin oder der Patient durch komorbide Störungen akut sehr beeinträchtigt ist. Besteht aufgrund einer *schweren depressiven Episode* keinerlei Antrieb, beispielsweise um Hausaufgaben zu erledigen, oder mangelt es an der Auffassungs- oder Konzentrationsfähigkeit, um der Therapiesitzung zu folgen, dürfte es schwierig sein, die Alptraumtherapie durchzuführen. Hier sollte eine Behandlung der depressiven Episode zunachst im Vordergrund stehen. Allerdings können auch schwer depressive Patientinnen und Patienten von der Alptraumbehandlung profitieren, wenn sie ausreichend intensiv unterstützt werden (weniger Hausaufgaben, mehr gemeinsames Erarbeiten in den Sitzungen, ggf. Verkürzung der Sitzungsdauer mit entsprechend höherer Anzahl der Termine).

Bei Kindern und Jugendlichen mit *Posttraumatischer Belastungsstörung* und Alpträumen (vgl. Kapitel 1.5.4 und 12) sollte eruiert werden, inwieweit die Alpträume posttraumatische Inhalte haben, ob bisher Trauma-Konfrontationen im Rahmen anderer Therapien stattgefunden haben und wie stabil die jeweilige Patientin oder der jeweilige Patient ist. Eine Kontraindikation ist dann gegeben, wenn akute Suizidalität besteht oder parallel eine konfrontative Trauma-Behandlung durchgeführt wird. Im letztgenannten Fall ist die Gesamtbelastung der Betroffenen häufig zu hoch, außerdem widerspricht sich das Vorgehen (einerseits Minimierung der notwendigen Konfrontation und Umschreiben/Überschreiben des Hergangs, andererseits Exposition mit dem Trauma). Die Alptraumbehandlung, die eine minimale Auseinandersetzung mit dem Trauma inkludiert, kann auch zu Beginn einer Trauma-Behandlung durchgeführt werden oder wenn eine solche nicht möglich oder nicht gewünscht ist. Die klinische Erfahrung mit Erwachsenen hat gezeigt, dass eine positive Erfahrung im Rahmen der Imagery-Rehearsal-Therapie (IRT) auch Mut machen kann, sich mit dem Trauma selbst zu befassen. Außerdem erleben viele Patientinnen und Patienten nach Traumatisierungen vor allem den schlechten Schlaf als sehr belastend, hier kann im Umkehrschluss eine große Entlastung durch die Alptraumbehandlung geschaffen werden.

Für Patientinnen und Patienten mit *Störungen aus dem schizophrenen Formenkreis* liegen bisher keine Studiendaten zur Effektivität der IRT vor, weder an Kindern- und Jugendlichen noch an Erwachsenen. Das liegt daran, dass diese heterogene und schwer belastete Personengruppe ähnlich wie Suchtkranke regelhaft aus Versorgungsstudien ausgeschlossen werden. Hinzu kommt im Kinder- und Jugendbereich, dass psychotische Störungen relativ selten sind, somit basieren die Einschätzungen zur Indikation auf theoretischen Überlegungen und vereinzelter klinischer Erfahrung überwiegend bei Erwachsenen. Während einer akuten Psychose mit Positivsymptomatik wäre zum einen das Umsetzen der zu lernenden Strategien kaum möglich, zum anderen bestünde die Gefahr, dass Wahn und Sinnestäuschungen verstärkt werden. Außerhalb akuter Episoden kann jedoch im Einzelfall gerade bei Patientinnen und Patienten, die unter schizoaffektiven Störungen leiden, die Durchführung der Alptraumtherapie erwogen werden.

Für Patientinnen und Patienten mit *tiefgreifenden Entwicklungsstörungen* und/oder *Intelligenzminderung* liegen ebenfalls keine Studiendaten vor. Es wäre zumindest erforderlich, dass die Betroffenen in der Lage sind, zu verstehen, worum es sich bei einem Alptraum handelt, und diesen (auch nonverbal!) zu kommunizieren. Dann wäre auch ein an das Entwicklungsalter angepasstes Vorgehen mit mehr externer Unterstützung denkbar. Und vor allem ist es wichtig, dass die Betroffenen in der Lage sind, eine soziale Interaktion mit der Therapeutin oder dem Therapeuten angemessen und angstfrei zu gestalten.

Stellt sich die Frage, ob zuerst die Alpträume oder zuerst die komorbiden Störungen oder Symptome behandelt werden sollen, gibt es keine pauschale Empfehlung. Es hat sich als günstig erwiesen, eine solche Entscheidung im Rahmen der Therapieplanung mit den Betroffenen zu besprechen. In der Regel ist da die Motivation am größten, wo der Leidensdruck am höchsten ist. Pauschal gilt, dass je schwerer die komorbide Störung, desto mehr Unterstützung ist vor allem im Rahmen der Alptraummodifikation selbst notwendig.

Eine schematische Darstellung zur Indikationsstellung ist der Abbildung 2 zu entnehmen.

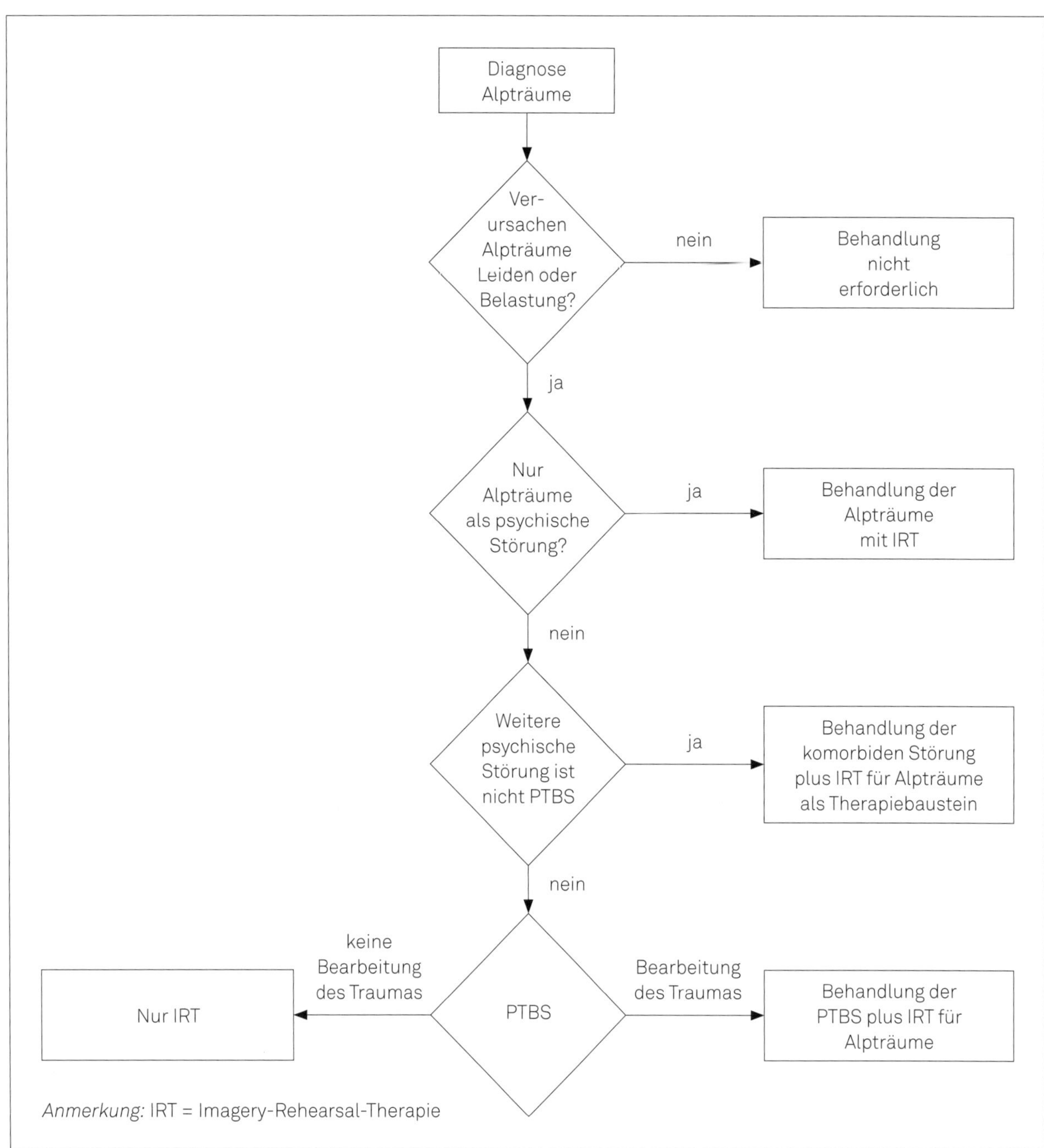

Abbildung 2: Ablaufschema zur Indikation einer Alptraumbehandlung

Kapitel 4
Stand der Therapieforschung

Überblick

In diesem Kapitel werden folgende psychologische Therapieansätze zur Behandlung von Alpträumen vorgestellt:
- Entspannungsverfahren
- Expositionsverfahren
- Hypnosetherapie
- Luzides Träumen
- Imagery-Rehearsal-Therapie

Seitdem in den letzten Jahrzehnten aufgrund mangelnder empirischer Evidenz somatisch oder external orientierte Behandlungsansätze (Ernährungsumstellung, Wechsel der Matratze, Vermeidung physikalischer Reize während des Schlafens wie Lärm oder Mondlicht) nicht mehr zur Behandlung von Alpträumen angewendet werden, dominieren psychologisch orientierte Therapien. Ferner ist zu beachten, dass Alpträume, die zusammen mit anderen psychischen Störungen auftreten, häufig nicht gesondert behandelt wurden. In der Regel wurde dann die komorbide Störung (z. B. Depression, Angststörung, PTBS) in der Hoffnung behandelt, dass sich mit der Heilung oder Linderung dieser Störung auch die begleitenden Alpträume reduzieren oder verschwinden. Diesem Behandlungsrational liegt eine Hierarchisierung der Symptome zugrunde, die davon ausgeht, dass die Alpträume der komorbiden Störung untergeordnet sind und lediglich ein Symptom derselben darstellen. Allerdings hat sich gezeigt, dass Alpträume oft auch noch nach dem Rückgang der erfolgreich behandelten komorbiden Störung persistieren (Cellucci & Lawrence, 1978a; Spoormaker, 2008).

Obwohl in der psychologischen Fachliteratur seit Jahrzehnten Therapieansätze, Fallstudien und kontrollierte Therapiestudien zur Behandlung von Alpträumen berichtet werden, die allerdings fast ausschließlich an Erwachsenen durchgeführt wurden, ist die Möglichkeit der psychotherapeutischen Behandlung von Alpträumen erstaunlich wenig bekannt. Viele Psychotherapeutinnen und -therapeuten sowie Ärztinnen und Ärzte schenken den Alpträumen keine besondere Aufmerksamkeit oder hoffen, sie durch die Behandlung komorbider oder vermeintlich ursächlicher anderer Störungen zum Verschwinden zu bringen. Aus empirischen Untersuchungen (Schredl & Göritz, 2014; Thünker, Norpoth, Aspern, Özczan & Pietrowsky, 2014) und eigener klinischer Erfahrung ist bekannt, dass viele Patientinnen und Patienten, die sich wegen ihrer häufigen und belastenden Alpträume hilfesuchend an Ärztinnen oder Ärzte bzw. Psychotherapeutinnen oder Psychotherapeuten wenden, häufig nicht ernst genommen werden oder keine adäquate Therapie bekommen.

Die psychologischen Therapieansätze zur Behandlung von Alpträumen (sowohl im Rahmen einer anderen Störung als auch als alleinige Störung) haben sich aus unterschiedlichen psychotherapeutischen Schulen und theoretischen Ansätzen entwickelt. Neben reinen Entspannungsverfahren, die sich als wenig wirksam erwiesen haben und hypnotherapeutischen Ansätzen, zu denen es kaum kontrollierte Studien gibt, sind kognitiv-verhaltenstherapeutische Ansätze die Methode der Wahl bei der Behandlung von Alpträumen. Bevorzugte Entspannungsverfahren bei der Behandlung von Alpträumen sind die Progressive Muskelentspannung, das Autogene Training und Yoga. Die hypnotherapeutischen Verfahren bedienen sich der hypnotischen Suggestion, um den Alptrauminhalt zu ändern. Kognitiv-verhaltenstherapeutische Behandlungsansätze für Alpträume sind Expositionsverfahren, Luzides Träumen und die Imagery-Rehearsal-Therapie. Neuere Übersichtsarbeiten kommen zu dem Schluss, dass auch eine pharmakologische Behandlung von Alpträumen, vor allem mit Prazosin, einem blutdrucksenkenden Mittel (Alpha-1 adrenerger Antagonist) möglich und wirkungsvoll ist (Augedal, Hansen, Kronhaug, Harvey & Pallesen, 2013; Aurora et al., 2010; Morgenthaler et al., 2018). Prazosin darf bei Kindern unter 12 Jahren aufgrund mangelnder Erfahrungen jedoch nicht angewandt werden.

4.1 Entspannungsverfahren

Eine Methode zur Behandlung von Alpträumen ist die Entspannung. Hintergrund dieses Ansatzes ist die Annahme, dass durch körperliche und mentale Entspannung (z. B. durch Progressive Muskelrelaxation, Autogenes Training oder Yoga) sich zum einen die aktuelle Stressbelastung der Patientin bzw. des Patienten reduziert und zum anderen die Schwelle zur Auslösung eines Alptraums erhöht wird (Spoormaker, 2008). Die *Progressive Muskelrelaxation* (PMR) wurde von Edmund Jacobson ab 1908 an der Harvard University gegen Angst- und Spannungszustände entwickelt und gehört inzwischen, da sie leicht und schnell erlernbar ist, zu den am häufigsten verwendeten Entspannungsmethoden (Bernstein, Borkovec, Höfler & Kattenbeck, 2007). Bei der PMR wird durch systematische und sukzessive An- und Entspannung von einzelnen Muskelgruppen und die bewusste Konzentration auf die resultierenden Gefühle im An- und Entspannungszustand ein Gefühl tiefer Entspannung herbeigeführt.

Vor dem Hintergrund, dass Stress nächtliche Alpträume induzieren kann, erscheint die Anwendung von Entspannungsübungen im Kontext der Schlafhygiene sinnvoll. Allerdings ist sie als alleinige Behandlungsmethode nicht überzeugend. Burgess, Gill und Marks (1998) verglichen in ihrer Studie die Alptraumhäufigkeit von drei Probandengruppen nach einem Monat und nach sechs Monaten Behandlung. Die Versuchsteilnehmenden der ersten Gruppe führten anhand eines Manuals eine Selbstexpositionsbehandlung zu Hause durch. Sie sollten ihre Alpträume nach dem Erwachen sofort notieren und sich das Alptraumgeschehen noch einmal bildlich vorstellen. Die Teilnehmenden der zweiten Gruppe führten selbstständig gemäß einem Manual Entspannungsübungen zu Hause durch. Sie sollten täglich 30 bis 60 Minuten lang die PMR nach Jacobson üben. Die dritte Gruppe war eine Wartelistenkontrollgruppe. Die Ergebnisse zeigen, dass in der Selbstexpositionsgruppe die Alptraumhäufigkeit signifikant stärker reduziert wurde als in den anderen beiden Gruppen. Die Teilnehmenden der Selbstentspannungsgruppe zeigten gegenüber den Teilnehmenden der Wartelistenkontrollgruppe keine stärkere Reduktion der Alptraumhäufigkeit. In keiner der Gruppen zeigte sich eine Verminderung der Alptraumintensität.

In der Studie von Miller und DiPilato (1983) wurden ebenfalls die Alptraumfrequenz und Alptraumintensität als abhängige Variablen in drei Gruppen untersucht. In der ersten Gruppe wurde die PMR durchgeführt, in der zweiten Gruppe nahmen die Versuchsteilnehmenden an einer Systematischen Desensibilisierung teil. Die dritte Gruppe war eine Wartelistenkontrollgruppe. Nach 15 Wochen zeigte sich, dass die Alptraumfrequenz in den beiden Interventionsgruppen im Vergleich zur Wartelistenkontrollgruppe signifikant abnahm. Zwischen den beiden Interventionsgruppen gab es jedoch keine signifikanten Unterschiede. Die drei Gruppen unterschieden sich nicht bezüglich der Alptraumintensität. In der 25. Woche, nachdem auch die Wartelistenkontrollgruppe eine Behandlung erhalten hatte, gab es keine signifikanten Gruppenunterschiede in der Alptraumfrequenz mehr. Allerdings zeigte sich, dass in beiden (ursprünglichen) Interventionsgruppen die Alptraumintensität stärker reduziert war als in der ursprünglichen Wartelistenkontrollgruppe. Doch auch zwischen den beiden Interventionsgruppen konnte ein signifikanter Unterschied für die Alptraumintensität gefunden werden: Die Gruppe, die die Systematische Desensibilisierung durchgeführt hatte, berichtete eine geringere Alptraumintensität als die Entspannungsgruppe. Daher kann geschlossen werden, dass alleinige Entspannungsverfahren zur Behandlung der Alpträume Expositionsbehandlungen unterlegen sind.

4.2 Exposition

Grundgedanke der Anwendung von Expositionsbehandlungen bei Alpträumen ist die Annahme, dass Alpträume, wie jedes andere Verhalten auch, Konditionierungsmechanismen wie Verstärkung und Löschung unterworfen sind. Bei der Exposition setzen sich die Patientinnen und Patienten dem angstbesetzten Alptraum in ihrer Vorstellung so lange aus, bis dieser keine Angst mehr induziert (Halliday, 1987).

Ein Beispiel für eine Expositionsbehandlung ist die *Systematische Desensibilisierung.* Angstinduzierende Komponenten eines Alptraums werden identifiziert und die Patientin oder der Patient wird für diese Komponenten desensibilisiert. Beispielsweise kann die PMR nach Jacobson verwendet werden; aber auch andere Entspannungsübungen sowie positive Vorstellungsübungen können durchgeführt werden, um einen angstinkompatiblen Zustand zu erlangen. Konkret sieht die Prozedur so aus, dass die Patientin oder der Patient gebeten wird, sich zu entspannen. Im entspannten Zustand soll der erste Teil des Alptraums vorgestellt werden. Dies wird so lange wiederholt, bis die Patientin oder der Patient sich diesen Teil des Alptraumgeschehens angstfrei vorstellen kann. Dann geht man über zum nächsten Teil des Alptraums und verfährt ebenso. Im Gegensatz zur Exposition bei Phobien folgt die Exposition gegenüber Alptrauminhalten in der Regel nicht einer hierarchischen Abfolge der angstinduzierenden Alptraumsequenzen, sondern deren zeitlicher Sequenz (Halliday, 1987). Cellucci und Lawrence (1978a) verglichen in einer Studie die Wirksamkeit der Systematischen Desensibilisierung mit der Selbstaufzeichnung von Alpträumen und einer Placebo-Behandlung, bei der die Alpträume diskutiert wurden. Die Probanden, die die Systematische Desensibilisierung durchgeführt hatten, zeigten eine signifikant stärkere Reduktion der Alptraumhäufigkeit sowie der wahrgenommenen Intensität im Vergleich zu den beiden anderen Gruppen. Die bereits in Kapitel 4.1 erwähnte Studie von Miller und DiPilato (1983) erbrachte ebenfalls Evidenz für die Wirksamkeit der Systematischen Desensibilisierung bei Alpträumen, die sowohl einer Wartelistenbedingung als auch dem Entspannungsverfahren signifikant überlegen war.

Eine andere Form der Expositionsbehandlung ist die *Selbstexposition,* bei der die Patientinnen und Patienten gebeten werden, ihre Alpträume zu notieren und sich diese dann noch einmal vorzustellen. Der Unterschied zur Systematischen Desensibilisierung liegt darin, dass bei diesem Ansatz weder ein schrittweises Vorgehen noch eine Entspannung erfolgen. In den Studien von Burgess et al. (1998) sowie von Grandi, Fabbri, Panattoni, Gonnella und Marks (2006) wurde der Ansatz der Selbstexposition untersucht. In der Studie von Burgess et al. (1998) reduzierte dieser Therapieansatz im Vergleich zu einer Entspannungsbedingung und einer Wartezeit die Alptraumfrequenz erfolgreicher. In der Studie von Grandi et al. (2006) verbesserte sich die Alptraumsymptomatik durch eine Selbstexpositionsbehandlung von vier Wochen, verglichen mit einer Wartelistenkontrollgruppe, selbst noch in einem Vier-Jahres-Follow-up. Allerdings sind Expositionsbehandlungen allgemein, sei es in Form einer Systematischen Desensibilisierung oder in Form einer Selbstexposition, mit einer großen Belastung für die Patientinnen und Patienten verbunden, da sie sich dem angstbesetzten Stimulus aussetzen müssen, und werden daher von vielen Betroffenen gemieden. So erklärt sich vermutlich, dass die Expositionsgruppe in der Studie von Burgess et al. (1998) eine sehr hohe Abbruch-Rate aufwies. Besonders bei Patientinnen und Patienten mit posttraumatischen Alpträumen kommt die Alptraumexposition der Trauma-Exposition gleich und kann eine Belastung darstellen, die nicht zu jedem Zeitpunkt und in jedem Fall zumutbar ist.

Neuere Therapiestudien, in denen die Exposition an die Alptrauminhalte verglichen wurde mit der Bewältigung von Alpträumen, etwa durch die Methode der Imagery-Rehearsal-Therapie (IRT; vgl. Kapitel 4.5), erbrachten ebenfalls Evidenz dafür, dass die Konfrontation mit dem Alptraum eine wirksame Methode zur Behandlung der Alpträume darstellt (z. B. Gieselmann, Böckermann, Sorbi & Pietrowsky, 2017; Kunze, Arntz, Morina, Kindt & Lancee, 2017). In der Studie von Kunze et al. (2017) konnte gezeigt werden, dass die Exposition an bzw. mit dem Alptraum ähnliche Effekte hatte wie die IRT, dass die Exposition allerdings zu mehr Aktivierung und damit mehr Unbehagen bei den Patientinnen und Patienten führte. Gieselmann et al. (2017) fanden die Exposition bezüglich der Reduktion der Alptraumhäufigkeit der IRT ebenbürtig, hinsichtlich der Reduktion der Alptraumbelastung aber der IRT unterlegen.

4.3 Hypnotherapeutische Verfahren

Hypnotherapeutische Verfahren werden seit Langem in der Behandlung von Alpträumen erfolgreich eingesetzt. Es besteht auch insofern eine gewisse inhaltliche Nähe zwischen Hypnose und Träumen, dass beide Phänomene mit einem geänderten Bewusstseinszustand einhergehen und in ihnen dissoziative Prozesse stattfinden (Kennedy, 2002). So wird davon ausgegangen, dass unter Hypnose die durch einen Alptraum ausgelösten Affekte leichter zugänglich sind und leichter verändert werden können. Es lassen sich verschiedene Ansatz- und Erklärungsweisen für die Hypnosetherapie bei Alpträumen unterscheiden (Kennedy, 2002):

- Transformation des Alptraums, während die Patientin oder der Patient ihn unter Hypnose wieder erinnert; dabei werden neue Elemente zum Traum hinzugefügt oder andere eliminiert oder geändert.
- Exposition des Alptraums unter Hypnose, sodass die Patientin oder der Patient den Alptraum bewältigen kann, z.B. durch Unterbrechen der hypnotischen Alptraumexposition oder sukzessiver Einbettung in weniger bedrohliche Kontexte.
- Lösen des Alptraums, indem die Patientin oder der Patient in Hypnose zu der Stelle des Alptraums geführt wird, an der er oder sie ursprünglich erwachte und dann ein gutes Ende für den Traum gefunden wird.

Mehrere Kasuistiken bestätigten die Wirksamkeit der Hypnosetherapie bei Alpträumen. So konnte etwa Seif (1985) bei einem Patienten mit seit neun Jahren immer wiederkehrenden Alpträumen und sekundärer Insomnie durch eine entlastende hypnotische Instruktion ein vollständiges Verschwinden der Alpträume und der Insomnie erreichen. Kingsbury (1993) berichtet in mehreren Kasuistiken, mithilfe der Methode, unter Hypnose den Alptraum ab dem ursprünglichen Aufwachzeitpunkt neu zu gestalten und zu einem guten Ende zu führen, ein Verschwinden häufiger, wiederkehrender Alpträume. Mithilfe der Technik, unter Hypnose den Alptraum zu transformieren und bestimmte ängstigende Elemente zu verändern, konnte Kennedy (2002) bei einer Patientin wiederkehrende Alpträume beenden. Es muss allerdings beachtet werden, dass für die Wirksamkeit der Hypnosetherapie bei Alpträumen bislang nur Kasuistiken und keine kontrollierten Therapiestudien vorliegen und das Verfahren in sich recht heterogen erscheint. Bei traumatisierten Patientinnen und Patienten kann unter Umständen eine hypnotherapeutische Behandlung der Alpträume kontraindiziert sein und das Verfahren an seine Grenzen stoßen.

Die genannten hypnotherapeutischen Vorgehensweisen unterscheiden sich nicht grundsätzlich von den kognitiv-verhaltenstherapeutischen Methoden der Alptraumbehandlung (Exposition, Imagery-Rehearsal-Therapie; vgl. Kapitel 4.2 und 4.5) in den angestrebten Zielen. Sie unterscheiden sich aber deutlich in der angewendeten Methodik, wie diese Ziele durch die Verwendung der hypnotischen Trance erreicht werden. Zugleich weist die Konvergenz der hypnotherapeutischen und kognitiv-verhaltenstherapeutischen Ansätze auf die Existenz eines grundlegenden therapeutischen Mechanismus hin, der durch verschiedene Techniken oder Methoden aktiviert werden kann.

4.4 Luzides Träumen

Luzides Träumen bedeutet, dass sich eine Person der Tatsache bewusst ist, dass sie gerade träumt (Spoormaker & van den Bout, 2006). Die Nutzbarmachung des luziden Träumens als Behandlungsansatz lässt sich den „kognitiv-restrukturierenden Therapien" zurechnen (Spoormaker, 2008). Luzide zu träumen ist eine (mehr oder weniger leicht) erlernbare Fähigkeit; eine Übersicht über die verschiedenen Techniken zum Erlernen luziden Träumens bietet Erlacher (2010). Tholey und Utecht (1987) beschreiben weitere Kriterien für das luzide Träumen, neben denen, dass die Träumenden wissen, dass sie träumen und in das Traumgeschehen eingreifen können; wobei die Kriterien 1 bis 4 als notwendige Kriterien gelten, während die Kriterien 5 bis 7 nicht zwingend zutreffen müssen.

Kriterien für luzide Träume nach Tholey und Utecht (1987)

1. Klarheit über den Bewusstseinszustand, d.h., man weiß, dass man träumt.
2. Klarheit über die eigene Entscheidungsfreiheit, d.h., man entscheidet über Flucht, Konfrontation oder Annäherung etwa bei einer Begegnung mit einer (Alp-)Traumfigur.
3. Klarheit des Bewusstseins, im Gegensatz zum Verwirrtheits- oder Dämmerzustand.
4. Klarheit über das Wachleben, d.h., man weiß, wer man ist und was man sich für diesen Traum vorgenommen hat.
5. Klarheit der Wahrnehmung, man sieht, hört, riecht, schmeckt und fühlt.
6. Klarheit über den Sinn des Traumes.
7. Klarheit der Erinnerung an den Traum.

Laut Erlacher (2010) haben 51 Prozent der Befragten einer repräsentativen Umfrage angegeben, das Phänomen des luziden Träumens zu kennen. Schlafphysiologisch sind luzide Träume den REM-Phasen zuzuordnen (Erlacher, 2010).

Luzides Träumen kann in der Alptraumtherapie eingesetzt werden, weil es dem Träumenden ermöglicht, modulierend in die Alptraumhandlung einzugreifen. Zur Therapie von Alpträumen ist dies ein vielversprechender Ansatz, jedoch wurden bisher nur wenige Studien zur Evaluation dieses Ansatzes durchgeführt (Spoormaker, 2008). In fünf Fallstudien haben Zadra und Pihl (1997) die Effektivität des Ansatzes untersucht. Zwei ihrer Alptraumpatienten wurden mit PMR, Imaginationsübungen sowie luzidem Träumen therapiert, während die anderen drei Patienten allein das luzide Träumen als Therapiemaßnahme erhielten. Alle fünf Patienten zeigten eine Verbesserung der Alptraumsymptomatik. Laut Zadra und Pihl (1997) bestätigen diese Befunde die Ergebnisse anderer Studien, die ebenfalls das luzide Träumen als wirksame Therapie bei Alpträumen belegen konnten. Fraglich bleibt nach den Autoren jedoch, ob die Luzidität die entscheidende Wirkkomponente zur Verbesserung der Alptraumsymptomatik darstellt oder ob es nicht schlicht die Fähigkeit ist, bestimmte Alptraumaspekte zu verändern. In der Studie von Spoormaker und van den Bout (2006) zeigte sich, dass Luzidität keine notwendige Bedingung für die Reduktion der Alptraumfrequenz war, sodass die primär therapeutische Komponente dieses Therapieansatzes weiterhin unklar ist. Auch ist das Erlernen des luziden Träumens relativ zeitaufwendig und vermutlich nicht allen Menschen gegeben. Positive und ermutigende Ergebnisse für den Einsatz des luziden Träumens in der Behandlung von Alpträumen kommen von Holzinger (2013). So vermindert der Einsatz luziden Träumens als Add-on-Methode zu einer Gestalttherapie die Alptraumfrequenz schneller und nachhaltiger als die Gestalttherapie ohne luzides Träumen.

4.5 Imagery-Rehearsal-Therapie (IRT)

Der Therapieansatz der *Imagery-Rehearsal-Therapie* (IRT) geht ebenfalls kognitiv-restrukturierend vor (Spoormaker, 2008) und gilt gegenwärtig als der Goldstandard in der Behandlung von Alpträumen. Die IRT ist sehr effektiv und einfach, da in der Regel wenige Therapiestunden (z. B. vier zweistündige Sitzungen im Gruppensetting) benötigt werden (Krakow & Zadra, 2006). Das Verfahren wurde von der Arbeitsgruppe um Krakow an der University of New Mexico in Albuquerque entwickelt. Es basiert aber auf früheren Arbeiten, in denen Alpträume durch das Wiederholen oder Proben *(Rehearsal)* des Alptraums (Marks, 1978) oder das Wiederholen des Alptraums mit einem geänderten Ausgang (Bishay, 1985) erfolgreich behandelt wurden. Die Weiterentwicklung der IRT aus den Rehearsal-Ansätzen besteht vor allem darin, dass

(1) die Wiederholung des *veränderten* Traums explizit unter Imagination stattfindet, wodurch eine lebhaftere Vorstellung des neuen Traums erfolgt und
(2) die Patientinnen und Patienten bei der Änderung des zu imaginierenden neuen Traumskriptes angeleitet werden.

Im Einzelnen beinhaltet die IRT folgende Therapiebausteine:

- Zunächst erhalten die Patientinnen und Patienten Informationen über das Verfahren und das Auftreten von Alpträumen.
- Der Kern der IRT besteht darin, dass die Betroffenen den Verlauf eines Alptraums ändern, indem sie Elemente aus einem Alptraum entfernen bzw. ersetzen, so wie sie es wünschen, und das neue Traumskript in der Vorstellung einmal pro Tag mindestens für drei bis sieben Tage üben, bevor ein neuer Alptraum bearbeitet wird (Krakow & Zadra, 2006).
- Anschließend ist das selbstständige Anwenden der Methode auf weitere oder neu auftretende Alpträume möglich.

Bei der Veränderung des Alptraums ist es wichtig, dass das neue Alptraumskript nicht allzu sehr von dem ursprünglichen Alptraum abweicht, sodass noch eine große assoziative Nähe zum ursprünglichen Alptraum gegeben ist und nur besonders bedrohliche Szenen oder Elemente abgeändert werden. Bei Kindern und Jugendlichen wurde die IRT bisher nur in wenigen Studien systematisch durchgeführt oder erforscht (z. B. Krakow, Sandoval et al., 2001; Schlarb, 2018; St-Onge, Mercier & De Koninck, 2009). Fallstudien weisen darauf hin, dass bei Kindern auch eine *Maltherapie* durchgeführt werden kann, die auf den Kernelementen der IRT basiert und die darin besteht, einen schlechten Traum zu malen und dieses Bild dann so zu verändern, dass es nicht mehr bedrohlich ist. Gegebenenfalls kann ein neues Bild des Traums mit einem guten Ausgang gemalt werden, welches das Kind sich über sein Bett hängen kann (Schlarb, 2019; Schredl, 2006).

Die IRT zur Behandlung von Alpträumen wurde ursprünglich als Gruppentherapie mit fünf bis zwölf Teilnehmenden durchgeführt (Kellner, Neidhardt, Krakow & Pathak, 1992; Krakow, Kellner, Pathak & Lambert, 1995). In den ersten Studien zur IRT erfolgte die Instruktion – und damit auch der Kontakt zwischen Patientin bzw. Patient und Therapeutin bzw. Therapeut – nur in einer Therapiesitzung, die bis zu 2,5 Stunden dauern konnte. Dann wurde den Patientinnen und Patienten eine Handanweisung zur Durchführung der IRT mitgegeben und sie führten die Therapie als angeleitete Selbsthilfemaßnahme selbst durch (Kellner et al., 1992; Krakow et al., 1995). Später wurden die Instruktionssitzungen erweitert, z. B. auf zwei dreistündige Sitzungen und eine einständige Follow-up-Sitzung (Krakow, Hollifield et al., 2001). Auf der Basis mehrere Übersichtsarbeiten und Metaanalysen (vgl. Kapitel 4.5.1) ist die IRT momentan als Therapie der Wahl bei der Behandlung von Alpträumen anzusehen.

4.5.1 Ergebnisse zur Wirksamkeit der Imagery-Rehearsal-Therapie

In einer frühen Untersuchung des Verfahrens, in der allerdings noch keine konkreten Hilfestellungen gegeben wurden, wie die Patientinnen und Patienten die Alpträume unter Imagination ändern sollten („when you come to the end of the nightmare change the ending"), konnten Kellner et al. (1991) in vier Einzelfallstudien bei Patientinnen und Patienten mit schweren und häufigen Alpträumen deutliche Reduktionen der Alptraumhäufigkeit und -intensität feststellen. Bei drei der vier Patientinnen bzw. Patienten verschwanden die Alpträume bereits nach der ersten Sitzung; allerdings ist gerade in diesen Fällen nicht auszuschließen, dass es sich hierbei um unspezifische Behandlungseffekte handelt.

In einer weiteren Studie untersuchten Kellner et al. (1992) die Effekte einer IRT im Vergleich zu einer Systematischen Desensibilisierung bei 28 Alptraumpatientinnen und -patienten (randomisierte Gruppenzuweisung). Zu den Follow-up-Messzeitpunkten nach vier und sieben Monaten zeigte sich in beiden Behandlungsgruppen eine signifikante Reduktion der Alptraumhäufigkeit, es gab jedoch keine signifikanten Unterschiede zwischen beiden Behandlungsmethoden. Ebenso zeigte sich für beide Behandlungsgruppen bei einem Follow-up nach sieben Monaten ein signifikanter Rückgang der Ängstlichkeit, Depressivität und Feindseligkeit (jeweils gemessen mit der SCL-90) und des SCL-90-Gesamtscores.

In einer randomisierten Kontrollgruppenstudie an einer Stichprobe häufig Alpträumender konnten Krakow et al. (1995) zeigen, dass die IRT in der Reduktion der Alptraumfrequenz zum Erhebungszeitpunkt drei Monate nach Beginn der Behandlung einer Wartelistenkontrollgruppe signifikant überlegen war. In einer weiteren Studie konnte die Arbeitsgruppe zeigen, dass die Reduktion der Alpträume auch zu einem deutlich späteren Messzeitpunkt von 18 Monaten nach Beginn der Behandlung noch erhalten ist und die Alptraumfrequenz gegenüber dem Drei-Monats-Zeitpunkt sogar nochmals abgenommen hat (Krakow, Kellner, Pathak & Lambert, 1996). Es bestand auch ein signifikanter korrelativer Zusammenhang zwischen der Reduktion der Alpträume und einer verbesserten Schlafqualität zum Follow-up-Erhebungszeitpunkt nach 18 Monaten.

In einer Untersuchung an 168 Patientinnen mit einer PTBS aufgrund eines sexuellen Übergriffes konnten Krakow, Hollifield et al. (2001) zeigen, dass die IRT gegenüber der randomisierten Wartelistenkontrollgruppe zu einer signifikanten Abnahme der Alpträume und der PTBS-Symptomatik und einer Zunahme der Schlafqualität nach drei und sechs Monaten geführt hat. Die Stabilität der Effekte konnte auch durch eine Intent-to-Treat-Analyse bestätigt werden, die ein konservatives Auswertungsverfahren ist und alle Teilnehmenden einschließt, die überhaupt mit der Studie begonnen haben. In einer unkontrollierten Studie an Verbrechensopfern mit einer PTBS konnte ebenfalls gezeigt werden, dass die IRT (hier in Kombination mit Instruktionen zur Schlafhygiene und Schlafrestriktion) zu einer signifikanten Reduktion der Alptraumfrequenz im Prä-post-Vergleich führte (Krakow, Johnston et al., 2001). Die Reduktion der Alptraumhäufigkeit war signifikant korreliert mit dem Rückgang zentraler PTBS-Symptome wie Intrusionen, Vermeidungsverhalten und Arousal. Auch reduzierte sich die Insomnie bei diesen Patientinnen deutlich und die Schlafqualität insgesamt verbesserte sich; aufgrund der zusätzlichen Therapieelemente zur Schlafhygiene und Schlafrestriktion dürften aber überwiegend diese Maßnahmen dafür verantwortlich sein.

In einer Übersicht über die Effektivität und Effizienz der IRT bei der Behandlung von Alpträumen kommt Krakow (2004) zu dem Schluss, dass das Verfahren in mehr als 90 Prozent der von ihm oder seinen Mitarbeitenden angewandten Fällen gut angenommen wird und gute Erfolge erzielt, wenn die Technik mindestens einige Wochen lang angewandt wird. Bei Patientinnen und Patienten mit PTBS ist der Behandlungserfolg geringer, weil mehr als ein Drittel der traumatisierten Patientinnen und Patienten die Therapie gar nicht begonnen oder zu einem frühen Zeitpunkt beendet hat. Allerdings war bei den PTBS-Patientinnen und -Patienten, die die IRT für mindestens einige Wochen durchgeführt hatten, ebenfalls eine 90-prozentige Response-Rate zu beobachten. Darüber hinaus zeigte sich, dass die IRT bei PTBS-Patientinnen und -Patienten auch zu einer Reduktion der PTBS-Symptomatik führte, was vermutlich auf eine bessere Integration der Alpträume in die eigene Biografie, eine verbesserte Schlafqualität und eine erhöhte Selbstwirksamkeitsüberzeugung durch die IRT zurückzuführen ist.

Inzwischen liegen auch Bestätigungen für die erfolgreiche Anwendung der IRT zur Behandlung von Alpträumen von anderen Arbeitsgruppen vor. Diese Therapien fanden fast ausschließlich bei traumatisierten Patientinnen und Patienten statt. So konnten Forbes et al. (Forbes et al., 2001; 2003) bei Soldaten mit einer PTBS mithilfe der IRT die Alptraumhäufigkeit und Alptraumintensität signifikant reduzieren. Dies war sowohl zum Therapieende als auch in Katamnesen nach drei Monaten und nach zwölf Monaten der Fall. Wie in den oben berichteten Studien nahm auch hier die Alptraumsymptomatik im Katamnesezeitraum noch weiter ab, wobei dieser Rückgang vor allem zu Beginn des Follow-up-Intervalls besonders deutlich war. Mit anderen Worten: In allen Studien mit einem längeren Katamnesezeitraum zeigt sich eine zeitstabile Reduktion der Alptraumsymptomatik. Wenn die Alpträume nachließen, schienen sie somit auch nicht mehr wiederzukommen und eine weitere Reduktion, der im statistischen Mittel nur noch schwach vorhandenen Alptraumsymptomatik scheint aufgrund von Bodeneffekten nicht mehr möglich.

Positive Effekte einer einmaligen, dreistündigen IRT-Sitzung (mit anschließendem alleinigem Üben) auf idiopathische und posttraumatische Alpträume konnten Germain und Nielsen (2003) aufzeigen. Auch in dieser Studie reduzierte sich die Alptraumfrequenz und Ängstlichkeit. Es fanden sich keine Unterschiede zwischen den Personen mit idiopathischen und posttraumatischen Alpträumen. In einer weiteren Untersuchung (Germain, Shear, Hall & Buysse, 2007) wurde der Effekt einer einmaligen, 90-minütigen IRT-Sitzung (mit anschließendem alleinigem Üben für sechs Wochen) bei Patientinnen und Patienten mit posttraumatischen Alpträumen evaluiert. Hier zeigten sich allerdings nur Effekte auf die PTBS-Symptomatik (weniger Intrusionen und Hyperarousal), aber keine Effekte auf die Alptraumsymptomatik.

Eine spezielle Modifikation der IRT für Patientinnen und Patienten mit einer PTBS wurde von Davis entwickelt (Davis, 2009; Davis & Wright, 2006). Dieses Therapieverfahren enthält neben den IRT-Techniken Entspannung, Alptraummodifikation und Imagination noch eine spezifische und intensive Exposition des Trauma-Geschehens und Änderung von Schlafgewohnheiten. Das sogenannte *Exposure, Relaxation & Rescripting Treatment (ERRT)* stellt eine erfolgreiche modifizierte Anwendung der IRT für traumatisierte Patientinnen und Patienten dar, wie Evaluationen des Verfahrens in Kasuistiken und randomisierten Kontrollstudien gezeigt haben. So konnte in vier Einzelfallstudien gezeigt werden, dass das ERRT bei allen Patientinnen und Patienten zu einer reduzierten Alptraumintensität führte. Bei drei der vier Personen zeigte sich eine Reduktion der Alptraumhäufigkeit, der PTBS-Symptomatik, der Depressivität und der Schlafprobleme (Davis, 2009). In einer randomisierten Kontrollstudie führte das Verfahren zu einer signifikanten Reduktion der Alptraumhäufigkeit und -intensität, von Schlafproblemen, der PTBS-Symptomatik und der Depressivität im Vergleich zu einer Wartelistenkontrollgruppe. Die Effekte waren auch nach einem Katamnesezeitpunkt von sechs Monaten noch stabil (Davis & Wright, 2007).

Untersuchungen zur Wirksamkeit der IRT bei Kindern und Jugendlichen (z. B. Krakow, Sandoval et al., 2001; Schlarb, 2018; St-Onge et al., 2009) zeigen übereinstimmend eine signifikante Reduktion der Alptraumfrequenz gegenüber den Kontrollbedingungen. Beispielsweise wurden in der Studie von St-Onge et al. (2009) neun Kinder mit Alpträumen mit IRT behandelt und mit elf Kindern in einer Wartelistenkontrollgruppe verglichen. Keines der Kinder litt unter Pavor nocturnus oder Schlafwandeln. In der zur Anwendung gebrachten Form der IRT konnten sich die Kinder selbst neue Geschichten für ihren Alptraum ausdenken, die sie sich dann abends mit geschlossenen Augen, entspannt im Bett liegend, vorstellen. Die Reduktion der Alptraumfrequenz hielt auch über einen Katamnesezeitraum von neun Monaten an.

Die Wirksamkeit der IRT bei der Behandlung von Alpträumen wird auch in mehreren Literaturübersichten über die Wirksamkeit verschiedener Behandlungsmethoden von Alpträumen bestätigt. Lancee, Spoormaker, Krakow und van den Bout (2008) kommen zu dem Ergebnis, dass in allen publizierten Studien mit dieser Methode signifikante Verbesserungen bezüglich der Alptraumfrequenz im Intra-Gruppen-Vergleich (vor der Behandlung vs. nach der Behandlung) gefunden wurden. Da nicht alle der Studien Kontrollgruppen hatten, sind die Aussagen zur Wirksamkeit gegenüber anderen oder keinen Behandlungen (Inter-Gruppen-Vergleich) nicht in diesem Umfang möglich. So fehlen etwa Studien, in denen die IRT mit dem Ansatz des luziden Träumens verglichen wurde. Ebenfalls fehlen Studien zum Vergleich der IRT mit reinen Entspannungsmethoden (Lancee et al., 2008). Neuere Literaturübersichten bestätigen die Wirksamkeit der IRT bei der Behandlung von Alpträumen (Nadorff, Lambdin, & Germain, 2014; Gieselmann et al., 2019) und gelangen zu dem Schluss, dass neben Expositionsverfahren vor allem die IRT das Behandlungsverfahren darstellt, das signifikant und reliabel wiederholte Alpträume zu reduzieren vermag.

Zwischenzeitlich wurden auch mehrere Metaanalysen über die Effekte bei der Behandlung von Alpträumen publiziert (z. B. Augedal et al., 2013; Casement & Swanson, 2012; Hansen, Höfling, Kröner-Borowik, Stangier & Steil, 2013; Seda, Sanchez-Ortuno, Welsh, Halbower & Edinger, 2015). Augedal et al.

(2013) konnten zeigen, dass die durchschnittliche Effektstärke der IRT bei 0.58 liegt, was einer mittleren Effektstärke entspricht. Therapien mit luzidem Träumen oder Desensibilisierung erzielten höhere Effektstärken, allerdings lagen hierfür jeweils nur eine bzw. zwei Studien zugrunde. Ebenso ergab diese Metaanalyse, dass die Behandlung im Einzelsetting etwas höhere Effektstärken erzielte als die Behandlung im Gruppensetting. Die Metaanalyse von Hansen et al. (2013) über die Wirksamkeit psychologischer Interventionen bei Alpträumen erbrachte ebenfalls hohe Effektstärken für die Abnahme der Alptraumfrequenz durch die IRT, wobei die Effektstärken in den Messungen zu den Follow-up-Zeitpunkten noch deutlich zunahmen. In der Metaanalyse von Seda et al. (2015), einem Vergleich der Wirksamkeit der IRT mit Prazosin auf Alpträume und PTBS, zeigten sich vergleichbare und moderate Effektstärken sowohl für die IRT als auch für die Behandlung mit Prazosin hinsichtlich der Reduktion der Alptraumfrequenz. Wurde die IRT jedoch zusätzlich mit kognitiver Verhaltenstherapie kombiniert, zeigten sich signifikant größere Effektstärken für die Verbesserung der Schlafqualität und die Linderung der PTBS-Symptomatik als durch IRT oder Prazosin allein. Die genannten Metaanalysen erbrachten auch, dass die IRT nicht nur die Alptraumfequenz und -belastung reduzierte, sondern auch die Schlafqualität und die PTBS-Symptomatik verbesserte.

Schließlich ergeben sich eindeutige und klare Hinweise für die Wirksamkeit der IRT aus einem Positionspapier der American Academy of Sleep Medicine zur Behandlung von Alpträumen bei Erwachsenen (Morgenthaler et al., 2018). In diesem wird die IRT als Methode der ersten Wahl zur Behandlung von idiopathischen und posttraumatischen Alpträumen empfohlen. Dieselbe Empfehlung war bereits durch eine Publikation eines Komitees für Praxisstandards in der Schlafmedizin (Aurora et al., 2010) und als Standard für die Behandlung von Alpträumen bei Erwachsenen gegeben worden, wo die Empfehlung zur IRT das Level A, also die höchste Empfehlungsstufe, erreicht. Ebenfalls ist die IRT die Standardempfehlung der Deutschen Gesellschaft für Schlafforschung und Schlafmedizin (DGSM) zur Behandlung von Alpträumen (DGSM, 2008).

Zusammenfassend kann festgehalten werden, dass die bisherige Evidenz für die Wirksamkeit der IRT bei Alpträumen überzeugend und überwältigend ist und dieses Verfahren damit als eine leicht anwendbare, ökonomische und effektive Behandlungsmethode bei der Behandlung von Alpträumen gelten kann. Insbesondere bei der Behandlung von Patientinnen und Patienten mit PTBS wurde das Verfahren (und die daraus modifizierte ERRT) viel eingesetzt. Aufgrund der gegebenen empirischen Evidenz erschien es daher ratsam, das Verfahren in einer manualisierten Version für den deutschsprachigen Raum aufzubereiten und anzubieten, um so auch die IRT in der Einzeltherapie leicht und erfolgreich anwenden zu können. Dies erfolgte mit unserem Therapiemanual für die Behandlung der Alpträume bei Erwachsenen (Thünker & Pietrowsky, 2021). Für diese manualisierte Therapie, die auf dem Konzept der IRT der Arbeitsgruppe um Krakow basiert und für die Anwendung in der Einzeltherapie, sowohl für idiopathische als auch für posttraumatische Alpträume weiterentwickelt ist, liegen überzeugende empirische Ergebnisse zur Wirksamkeit vor, die an anderer Stelle (Thünker & Pietrowsky, 2021) berichtet wurden. Im folgenden Kapitel werden empirische Ergebnisse zur Durchführbarkeit und Anwendbarkeit des hier vorgestellten Manuals zur Behandlung von Alpträumen bei Kindern und Jugendlichen berichtet, das aus dem Manual zur Behandlung von Alpträumen bei Erwachsenen hervorgegangen und für die Anwendung bei Kindern und Jugendlichen weiterentwickelt worden ist.

4.5.2 Ergebnisse zur Durchführbarkeit der manualisierten Version der Imagery-Rehearsal-Therapie bei Kindern und Jugendlichen

Eine Studie zur Überprüfung der Durchführbarkeit und Anwendbarkeit des in diesem Buch vorgestellten Therapieprogramms zur Behandlung von Alpträumen bei Kindern und Jugendlichen wurde an 16 Kindern (neun Jungen, sieben Mädchen) im letzten Kindergartenjahr in zwei Kindergärten in Bielefeld durchgeführt (Brünger, 2022). Die Eltern der an der Untersuchung teilnehmenden Kinder gaben ihr Einverständnis für deren Teilnahme an der Studie. Die Therapiebausteine, die in den folgenden Kapiteln ausführlich dargestellt werden, umfassen eine Einführung mit Psychoedukation und schlafhygienischen Maßnahmen, eine Einführung in ein Entspannungsverfahren, Imaginationsübungen und die Modifikation und anschließende Imagination der Alpträume.

Evaluiert wurde die Durchführbarkeit der manualisierten Alptraumtherapie für die drei Therapiebestandteile „Alptraumrekonstruktion", „Progressive Muskelentspannung und Imagination" und „Alptraummodifikation", die jeweils in getrennten Sitzungen mit den Kindern im Einzelsetting durchgeführt wurden. Für die Studie wurde mit jedem der Kinder ein von dem jeweiligen Kind berichteter Alptraum gemäß dem

Manual bearbeitet, um daran die Durchführbarkeit und Anwendbarkeit des Manuals speziell für diese Altersgruppe zu erheben. Zur Erfassung der Durchführbarkeit wurde eine angepasste und ins Deutsche übersetzte dritte Version des *Post-Study System Usability Questionnaire* (PSSUQ; Sauro & Lewis, 2012) verwendet. Diese Version besteht aus insgesamt 16 Items für den Gesamtwert. Zudem gibt es drei Unterskalen:

(i) System Usefulness (Items 1–6, z. B. „Es war einfach, die Übungen zu machen."),
(ii) Information Quality (Items 7–12, z. B. „Die Informationen und Texte waren klar verständlich.") und
(iii) Interface Quality (Items 13–15, z. B. „Die Gestaltung der Übungen ist angenehm.").

Das 16. Item erfragt, wie zufrieden die Kinder insgesamt mit den Übungen waren. Der Fragebogen weist sowohl hohe Reliabilitäten für den Gesamtscore (α=.94) als auch für die Unterskalen System Usefulness (α=.90), Information Quality (α=.91) und Interface Quality (α=.82) auf (Lewis, 2002, 2012). Da sich die untersuchten Kinder im letzten Kindergartenjahr befanden und in der Regel selbst noch nicht lesen konnten, wurde als Antwortformat die Smiley-Skala von Jäger (2004) verwendet. Der Begriff „System" in den ursprünglichen PSSUQ-Items wurde durch den Begriff „Übungen" ersetzt.

Die Bewertung der Anwendbarkeit des Therapiemanuals wurde mit fünf Items erhoben. Diese Items bezogen sich auf den erlebten Spaß („Die Übungen haben mir Spaß gemacht."), die Interaktion („Die Rückmeldungen während der Übungen haben mir geholfen."), Motivation („Die Rückmeldungen während der Übungen haben mich motiviert."), Zielsetzung („Ich habe immer gewusst, was das Ziel der Übungen war.") und Gestaltung („Die Übungen waren ansprechend.") der Elemente der IRT (nach Böckermann et al., 2015). Zudem wurden den Kindern sechs weitere Items vorgegeben, die sich auf die Umsetzbarkeit der eingesetzten Übungen (Alptraumrekonstruktion, Entspannung, Imagination und Alptraummodifikation) bezogen. Diese Items waren als Statements formuliert, denen zugestimmt oder die abgelehnt werden konnten. Alle Fragen wurden jeweils im Anschluss an eine Therapiesitzung gestellt, und um systematische Reihenfolgeeffekten, etwa durch Langeweile oder Erschöpfung der Kinder, vorzubeugen, wurden fünf randomisierte Versionen des Fragebogens erstellt. Die Kinder erhielten zu jedem Messzeitpunkt eine andere Version als zuvor.

Zusätzlich zu der Selbstbeurteilung wurden vom Versuchsleiter Fragen zum Verständnis der Übungen, beobachtetem Interesse der Kinder, Schwierigkeiten bei den Übungen und der beobachtete Grad der Entspannung beantwortet. Die Verständnisfragen bezogen sich auf die jeweils vorgetragenen Informationstexte. Konnte ein Kind die Frage nicht beantworten, wurde diese mit dem Wert null bewertet, konnte es die Frage mithilfe eines Hinweises beantworten, gab es einen Punkt, und konnte ein Kind eine Verständnisfrage ohne Hinweis beantworten, wurde dies mit zwei Punkten bewertet.

Die Ergebnisse zeigen, dass die Texte für die *Psychoedukation und Alptraumrekonstruktion* gut verständlich waren und dieser Teil der IRT als sehr gut anwendbar beurteilt wurde (vgl. Tab. 3). Alle Kinder konnten im Mittel alle Fragen korrekt beantworten, teilweise sogar ohne Hinweis, und bewerteten die Methode der Alptraumrekonstruktion als sehr positiv (4.69 auf einer fünfstufigen Skala). Wie Tabelle 3 zeigt, lag der Mittelwert der Einschätzungen stets über dem neutralen Mittelwert von 2.5 (außer bei „Verstehen Text – fremd", wo es für den Versuchsleiter nur die Abstufungen 0, 1 und 2 gab). Somit wurden alle Aspekte der Durchführbarkeit der Psychoedukation und Alptraumrekonstruktion als positiv eingeschätzt.

Ebenso positiv war die Einschätzung der Durchführbarkeit und des Verständnisses der Übungsteile *Progressive Muskelentspannung* und *Imagination* der IRT (vgl. Tab. 4). Auch hier lagen die Einschätzungen der Durchführbarkeit ausnahmslos über dem neutralen Mittelwert von 2.5. Damit wird bestätigt, dass auch die Durchführbarkeit der Progressiven Muskelentspannung und Imagination von den Kindern als positiv eingeschätzt wird.

Die *Alptraummodifikation* als zentrales Element der IRT wurde hinsichtlich ihres Verständnisses und ihrer Durchführbarkeit ebenfalls als sehr positiv eingeschätzt (vgl. Tab. 5). Diese Ergebnisse sind von besonderer Bedeutung. Zum einen ist die Alptraummodifikation das zentrale und spezifische Element der IRT und zum anderen ist die Einschätzung ihrer Durchführbarkeit besonders positiv ausgefallen. Wie Tabelle 5 zeigt, haben die Kinder alle Aspekte der Durchführbarkeit der Alptraummodifikation als sehr stark positiv angegeben, sie hatten beispielsweise großes Interesse daran, diese hat ihnen viel Spaß gemacht und sie waren sehr motiviert.

Tabelle 3: Deskriptive Statistiken zur Einschätzung der Durchführbarkeit und des Verständnisses der Psychoedukation und Alptraumrekonstruktion durch die Kinder und im Fremdrating

Items	Min.	Max.	*M*	*SD*
Verstehen Text – fremd	0.00	2.00	1.18	0.56
Interesse Text – fremd	3.00	5.00	4.34	0.65
Interesse Übung – fremd	3.00	5.00	4.31	0.70
Alptraumrekonstruktion – fremd	2.00	5.00	3.75	1.00
Alptraumrekonstruktion – selbst	2.50	5.00	4.13	0.83
Alptraumrekonstruktion – Methode	3.00	5.00	4.69	0.60
Alptraumrekonstruktion – Einfachheit	1.00	5.00	3.56	1.41
Usefulness (PSSUQ)	3.17	5.00	4.27	0.59
Information Quality (PSSUQ)	2.80	5.00	4.10	0.57
Interface Quality (PSSUQ)	3.40	5.00	4.45	0.53
Usability (PSSUQ-Gesamtwert)	3.13	4.88	4.27	0.52
Spaß	3.00	5.00	4.56	0.45
Interaktion	4.00	5.00	4.75	0.63
Motivation	4.00	5.00	4.69	0.48
Zielsetzung	3.00	5.00	3.94	0.85
Gestaltung	4.00	5.00	4.56	0.51

Anmerkung: Verstehen von 0 (keine Antwort) über 1 (Antwort mit Hinweis) bis 2 (Antwort ohne Hinweis). Alle anderen Items von 1 (stimme nicht zu) bis 5 (stimme stark zu). *PSSUQ* = Post-Study System Usability Questionnaire; *fremd* = Fremdrating durch Versuchsleiter, *selbst* = Selbsteinschätzung durch Kind; *Min.* = Minimalwert, *Max.* = Maximalwert, *M* = arithmetisches Mittel (Mittelwert), *SD* = Standardabweichung.

Tabelle 4: Deskriptive Statistiken zur Einschätzung der Durchführbarkeit und des Verständnisses der Progressiven Muskelentspannung und der Imagination durch die Kinder und im Fremdrating

Items	Min.	Max.	*M*	*SD*
Interesse Text – fremd	2.00	5.00	3.88	0.81
PMR – fremd	2.00	5.00	4.06	1.00
PMR – selbst	1.00	5.00	3.69	1.45
Imagination – fremd	2.00	5.00	4.31	0.95
Imagination – selbst	3.00	5.00	4.50	0.73
Usefulness (PSSUQ)	2.83	5.00	4.27	0.59
Information Quality (PSSUQ)	3.20	4.80	4.21	0.45
Interface Quality (PSSUQ)	2.80	5.00	4.09	0.68
Usability (PSSUQ-Gesamtwert)	3.19	4.88	4.13	0.56
Spaß	2.00	5.00	3.94	1.24
Interaktion	4.00	5.00	4.44	0.51
Motivation	4.00	5.00	4.44	0.51
Zielsetzung	1.00	5.00	3.75	0.93
Gestaltung	2.00	5.00	3.94	0.85

Anmerkung: Alle Items von 1 (stimme nicht zu) bis 5 (stimme stark zu). *PSSUQ* = Post-Study System Usability Questionnaire; *fremd* = Fremdrating durch Versuchsleiter, *selbst* = Selbsteinschätzung durch Kind; *Min.* = Minimalwert, *Max.* = Maximalwert, *M* = arithmetisches Mittel (Mittelwert), *SD* = Standardabweichung.

Tabelle 5: Deskriptive Statistiken zur Einschätzung der Durchführbarkeit und des Verständnisses der Alptraummodifikation durch die Kinder und im Fremdrating

Items	Min.	Max.	*M*	*SD*
Interesse Text – fremd	3.00	5.00	4.25	0.68
Interesse Übung – fremd	3.00	5.00	4.44	0.73
Alptraummodifikation – fremd	2.00	5.00	4.25	0.86
Alptraummodifikation – selbst	2.00	5.00	4.44	0.89
Usefulness (PSSUQ)	3.33	5.00	4.46	0.49
Information Quality (PSSUQ)	3.20	5.00	4.25	0.48
Interface Quality (PSSUQ)	3.20	5.00	4.31	0.54
Usability (PSSUQ-Gesamtwert)	3.25	5.00	4.35	0.47
Spaß	3.00	5.00	4.50	0.63
Interaktion	4.00	5.00	4.44	0.51
Motivation	4.00	5.00	4.44	0.51
Zielsetzung	2.00	5.00	3.88	0.89
Gestaltung	3.00	5.00	4.50	0.63
Verständnis-Fragen	2.00	5.00	4.00	1.03

Anmerkung: Alle Items von 1 (stimme nicht zu) bis 5 (stimme stark zu). *PSSUQ* = Post-Study System Usability Questionnaire; *fremd* = Fremdrating durch Versuchsleiter, *selbst* = Selbsteinschätzung durch Kind; *Min.* = Minimalwert, *Max.* = Maximalwert, *M* = arithmetisches Mittel (Mittelwert), *SD* = Standardabweichung.

Inferenzstatistisch wurde geprüft, ob sich die Einschätzungen der *Durchführbarkeit* signifikant von dem als neutral angesehenen Mittelwert der PSSUQ-Werte von 2.5 unterscheiden. Für die *Alptraumrekonstruktion* ergab die Usability (PSSUQ) eine mittlere Differenz von 1.27 über der neutralen Ausprägung, was hoch signifikant ist (p<.001) und eine hohe Effektstärke aufweist (d=2.43). Ein ähnliches Muster einer signifikant positiven Bewertung der Durchführbarkeit der Alptraumrekonstruktion fand sich auch für die Subskalen des PSSUQ: Usefulness, mittlere Differenz 1.27 (p<.001, d=2.16); Information Quality, mittlere Differenz 1.10 (p<.001), d=1.93); Interface Quality, mittlere Differenz 1.45 (p<.001, d=2.74). Diese Ergebnisse belegen also, dass die zuvor berichteten sehr positiven Bewertungen der Durchführbarkeit (gemessen anhand der Subskalen der PSSUQ, vgl. Tab. 3 bis Tab. 5) so deutlich sind, dass sie auch statistisch als hoch signifikant angesehen werden können. Dies gilt sowohl für die Bewertung der Durchführbarkeit der Alptraumrekonstruktion, wie auch der Progressiven Muskelentspannung und Imagination sowie der Alptraummodifikation.

Ein vergleichbares Muster zeigte sich auch für die Einschätzungen der *Durchführbarkeit der PMR und der Imaginationsübungen*. Hier ergab die Usability (PSSUQ) eine mittlere Differenz von 1.13 über der neutralen Ausprägung (p<.001, d=2.02). Entsprechend signifikant positiv wurde die Durchführbarkeit der PMR und der Imagination in den Subskalen des PSSUQ bewertet: Usefulness, mittlere Differenz 1.09 (p<.001, d=1.54); Information Quality, mittlere Differenz 1.21 (p<.001), d=2.71); Interface Quality, mittlere Differenz 1.09 (p<.001, d=1.60).

Für die *Alptraummodifikation* ergaben sich ebenfalls hoch bedeutsame positive Einschätzungen zu ihrer *Durchführbarkeit,* die deutlich über dem neutralen Mittelwert des PSSUQ lagen. Die Gesamteinschätzung der Usability (PSSUQ) lag mit einer mittleren Differenz von 1.35 über der neutralen Ausprägung, was einem hoch signifikanten (p<.001) Effekt (d=2.90) entspricht. Analog positiv wurde die Durchführbarkeit der Alptraummodifikation in den Subskalen des PSSUQ bewertet: Usefulness, mittlere Differenz 1.46 (p<.001, d=3.01); Information Quality, mittlere Differenz 1.25 (p<.001), d=2.60); Interface Quality, mittlere Differenz 1.31 (p<.001, d=2.45).

Ebenfalls wurden die Einschätzungen der *Anwendbarkeit* inferenzstatistisch auf ihre Abweichung vom neutralen Mittelwert der entsprechenden Fragen geprüft. Für die *Alptraumrekonstruktion* ergab sich für den

Spaß eine mittlere Differenz von 1.56 über der neutralen Ausprägung, was hoch signifikant ist ($p<.001$) und eine hohe Effektstärke aufweist ($d=2.48$). Dasselbe Muster einer signifikant positiven Bewertung der Anwendbarkeit der Alptraumrekonstruktion fand sich auch für die Interaktion, mittlere Differenz 1.75 ($p<.001$, $d=3.91$); Motivation, mittlere Differenz 1.69 ($p<.001$), $d=3.52$); Zielsetzung, mittlere Differenz 0.94 ($p<.001$, $d=1.10$) und Gestaltung, mittlere Differenz 1.56 ($p<.001$, $d=3.05$). Somit belegen diese statistischen Ergebnisse, dass auch die sehr positiven Einschätzungen der Anwendbarkeit (vgl. Tab. 3 bis Tab. 5) als statistisch bedeutsam anzusehen sind. Die positiven Bewertungen aller Bestandteile der IRT (Alptraumrekonstruktion, PMR und Imagination, Alptraummodifikation) hinsichtlich Spaß, Interaktion, Motivation, Zielsetzung und Gestaltung wichen soweit von der neutralen Bewertung ab, dass dies als ein systematischer Effekt der IRT interpretiert werden kann.

Entsprechend positiv waren die Einschätzungen der *Anwendbarkeit der PMR und der Imaginationsübungen*. Der Spaß wurde mit einer mittleren Differenz von 0.94 über der neutralen Ausprägung eingeschätzt ($p<.05$, $d=0.76$). Ebenfalls positiv fielen die Bewertung der Anwendbarkeit der PMR und der Imagination aus für die Interaktion, mittlere Differenz 1.44 ($p<.001$, $d=2.81$); Motivation, mittlere Differenz 1.44 ($p<.001$), $d=2.81$); Zielsetzung, mittlere Differenz 0.75 ($p<.05$, $d=0.81$) und Gestaltung, mittlere Differenz 0.94 ($p<.001$, $d=1.10$).

Ebenfalls sehr positiv wurde die *Anwendbarkeit* der *Alptraummodifikation* eingeschätzt. Hier wurde der Faktor Spaß mit einer mittleren Differenz von 1.50 über der neutralen Ausprägung eingeschätzt ($p<.001$, $d=2.37$). Entsprechend positiv fielen die Bewertungen der Interaktion, mittlere Differenz 1.44 ($p<.001$, $d=2.81$); Motivation, mittlere Differenz 1.44 ($p<.001$), $d=2.81$); Zielsetzung, mittlere Differenz 0.88 ($p<.05$, $d=0.99$) und Gestaltung, mittlere Differenz 1.50 ($p<.001$, $d=2.37$) für die Anwendbarkeit der Alptraummodifikation aus.

Zusammengefasst belegen die Ergebnisse die Durchführbarkeit und Anwendbarkeit der manualisierten Alptraumtherapie auch bei jüngeren Kindern. Alle Aspekte der mit dem PSSUQ erhobenen Durchführbarkeit wurden im Mittel um mehr als einen Punktwert über dem neutralen Wert von 2.50 (auf einer 5-stufigen Skala) eingeschätzt, was in allen Fällen hoch bedeutsamen Effektstärken entspricht. Dies gilt für alle drei Therapiebestandteile (Alptraumrekonstruktion, PMR und Imagination, Alptraummodifikation), die in jeweils getrennten Sitzungen der Studie durchgeführt wurden. Ebenfalls sehr positiv wurde die Anwendbarkeit des Therapiemanuals eingeschätzt, wenngleich hier die Bewertung der Therapieeinheit „PMR und Imagination" insgesamt etwas weniger positiv ausfiel als die Bewertung der anderen beiden Therapiebestandteile. Auf eine Untersuchung der Usability bei älteren Kindern und Jugendlichen wurde verzichtet, weil davon auszugehen ist, dass diese auch gegeben ist, wenn sie für die jüngeren Kinder und Erwachsene nachgewiesen werden konnte.

II Therapie

Kapitel 5
Allgemeine Informationen zum therapeutischen Vorgehen

Dieses Behandlungsmanual wurde entwickelt, um im deutschsprachigen Raum einen standardisierten und evidenzbasierten Therapieansatz zur Behandlung von Alpträumen bei Kindern und Jugendlichen zu haben. Obwohl Alpträume insbesondere im Kindesalter häufig eher als Entwicklungsphänomen denn als Störung angesehen werden, kann sich auch im Kindesalter eine manifeste Alptraum-Störung entwickeln. Die alleinige Behandlung von anderen psychischen Störungen oder Syndromen, die manchmal den Alpträumen als zugrunde liegend angenommen werden (z. B. Depressionen, emotionale Störungen), scheint nach klinischen Erfahrungen häufig nicht auszureichen. Bei Posttraumatischen Belastungsstörungen ist eine konfrontative Behandlung, die theoretisch auch zu einem Rückgang der Alpträume führte, nicht zu jedem Zeitpunkt indiziert und/oder ihre Durchführung möglich. Auch werden Patientinnen und Patienten, die primär unter Alpträumen leiden, in der psychotherapeutischen Praxis bisher häufig vernachlässigt, weil angenommen wird, dass Alpträume im Kindes- und Jugendalter nicht so schlimm sind, oder weil keine störungsspezifischen Interventionen verfügbar sind.

Die beschriebenen Therapietechniken basieren im Kern auf der *Imagery-Rehearsal-Therapie* (vgl. Kapitel 4.5), in deren Zentrum die wiederholte Imagination eines veränderten Traumhergangs steht. Dieses Therapiemanual wurde vor allem für die Einzeltherapie geschrieben und passt daher zum klassischen Setting in der ambulanten psychotherapeutischen Behandlung in Deutschland. Es ermöglicht die Modifikation des Trauminhaltes im intensiven Austausch zwischen Therapeutin bzw. Therapeut und Patientin bzw. Patient.

Im Verlauf dieses Abschnittes wird zunächst auf die Behandlung idiopathischer Alpträume eingegangen. Einige Vorgehensweisen weichen bei posttraumatischen Alpträumen ab und werden gesondert in Kapitel 12 beschrieben. Adaptationen des Vorgehens bei traumatisierten Patientinnen und Patienten sind zur besseren Lesbarkeit in den übrigen Kapiteln nicht explizit gekennzeichnet.

Im Rahmen der Behandlung stehen zu Beginn wie immer der Aufbau einer guten therapeutischen Beziehung, sofern dies nicht bereits im Rahmen der Behandlung anderer Problembereiche erfolgt ist, sowie Diagnostik und psychoedukative Elemente im Vordergrund. Zur Vorbereitung der Alptraumveränderung ist bei idiopathischen Alpträumen eine Rekonstruktion der Alpträume notwendig (vgl. Kapitel 7). Ebenfalls elementare Grundbausteine sind das Erlernen einer Entspannungstechnik insbesondere bei älteren Kindern und Jugendlichen (vgl. Kapitel 8) und Imaginationsübungen (vgl. Kapitel 9). Bei den Imaginationsübungen geht es, neben der Entspannung, um eine Schulung der Vorstellungskraft sowie um das Erkennen von vorherrschenden Sinnesmodalitäten während der Imagination. Nach diesen vorbereitenden Therapiemodulen erfolgt der Hauptteil der Therapie: die Alptraummodifikation (vgl. Kapitel 10). Ziel ist hierbei, dass die Patientinnen und Patienten die Techniken – ggf. mit Unterstützung von Bezugspersonen – selbstständig anwenden können. Nach einer ca. dreiwöchigen Pause wird im Rahmen der Abschlusssitzung (vgl. Kapitel 11) überprüft, ob die Anwendung der Therapietechniken erfolgreich war, und ggf. werden einzelne Elemente noch einmal besprochen und geübt. Für ein effektives Erlernen der Therapietechniken ist es notwendig, dass die Patientinnen und Patienten schon während des Behandlungszeitraums im Rahmen von Hausaufgaben die einzelnen Therapiebausteine üben.

5.1 Therapeutisches Setting

Das Behandlungsprogramm ist primär für ambulante Einzelsitzungen konzipiert. Grundsätzlich ist auch eine Anwendung im stationären bzw. teilstationären Setting möglich sowie in angepasster Form im Gruppensetting. Die Alptraumbehandlung kann als alleinige Therapie ebenso wie im Rahmen einer umfassenderen psychotherapeutischen Behandlung durchgeführt werden (Add-on-Prinzip). Dabei ist es möglich, dass beide Behandlungen sowohl von den gleichen als auch von verschiedenen Therapeutinnen oder Therapeuten durchgeführt werden. Ein Austausch zwischen den Behandelnden ist in diesem Fall empfehlenswert.

Die Durchführung der Alptraumbehandlung erfolgt primär mit dem betroffenen Kind oder der/dem betroffenen Jugendlichen. Bei jüngeren Kindern werden die Eltern jedoch einbezogen. Bei allen Kindern sollten die Eltern mit dem Therapierational und den eingesetzten Techniken vertraut gemacht werden, bei Jugendlichen ist dies optional (vgl. Kapitel 5.3 zur Elternarbeit).

5.2 Zeitliche Struktur

Dieses Manual ist nach Behandlungsbausteinen bzw. Behandlungsschritten gegliedert. Die eigentliche Alptraumbehandlung umfasst rund acht Sitzungen, denen eine Diagnostikphase vorausgeht. In der ersten Behandlungssitzung stehen Psychoedukation und Schlafhygiene im Vordergrund. Außerdem erfolgen die erste Rekonstruktion eines Alptraums sowie eine Anleitung zur Alptraumdokumentation zu Hause. Die Einführung in ein Entspannungsverfahren sowie die Imaginationsübungen nehmen in der Regel je eine weitere Sitzung ein, sodass die Alptraummodifikation als zentraler Therapiebaustein in der vierten Behandlungssitzung beginnt und sich über ca. vier Sitzungen erstreckt. Die Abschlusssitzung findet in der Regel in der achten Sitzung statt. Zwischen der letzten Alptraummodifikationssitzung und der Abschlusssitzung empfiehlt sich ein Abstand von zwei oder drei Wochen. In diesem Zeitraum sind die Patientinnen und Patienten bzw. deren Eltern angehalten, das Erlernte selbstständig zu erproben. Wenn in diesem Zeitraum keine größeren Schwierigkeiten aufgetreten sind, endet die Alptraumbehandlung nach der zwei- bis dreiwöchigen Pause mit dieser Abschlusssitzung. Im anderen Fall wird an der Stelle der Therapie, an der die Schwierigkeiten auftreten, noch einmal vertiefend gearbeitet (z. B. Imagination oder Modifikation).

Bei Patientinnen und Patienten, die bereits mit Entspannungstechniken vertraut sind, kann die zweite Sitzung entfallen. Die Therapiebausteine im zeitlichen Verlauf sind für einen besseren Überblick in Tabelle 6 dargestellt, eine Adaptation an die individuellen Bedürfnisse von Patientinnen und Patienten sollte im Einzelfall erfolgen.

5.3 Einbeziehung von Bezugspersonen

Im Kindesalter werden die Eltern regelhaft in die Behandlung einbezogen. Dies betrifft insbesondere die anfängliche Diagnostik- und Psychoedukationsphase sowie die Endphase, bei der die eigenständige Anwendung der Alptraummodifikation trainiert werden soll. Der Umfang, in dem Bezugspersonen in die Behandlung einbezogen werden, ist vom Entwicklungsalter des betroffenen Kindes abhängig. Während im Kindesalter deren Einbeziehung standardmäßig erfolgen sollte, ist die aktive Einbindung der Bezugspersonen in den eigentlichen Therapieprozess bei Jugendlichen nur noch im Einzelfall notwendig.

Das bedeutet konkret, dass Bezugspersonen vor Beginn der Alptraumbehandlung über die geplanten Interventionen aufgeklärt werden und – wenn notwendig – eine Fremdanamnese bezüglich des Schlafverhaltens erhoben wird (vgl. Kapitel 6.1). Je jünger und weniger eigenständig die betroffenen Kinder sind, desto mehr werden die Bezugspersonen im Verlauf der Behandlung in die Durchführung der Hausaufgaben einbezogen. Ebenso können sie in die Reflexion des Vorgehens (7. Sitzung, vgl. Kapitel 10) einbezogen werden und/oder in einem gesonderten Elterngespräch über die konkreten Schritte des Vorgehens explizit informiert werden. Ein separates Gespräch mit den Eltern ist vor allem dann indiziert, wenn das Kind noch recht jung ist und mit den Gesprächsinhalten kognitiv überfordert würde.

5.4 Arbeitsmaterialien

Dieses Manual enthält eine Reihe von Arbeitsblättern mit Informationen zu den Inhalten der Therapie, die den Patientinnen und Patienten, bei jüngeren Kindern auch den Bezugspersonen, in den jeweiligen Sitzungen ausgehändigt werden können. Die Arbeitsmaterialien sind auch als PDF-Dateien in den Online-Materialien enthalten. Zur besseren Durchführung der Entspannungs- und Imaginationsübungen befinden sich dort auch Audiodateien, die Sie herunterladen können. Zudem finden Sie in den Online-Materialien auch PDF-Dateien mit den Texten der Audiodateien. Diese können Sie ebenfalls bei Bedarf ausdrucken und mitgeben, beispielsweise damit sie von einer Bezugsperson vorgelesen werden können. Eine Auflistung der für den entsprechenden Therapiebaustein erforderlichen Materialien erfolgt zu Beginn jedes Kapitels, um die Vorbereitung der einzelnen Sitzungen zu erleichtern.

Tabelle 6: Überblick der Therapiebausteine im zeitlichen Verlauf

Sitzungen	Therapiebausteine	Kapitel
Diagnostik	*Diagnostik* • Exploration des Schlafverhaltens • Exploration der Alpträume • Screening möglicher komorbider Störungen • Einführung Schlaf- und Traumfragebogen	6
1. Sitzung	*Einführung in die Alptraumtherapie* • Vorstellung von Alma Albatros • Vorstellung der Inhalte und Ziele der Alptraumtherapie • Psychoedukation (Alpträume sind normal/machen krank) • Rekonstruktion eines Alptraums • Anleitung zur Alptraumdokumentation	7
2. Sitzung	*Entspannung* • Einführung in ein Entspannungsverfahren • Durchführung einer Entspannungsübung • Anleitung zur selbstständigen Durchführung	8
3. Sitzung	*Imagination* • Einführung in die Imaginationstechniken • Durchführung einer ersten Fantasiereise • Besprechen der Übung, Herausarbeiten der vorherrschenden Sinnesmodalitäten • ggf. Durchführung weiterer Fantasiereisen • Durchführung einer Vertiefungsübung mit Veränderung der Szene • Anleitung zur selbstständigen Durchführung	9
4. bis 7. Sitzung	*Alptraummodifikation* • Auswahl eines Alptraums • Herausarbeiten von negativ besetzten Elementen • Herausarbeiten von charakteristischen Elementen • Erarbeitung von alternativen Traumelementen und im Anschluss eines alternativen Traumhergangs • Erprobung des alternativen Traums im Rahmen einer Imaginationsübung, ggf. weitere Modifikation • Reflexion des Vorgehens • ggf. Bearbeitung eines weiteren Alptraums • Anleitung zur selbstständigen Durchführung	10
8. Sitzung	*Therapieabschluss* • Reflexion der selbstständigen Alptraumveränderung • ggf. wiederholtes Üben einzelner Elemente • Klärung offener Fragen • Bilanzierung und Rückmeldung	11

Kapitel 6
Diagnostik

Ziele
• Exploration des Schlafverhaltens • Exploration der Alpträume • Screening möglicher komorbider Störungen • Einführung Schlaf- und Traumfragebogen
Materialien (vgl. Anhang und Online-Materialien)
• Arbeitsblatt 1: Alptraumfragebogen

Üblicherweise gehört eine Exploration des Schlafverhaltens im Rahmen der allgemeinen Diagnostik zu Beginn einer Psychotherapie zum Prozedere dazu, eine explizite, differenzierte Erhebung von Alpträumen sowie dem daraus entstehenden Leidensdruck jedoch weniger. So spielen Alpträume auch in der S1-Leitlinie zu „Nichtorganischen Schlafstörungen (F51)" (AWMF-Register-Nummer 028-012) nur eine untergeordnete Rolle. Im Vorfeld einer Alptraumbehandlung sollte daher sowohl das Schlafverhalten im Allgemeinen als auch die spezifische Alptraumsymptomatik erfasst werden. Ob in der Konsequenz eine (weitere) ICD-10-Diagnose gestellt werden kann bzw. muss, hängt davon ab, ob die Symptomatik im Rahmen einer anderen Störung auftritt oder eigenständig ist.

6.1 Exploration des Schlafverhaltens

Im Rahmen der Exploration des Schlafverhaltens sollte erfragt werden, ob das betroffene Kind bzw. der/die Jugendliche ein altersgerechtes Verhalten im Zusammenhang mit dem Schlafen zeigt und ob ggf. zusätzlich zu den Alpträumen auch Anzeichen für eine Dissomnie vorliegen. Erfragt werden sollten mindestens das Setting, in dem geschlafen wird, die typischen Zubettgeh- und Aufstehzeiten, die Einschlaflatenz, das Ausmaß der benötigten Unterstützung beim Einschlafen und die Häufigkeit des nächtlichen Aufwachens (vgl. Kasten *Anamneseleitfaden zum Schlafverhalten*).

Gerade bei Kindern mit Verdacht auf eine komorbide manifeste Schlafproblematik (Insomnie, Hypersomnie, interaktionelle Probleme im Kontext des Schlafes) empfiehlt sich der Einsatz der deutschen Version des *Children's Sleep Habits Questionaire* für Kinder (CSHQ-DE; Schlarb, 2011) sowie des *Pittsburgh Schlafqualitätsindex* für Jugendliche (PSQI; Buysse et al., 1989).

6.2 Exploration der Alptraumsymptomatik

Zur Exploration der Alptraumsymptomatik sind die Alptraumhäufigkeit sowie der aus den Alpträumen resultierende Distress relevant. Für die nachfolgende Psychoedukation und Behandlung spielt außerdem die Beschaffenheit der Alpträume eine Rolle. Der nachfolgende Anamneseleitfaden zur Alptraumsymptomatik wurde im Laufe der Weiterentwicklung und Evaluation der Imagery-Rehearsal-Therapie entwickelt (vgl. Kasten *Auszug aus dem Anamneseleitfaden zur Alptraumsymptomatik*).

Anamneseleitfaden zum Schlafverhalten

Schlafverhalten:

☐ im eigenen Zimmer ☐ in einem Zimmer mit Geschwisterkindern
☐ im Bett der Eltern ☐ im Zimmer der Eltern in eigenem Bett

☐ Durchschnittliche Einschlaflatenz: ______________

☐ schläft alleine ein
☐ braucht Unterstützung beim Einschlafen
☐ schläft gar nicht alleine
☐ sonstige Unterstützung beim Einschlafen (z. B. Schnuller, Hörspiel, Handyspiele)

____

☐ Häufigkeit des nächtlichen Aufwachens: ______________

☐ braucht zum Wiedereinschlafen Unterstützung (wenn ja, welche)

____

Auszug aus dem Anamneseleitfaden zur Alptraumsymptomatik

Treten die Alpträume regelmäßig oder eher episodisch auf?
☐ regelmäßig ☐ episodisch ☐ verschieden

Durchschnittliche Anzahl Alpträume/Woche: ______________

Vorherrschende Affekte (Mehrfachantwort möglich)?
☐ Angst ☐ Wut ☐ Ekel ☐ Scham ☐ andere: ______________

Art der Träume?
☐ realistisch ☐ gemischt ☐ abstrakt/surreal ☐ sonstiges: ______________

Aufwachen aus den Träumen?
☐ immer ☐ meistens ☐ verschieden ☐ nie

Wiedereinschlafen nach einem Alptraum?
☐ gar nicht möglich
☐ nach einiger Zeit mit Unterstützung möglich (welche?)
Art der Unterstützung: ______________
☐ nach einiger Zeit ohne Unterstützung möglich
☐ problemlos

Angelehnt an den *Nightmare Distress Questionaire* (NDQ; Böckermann, Gieselmann & Pietrowsky, 2014; vgl. Kapitel 3.1) wird empfohlen, die folgenden Kategorien zu erfragen:

- Angst vor dem Einschlafen (wegen der Alpträume),
- Grübeln/Nachdenken über die Alpträume,
- Schwierigkeiten, mit den Alpträumen umzugeben, und
- Beeinträchtigung des Wohlbefindens.

Der NDQ selbst ist nur für Erwachsene evaluiert, dürfte für Jugendliche aber als Selbstbeurteilungsinstrument hinreichend verständlich sein.

Für eine Ersterfassung sowie Verlaufsdiagnostik wurde im Rahmen der Erprobung dieses Materials ein kurzer Alptraumfragebogen entwickelt (vgl. Abb. 3 bzw. Arbeitsblatt 1 in den Online-Materialien), der ergänzend zum Anamnesegespräch als Selbstbeurteilungsinstrument mit Smiley-Skala auch schon von jüngeren Kindern ausgefüllt werden kann. Der Bogen kann beispielsweise in der Diagnostiksitzung, in der letzten Modifikationssitzung sowie einige Zeit später gemeinsam in der Sitzung ausgefüllt werden und so der Therapieerfolg sowie mögliche Aspekte zur Nachbesserung transparent erfasst und besprochen werden. Zur Erfassung der Auswirkung der Alpträume auf das

Tagesbefinden wird außerdem auf den *Nightmare Effects Questionaire* (NEQ; Schlarb, Zschosche & Schredl, 2016; vgl. Kapitel 3.1) verwiesen.

6.3 Screening komorbider Störungen

Ein Screening potenzieller sonstiger psychischer Störungen ist immer Bestandteil der Diagnostik vor Einleitung einer Psychotherapie. Empfohlen wird der Einsatz einschlägiger Screeninginstrumente, wie z. B. DISYPS-III (Diagnostik-System für psychische Störungen nach ICD-10 und DSM-5 für Kinder und Jugendliche – III, Döpfner & Görtz-Dorten, 2017) mit entsprechender vertiefter Exploration der auffälligen Bereiche.

Im Falle einer angedachten Alptraumtherapie ist es wichtig zu explorieren, ob eine Traumafolgestörung vorliegt bzw. ob es traumatische oder Belastungssituationen im Vorfeld gegeben hat, die einen Einfluss auf die gegenwärtige Psychopathologie und/oder die Inhalte der Alpträume haben. Zur Erfassung könnten beispielsweise die Selbst- und Fremdbeurteilungsbögen bzw. Diagnosechecklisten für Trauma- und Belastungsstörungen des Diagnostik-Systems für psychische Störungen im Kindes- und Jugendalter (DISYPS-III) verwendet werden.

Neben der Abklärung einer Traumafolgestörung sind Syndrome abzuklären, die eine Kontraindikation bilden: akute Suizidalität, psychotisches Erleben und Substanzmissbrauch (vgl. Kapitel 3.2 zu Indikationen und Kontraindikationen).

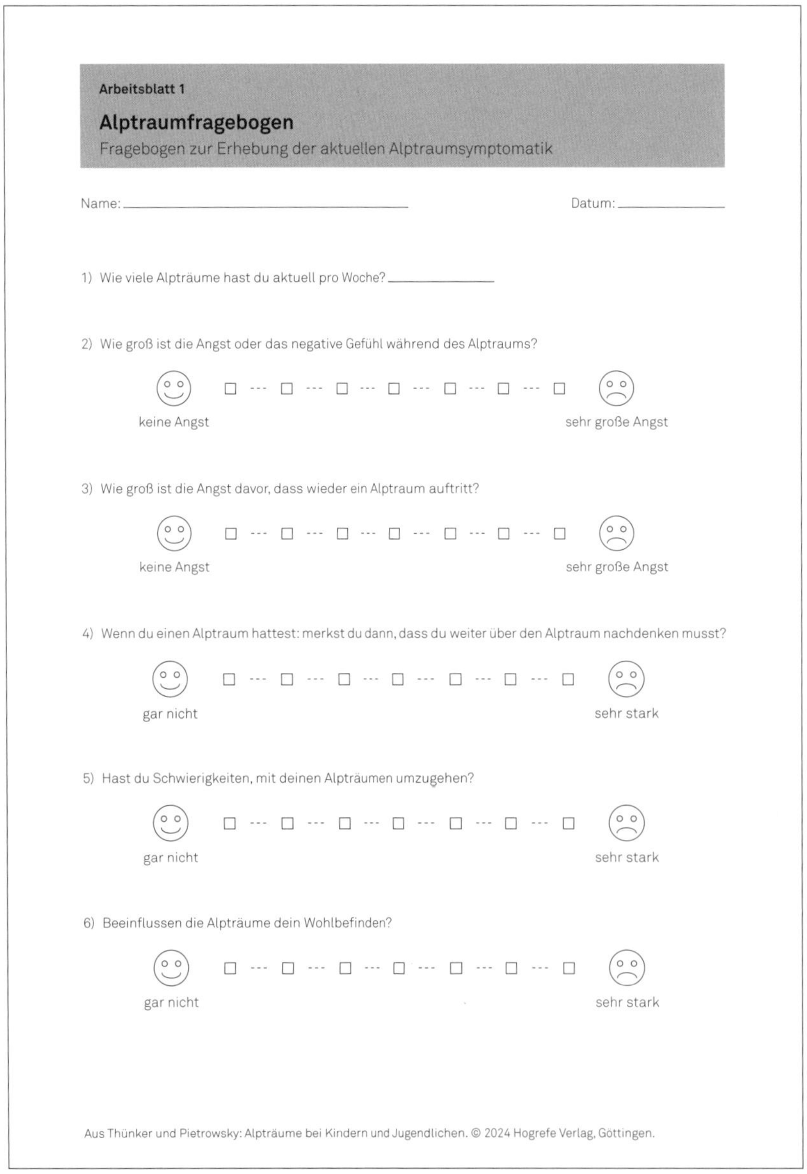

Arbeitsblatt 1

Alptraumfragebogen

Fragebogen zur Erhebung der aktuellen Alptraumsymptomatik

Name: ____________ Datum: ________

1) Wie viele Alpträume hast du aktuell pro Woche? ________

2) Wie groß ist die Angst oder das negative Gefühl während des Alptraums?

keine Angst ☐ --- ☐ --- ☐ --- ☐ --- ☐ --- ☐ --- ☐ sehr große Angst

3) Wie groß ist die Angst davor, dass wieder ein Alptraum auftritt?

keine Angst ☐ --- ☐ --- ☐ --- ☐ --- ☐ --- ☐ --- ☐ sehr große Angst

4) Wenn du einen Alptraum hattest: merkst du dann, dass du weiter über den Alptraum nachdenken musst?

gar nicht ☐ --- ☐ --- ☐ --- ☐ --- ☐ --- ☐ --- ☐ sehr stark

5) Hast du Schwierigkeiten, mit deinen Alpträumen umzugehen?

gar nicht ☐ --- ☐ --- ☐ --- ☐ --- ☐ --- ☐ --- ☐ sehr stark

6) Beeinflussen die Alpträume dein Wohlbefinden?

gar nicht ☐ --- ☐ --- ☐ --- ☐ --- ☐ --- ☐ --- ☐ sehr stark

Abbildung 3: Alptraumfragebogen (Arbeitsblatt 1)

Kapitel 7
Einführung in die Alptraumtherapie

Ziele
• Klärung der Rahmenbedingungen • Informationsvermittlung über Inhalte und Ziele der Alptraumtherapie • Information über Alpträume und Schlafhygiene (Psychoedukation) • Alptraumrekonstruktion • Anleitung zur Alptraumdokumentation
Materialien (vgl. Anhang und Online-Materialien)
• Arbeitsblatt 2: Hallo, ich bin Alma • Arbeitsblatt 3: Alpträume sind normal • Arbeitsblatt 4: Alpträume machen krank • Arbeitsblatt 5: Den Alptraum unter die Lupe nehmen • Arbeitsblatt 6: Tipps zum Aufzeichnen von Alpträumen

Die erste Behandlungssitzung besteht aus der Erläuterung des therapeutischen Vorgehens, psychoedukativen Elementen rund um das Thema Schlafen und Träumen inklusive schlafhygienischer Aspekte sowie der Besprechung eines ersten Alptraums, sofern dies bereits gewünscht und indiziert ist (vgl. Kapitel 12 zu Besonderheiten bei posttraumatischen Alpträumen), und der Einführung des Alptraumdokumentationsbogens *(Arbeitsblatt 5: Den Alptraum unter die Lupe nehmen)*. Bei jüngeren Kindern wird außerdem das Therapietier Alma eingeführt. Sollte es sich bei dieser ersten Behandlungssitzung zugleich um den ersten Kontakt zwischen Kind/Jugendlichem und Therapeutin/Therapeut handeln, z. B. weil die Diagnostik von einer dritten Person durchgeführt wurde, dient diese Sitzung zugleich der Anbahnung einer therapeutischen Beziehung.

Bei jüngeren oder unsicheren Kindern sollte die erste Sitzung in Begleitung einer Bezugsperson durchgeführt werden. Dies hat den Vorteil, dass diese ebenfalls die notwendigen Informationen erhält und das betroffene Kind besser unterstützen kann. Hat die Bezugsperson viele Fragen, deren Beantwortung das Kind überfordern oder ggf. auch verunsichern könnte, empfiehlt es sich, eine separate Sitzung mit der Bezugsperson oder den Bezugspersonen durchzuführen (vgl. Kapitel 5.3).

7.1 Einführung des Therapietiers

Alma Albatros führt als Therapietier durch die Sitzungen. Bei Kindern bis zum Grundschulalter sollte sie in der ersten Sitzung explizit eingeführt werden. Dazu wird sie dem Kind namentlich und mit Bild (vgl. *Arbeitsblatt 2: Hallo, ich bin Alma*) vorgestellt und das Kind gefragt, ob es Albatrosse kennt (dies ist in der Regel nicht der Fall). Das wichtigste Attribut eines Albatros ist Ausdauer, außerdem handelt es sich um einen großen Seevogel, was mit einer gewissen Stärke assoziiert werden kann. Hierüber sollte man kurz ins Gespräch kommen. Zum Beispiel:

> „Ich möchte dir jemanden vorstellen. Das hier auf dem Bild ist Alma, Alma ist ein Albatros. Weißt du, was ein Albatros ist? [Antwort abwarten, ver-

mutlich kommt so etwas wie „Ein Vogel?!"] Ja genau, ein Albatros ist ein Vogel, und zwar ein großer Seevogel. Albatrosse können weite Strecken zurücklegen und sind sehr ausdauernd. Kannst du dir vorstellen, dass wir Ausdauer brauchen können, wenn wir gemeinsam die Alpträume besiegen wollen?" [Antwort abwarten] „Ja genau./Ich denke schon, dass ein bisschen Ausdauer nötig ist. Alma wird uns bei der Alptraumtherapie begleiten und hat immer wieder gute Tipps für dich."

7.2 Informationsvermittlung: Inhalte und Ziele der Alptraumtherapie

Im Rahmen einer transparenten verhaltenstherapeutischen Vorgehensweise mit viel Eigeninitiative auf Seite der Patientinnen und Patienten ist es notwendig, zu Beginn der Therapie den Ablauf der Behandlung inklusive der Wichtigkeit der Hausaufgaben zu besprechen. Wichtig ist auch die Klärung des gemeinsamen Ziels: Die Alpträume sollen weniger werden oder – im Idealfall – ganz verschwinden. Eine Deutung der Alpträume, wie sie manchmal gewünscht wird, ist nicht Bestandteil der Alptraumbehandlung.

Zur Erklärung des Behandlungsrationals wird der Vergleich mit einem Horrorfilm herangezogen. Im eigentlichen Alptraum ist man als Protagonistin bzw. Protagonist den Geschehnissen in der Opferrolle hilflos ausgeliefert oder wird ggf. sogar selbst zur Täterin oder zum Täter. In der Therapie soll schrittweise die Selbstwirksamkeit wiedererlangt werden, indem man aus dieser Rolle heraustritt und Einfluss auf die Handlung nimmt. Bleibt man in der Analogie, so tut man dies in der Rolle einer Drehbuchautorin oder eines Regisseurs. Die Formulierungen werden dem Entwicklungsalter angepasst, eine beispielhafte Erklärung für ein Kind im Grundschulalter findet sich im nachfolgenden Kasten. Bei noch jüngeren Kindern kann die Erklärung weiter vereinfacht werden oder ausschließlich an die Bezugsperson gerichtet werden.

Erklärung des Behandlungsrationals

„Ziel der Behandlung ist, dass deine Alpträume weniger werden. Das kannst du dir so vorstellen, dass der Alptraum wie ein Gruselfilm ist. Am Anfang glaubt man, dass man in Sicherheit ist – und plötzlich passiert etwas Schlimmes. Das ist der Moment, wo einem im Kino das Popcorn runterfallen und man zu schreien anfangen würde. Das Problem ist, dass du im Traum keine Zuschauerin [kein Zuschauer] bist, sondern du bist mittendrin. Darum fühlt sich das auch schlimmer an als im Kino. Ich würde gern mit dir die Rollen verändern. Bisher warst du die Hauptdarstellerin [der Hauptdarsteller] und jetzt sollst du in die Rolle der Person schlüpfen, die den Film gemacht hat. Dann haben wir die Möglichkeit, die Handlung deines Alptraums zu verändern. Hättest du Lust, das auszuprobieren? [Zustimmung abwarten] Einen Haken hat die Sache allerdings: Den neuen Traum wirst du nicht ans Kino verkaufen können, denn er soll ja langweiliger und nicht mehr so aufregend werden, damit man dabei gut schlafen kann. Die Herausforderung ist, dass der neue Traum auf der einen Seite ruhiger und harmloser sein soll als der ursprüngliche Alptraum, sodass du weiterschlafen kannst, ohne Angst zu haben. Auf der anderen Seite muss der neue Traum aber auch noch was mit dem ursprünglichen Alptraum zu tun haben. Wir wollen nämlich den alten gruseligen Traum mit der neuen Traumgeschichte überschreiben, und dafür muss das Gehirn wissen: „Ach ja, es geht um diesen Traum". Ich helfe dir dabei, wir machen das zusammen. Das Ziel ist, dass du am Ende von der Therapie, sollte noch einmal ein anderer Alptraum auftreten, den Traum (das Drehbuch) selber verändern kannst. Also pass gut auf. Und wenn du etwas nicht verstehst, frag ruhig nach, damit du am Ende selbst weißt, wie das geht."

Bei Jugendlichen können die Begrifflichkeiten angepasst werden („Horrorfilm" statt Gruselfilm etc.) oder auch eine sachlichere Beschreibung ohne Analogie genutzt werden – diese sollte insbesondere dann gewählt werden, wenn man Gefahr läuft, dass sich die Jugendliche oder der Jugendliche nicht ernst genommen fühlt. Bei Jugendlichen ist es außerdem unter Umständen wichtiger, den zeitlichen Rahmen der Behandlung zu kennen.

Behandlungsrational Jugendliche

„Wir werden uns voraussichtlich achtmal treffen, um deine Alpträume zu bekämpfen. Die Termine werden in der Regel einmal in der Woche stattfinden, mit Ausnahme des letzten Termins, da machen wir vorher eine Pause, in der du üben kannst.

Das Wichtigste bei der Behandlung von Alpträumen ist, dass wir die Handlung des Alptraums verändern. Damit das gut klappt, wirst du heute in der ersten Sitzung einiges über den Schlaf und das

Träumen lernen. Wir werden darüber sprechen, wie es bei dir mit dem Schlafen klappt und wovon du träumst. In der kommenden Woche wird es um Entspannung gehen, die ist – wie der Name schon sagt – zwar nicht spannend, aber eine wichtige Grundlage für das, was danach kommt. In der dritten Sitzung werden wir uns mit deiner Vorstellungskraft beschäftigen. Wir werden herausfinden, mit welchen Sinnen du dir Dinge am besten vorstellen kannst, und deine Vorstellungskraft ein bisschen trainieren. Sowohl die Entspannungs- als auch die Vorstellungsübungen sind wichtig für die Bekämpfung von Alpträumen und müssen zu Hause selbstständig weitergeübt werden. Dafür gebe ich dir die Audiodateien mit nach Hause. Dann geht es los mit der Alptraumveränderung, wir werden einen oder zwei Alpträume gemeinsam verändern. Das Ziel ist, dass du das danach auch selbst kannst. Du wirst mithilfe von Arbeitsblättern einen Alptraum aufschreiben und wir werden gemeinsam herausfinden, welche Aspekte in deinem Traum ihn zum Alptraum machen – aber auch, welche Dinge wichtig sind und bleiben können. Denn der veränderte Traum muss noch im Zusammenhang stehen zum ursprünglichen Alptraum. Die veränderten Träume werden mithilfe von Vorstellungsübungen „ausprobiert“ und solange verändert, bis du denkst: „Ja, mit dem Traum könnte ich ruhig weiterschlafen“. Wie wir den Traum festhalten, kannst du dir aussuchen. Du kannst eine Geschichte schreiben oder ein Drehbuch, das wir dann mit verteilten Rollen einsprechen oder spielen, den neuen Traum aber auch aufmalen usw. Deine Aufgabe wird es sein, dir den neuen Traum eine Zeitlang jeden Abend vor dem Schlafen vorzustellen. Vor der letzten Sitzung machen wir eine kleine Therapiepause von ca. zwei bis drei Wochen. So hast du die Chance, Erfahrung zu sammeln, und ich kann dir helfen, wenn Probleme aufgetreten sind.

Es ist ganz normal, wenn du dir das jetzt nicht alles merken konntest, es ging auch eher darum, dass du einen Eindruck bekommst, was auf dich zukommt. Hast du Fragen zur Alptraumtherapie? [Falls ja, Fragen beantworten.] Kannst du dir vorstellen, dass wir die nächsten Wochen gemeinsam nutzen, damit du deine Alpträume bewältigen kannst?“

Wenn Kinder oder Jugendliche neben ihren Alpträumen zusätzlich unter anderen Problemen leiden, haben sie oder ihre Bezugspersonen oft Fragen zum Therapiesetting. Ob zum Beispiel eine weitere Therapie durchgeführt oder während der Alptraumtherapie begonnen werden kann oder ob es möglich ist, sich im Rahmen der Alptraumtherapie auch mit anderen Themen, die eher Geschehnisse am Tage betreffen, zu beschäftigen. Auf das therapeutische Setting wurde bereits in Kapitel 5.1 eingegangen, demnach ist es möglich und in bestimmten Fällen auch erwünscht, dass nicht ausschließlich die Alptraumsymptomatik behandelt wird. Es macht aber Sinn, während der Phase, in der man sich zur Alptraumbehandlung entschieden hat, den Fokus auf diese zu legen und beispielsweise nur fünf Minuten zu Beginn kurz über aktuelle Themen zu sprechen. Weitere zu Beginn der Therapie häufig gestellte Fragen (und exemplarische Antworten) finden sich in Tabelle 7.

7.3 Psychoedukation

Der psychoedukative Baustein zu Beginn der Therapie ist untergliedert in zwei Teile, zum einen geht es dabei um eine Wissensvermittlung rund um das Thema Traum bzw. Alptraum, zum anderen um eine kurze Unterweisung bezüglich schlafhygienischer Aspekte.

7.3.1 Traum und Alpträume

Viele Patientinnen und Patienten haben fehlerhafte oder fehlende Vorstellungen bezüglich der Auftretenshäufigkeit und der Ausprägungen von Alpträumen. Häufig haben sie sich lange nicht getraut, jemandem davon zu erzählen oder eine Therapie aufzusuchen, weil sie Angst davor hatten, als „verrückt“ angesehen zu werden. Manche befürchten, die Alpträume seien Anzeichen für eine schwere psychische Erkrankung, andere reagieren gegenteilig und meinen, dass Alpträume ganz normal seien und man nichts dagegen tun könne bzw. bräuchte.

Es wirkt in der Regel entlastend, wenn in der ersten Sitzung einige Basisdaten über Alpträume vermittelt werden. Wichtig sind die Botschaften: Viele Menschen haben Alpträume, je jünger man ist, desto häufiger kommen sie vor. Alpträume halten sich nicht an die physikalischen Gesetzmäßigkeiten. Es ist daher völlig normal, dass ihre Inhalte häufig unrealistisch oder sogar bizarr sind. An dieser Stelle kann man ein Beispiel nennen, dass in bizarren Träumen häufig die Größenverhältnisse verzerrt sind, sich beispielsweise ein Raum ausdehnt. Ein unrealistischer, aber nicht seltener Traum ist es, wenn man selbst oder andere Personen die Fähigkeit besitzen, zu fliegen.

Tabelle 7: Häufige Fragen und Antwortbeispiele

Frage	Antwortbeispiel
Kann man wirklich machen, dass die Alpträume weggehen? (Sie sind doch schon immer da und ich kann nachts nichts machen; ich habe schon so viel ausprobiert.)	„Die therapeutische Erfahrung und die wissenschaftliche Forschung haben gezeigt, dass es oft klappt, dass die Alpträume weniger werden. Das gelingt aber nur, wenn man fleißig übt und das Erlernte auch nach Abschluss der Therapie noch anwendet (insbesondere falls nochmals neue Alpträume auftreten)."
Was ist, wenn ich keine Zeit habe, immer die Hausaufgaben zu machen?	„Für den Erfolg ist es wichtig, dass du mitmachst – das betrifft auch die Hausaufgaben. Es ist völlig normal, wenn man mal keine Zeit oder auch keine Lust hat, sich mit den Hausaufgaben zu beschäftigen. Aber insbesondere die Vorstellungsübungen müssen mehrmals in der Woche durchgeführt werden. Das dauert ca. 15 Minuten pro Tag. Kannst du dir vorstellen, diese Zeit und Mühe zu investieren?"
Ich kann mich überhaupt nicht entspannen. Kann ich die Alptraumtherapie trotzdem machen?	„Man muss sich nicht ‚perfekt' entspannen können. Das Üben eines Entspannungsverfahrens ist jedoch hilfreich für die Vorstellungsübungen. Außerdem gibt es verschiedene Möglichkeiten – lass uns schauen, was zu dir passt."
Ich habe ganz viele verschiedene Alpträume, muss ich die alle einzeln bearbeiten? Das würde ja ewig dauern.	„Normalerweise lassen sich Alpträume zu Gruppen zuordnen, jede Gruppe hat ein Thema, z. B. verfolgt werden oder Versagen in der Schule. Für jeden Themenbereich muss nur ein Traum verändert werden."
Meine Alpträume handeln von Dingen, die wirklich passiert sind. a) Ist die Alptraumtherapie dann nicht nutzlos, weil man Geschehenes nicht verändern kann? b) Schadet es vielleicht sogar der Verarbeitung des Geschehenen, wenn wir die Alpträume jetzt „weg" machen?	Zu a) „Du hast recht, dass man Geschehenes nicht rückgängig machen kann. Das kann auch durch die Behandlung der Alpträume nicht erreicht werden. Aber die Alpträume sind wie eine ständige Wiederholung, die einen quält. Darum kann es dennoch sinnvoll sein, sie verringern zu wollen." Zu b) „Nein. Das sogenannte posttraumatische Wiedererleben in Form von Alpträumen hat, insbesondere wenn es noch längere Zeit nach den Ereignissen auftritt, keinen Wert für die Verarbeitung des Ereignisses – im Gegenteil ist es eher eine zusätzliche Belastung."

Auch die Frage, woher Alpträume kommen, wie sie entstehen, beschäftigt viele Betroffene. In der Regel wird ein unmittelbarer Bezug zum Alltagsgeschehen oder zu vergangenen Erlebnissen gesehen. Manche Patientinnen und Patienten schreiben ihren Träumen sogar die Fähigkeit zu, zukünftige Ereignisse vorauszusagen. Auch eigenes aggressives Verhalten im Alptraum kann sehr verunsichernd sein und die Befürchtung auslösen, auch im Alltag dieses Verhalten zeigen zu können oder zumindest Ärger dafür zu bekommen, wenn man berichtet, derartiges geträumt zu haben. Eine stark vereinfachte Erklärung zur Entstehung von Träumen könnte folgendermaßen aussehen (vgl. auch *Arbeitsblatt 3: Alpträume sind normal*):

Psychoedukation zu Alpträumen

„Alle Menschen träumen. Die meisten können sich auch zumindest gelegentlich daran erinnern. Auch Alpträume sind nichts Ungewöhnliches, die meisten Kinder und Jugendlichen haben gelegentlich Alpträume. Damit sind Träume gemeint, die mit starken negativen Gefühlen wie Angst, Traurigkeit oder Ekel – aber auch mit Ärger oder Wut – einhergehen.

Alpträume fühlen sich in der Regel ‚echt' an. Man *erlebt* den Traum richtig. Dabei gibt es jedoch auch einige Unterschiede zum Leben am Tag. Im Traum können Dinge passieren, die nicht gehen, wenn du wach bist. Zum Beispiel, dass Gegenstände wachsen oder schrumpfen, oder dass du fliegen kannst. Auch die Rollen, die man im Traum einnimmt, können unterschiedlich sein. Die meisten kennen Träume, in denen einem etwas Schlimmes passiert. Wird man im Traum verfolgt, ist man das Opfer. Es gibt aber auch Träume, in denen man selbst die Rolle des Täters [der Täterin] einnimmt und vielleicht anderen Kindern etwas ganz Böses tut. Wenn man dann aufwacht, ist man oft ganz schön verwirrt. Solche Träume bedeuten nicht, dass man am Tag das Gleiche tun würde."

Manchmal taucht auch die Frage auf, warum man überhaupt träumt. Eine exemplarische Antwort findet sich im nächsten Kasten. Zentral ist die Botschaft, dass Träume einerseits etwas mit den Träumenden zu tun haben (was in den meisten Fällen für die Betroffenen offensichtlich ist), andererseits aber in unterschiedlichem Ausmaß auch dem Zufall oder zumindest Prozessen, die man nicht unmittelbar versteht, unterliegen. Wichtig ist, dem weitverbreiteten Irrglauben zu begegnen, dass Dinge eintreten werden, von denen man zuvor geträumt hat.

Was sind Träume überhaupt?

„Träume entstehen durch Aktivität im Gehirn, während wir schlafen. Es ist aber immer noch nicht ganz erforscht, wie sie ganz genau funktionieren. Sie scheinen unter anderem wichtig für die Speicherung von Erlebnissen im Gedächtnis zu sein. Über die Frage, was die Inhalte der Träume zu bedeuten haben, haben sich schon viele Wissenschaftlerinnen und Wissenschaftler den Kopf zerbrochen. Sicher ist: Sie haben etwas mit dem zu tun, was du am Tag erlebst – auch Dinge, die dir tagsüber unwichtig vorkamen, können auftauchen, außerdem haben sie mit deinen Befürchtungen und Wünschen zu tun. Was Träume definitiv nicht können, ist die Zukunft vorauszusagen. Wenn du also träumst, dass du eine Fünf in der Englischarbeit schreibst, dann kann das dadurch bedingt sein, dass du Angst vor der Arbeit hast, sollte aber nicht als Vorhersage gewertet werden. Du solltest dennoch besser für die Arbeit lernen."

Eine weitere Frage, die gerade Jugendliche und/oder Bezugspersonen beschäftigt, ist die Frage nach möglichen Ursachen von Alpträumen. Auch wenn es verschiedene Ursachen von Alpträumen geben kann (vgl. Kapitel 2), ist es im Einzelfall oft schwer, die genaue Entstehung von Alpträumen nachzuvollziehen. Ein wichtiger, übergeordneter Faktor ist Stress. Begünstigt werden kann das Auftreten von Alpträumen durch bestimmte Persönlichkeitszüge. So hat man herausgefunden, dass sehr kreative Menschen häufiger unter Alpträumen leiden als Menschen, die weniger kreativ sind. Auch das Konzept der dünnen Grenzen scheint eine Rolle zu spielen (vgl. Kapitel 2.4). Das heißt: Es gibt auch durchaus positiv konnotierte Eigenschaften wie Kreativität, die Alpträume begünstigen – die aber zugleich auch hilfreich bei ihrer Bewältigung sind. Darüber hinaus ist es so, dass emotional stark (negativ) besetzte Träume leichter die Bewusstseinsschwelle erreichen und damit besser in Erinnerung bleiben als harmlose, weniger emotionale Träume.

Gerade bei Kindern und Jugendlichen scheinen die Grenzen zwischen „normalen" Alpträumen im Sinne eines Entwicklungsphänomens und störungswertigen Alpträumen manchmal fließend. Auch wenn die Diagnostik im Vorfeld die Diagnose bereits gesichert hat (vgl. Kapitel 6.2), ist es unter Umständen angezeigt, im Rahmen der ersten Behandlungssitzung noch einmal zu thematisieren, wann Alpträume krank machen und damit störungswertig sind. Die entsprechenden Kriterien sind auf dem *Arbeitsblatt 4: Alpträume machen krank* dargestellt (vgl. Kasten).

Kriterien für störungswertige Alpträume (vgl. Arbeitsblatt 4: Alpträume machen krank)

„Auch wenn gelegentliche Alpträume normal sind, gibt es Situationen, in denen man sich Hilfe holen sollte. Dies ist der Fall, wenn ...

- die Alpträume sehr häufig auftreten (z. B. mehrmals pro Woche),
- die Alpträume schon sehr lange bestehen, also seit Wochen oder gar Monaten,
- du die Alpträume als sehr quälend empfindest,
- du dir am Tag viele Gedanken oder Sorgen um die Alpträume machst,
- du wegen der Alpträume unausgeschlafen bist und dich tagsüber müde und weniger fit fühlst,
- du Angst vor dem Einschlafen hast oder das Zubettgehen wegen der Alpträume herauszögerst."

7.3.2 Schlafhygiene

Schlafhygiene spielt deshalb eine Rolle, weil ein Mangel an schlafhygienischen Vorkehrungen die Alptraumsymptomatik noch verstärken kann. Die Berücksichtigung von schlafhygienischen Grundsatzregeln (allein) führt in der Regel jedoch noch nicht zu einem Rückgang der Alpträume. Dies sollte sowohl den Patientinnen und Patienten kommuniziert werden als auch deren Angehörigen, um Enttäuschungen vorzubeugen. Eine Aufstellung der relevanten Punkte für eine gute Schlafhygiene stellt zum Beispiel die Deutsche Gesellschaft für Schlafmedizin und Schlafforschung (DGSM, 2018) für Erwachsenen zur Verfügung. Diese wurden für Kinder und Jugendliche angepasst (siehe auch Kasten „Regeln zur Schlafhygiene bei Kindern und Jugendlichen"). Verwiesen wird auch auf Spiegelhalder, Backhaus und Riemann (2011). Das Schlafverhalten wurde im Rahmen der Diagnostik bereits exploriert (vgl. Kapitel 6.1). Aufbauend auf den in diesem Kontext erworbenen Informationen können nun bereits günstige Schlafverhaltensweise bestärkt und Hinweise zur Verbesserung gegeben werden. Insbesondere bei Jugendlichen ist es außerdem wichtig zu erläutern, warum die eine oder andere Regel befolgt werden sollte.

Regeln zur Schlafhygiene bei Kindern und Jugendlichen

- Aufstehen zu regelmäßigen Zeitpunkten
- Nur dann zu Bett gehen, wenn Schläfrigkeit eingetreten ist, aber nach Möglichkeit immer etwa zur gleichen Zeit.
- Einsatz von entspannungsfördernden Einschlafritualen (z. B. Geschichten vorlesen, selbst ein Buch lesen oder Hörbuch hören)
- Regelmäßiger Sport und Bewegung
- Möglichst kein Mittagsschlaf mehr spätestens ab dem Schulalter
- Vor dem Schlafengehen nicht Rauchen
- Vor dem Schlafengehen nicht mehr am Computer oder mit dem Handy spielen
- Vor dem Schlafengehen keine aufregenden oder gruseligen Filme anschauen
- Meiden von Schlafmedikation oder sparsamer Umgang
- Kein Konsum von aktivierenden Getränken (Kaffee, Energy Drinks) vier Stunden vor dem Zubettgehen
- Reduktion des Alkoholkonsums oder vollständiger Verzicht im Falle von Schlafstörungen

7.4 Alptraumrekonstruktion

In der ersten Sitzung soll das Kind oder die bzw. der Jugendliche zunächst einmal die Gelegenheit bekommen, einen Alptraum zu berichten. Auch wenn die Alptrauminhalte erst ab der vierten Sitzung explizit bearbeitet werden, ist es für viele Betroffene wichtig, dass es bereits zu Beginn um „ihre Alpträume" geht. Bei sehr ängstlichen Patientinnen oder Patienten insbesondere mit posttraumatischen Alpträumen kann es sinnvoll sein, diesen Teil auf eine der kommenden Sitzungen zu verschieben, damit erst eine vertrauensvolle therapeutische Basis geschaffen werden kann. Zum besonderen Vorgehen bei traumatisierten Patientinnen und Patienten siehe auch Kapitel 12.2.

Wird erstmals ein Alptraum rekonstruiert, muss man sich zunächst auf einen einigen. Hier ist es sinnvoll, einen für die Patientin bzw. den Patienten bedeutsamen, idealerweise noch nicht zu lange zurückliegenden Alptraum zu verwenden. Gibt es einen, der wichtiger ist, wird das Kind gegebenenfalls ohnehin immer wieder darauf zurückkommen, liegt er zu lange zurück, ist es besonders schwierig, sich an Details zu erinnern. Sollte das Kind äußern, dass er zu gruselig oder schlimm war und es sich (noch) nicht zutraut, diesen zu berichten, kann man sich auch darauf verständigen, mit einem „einfacheren" Alptraum zu beginnen. Wann immer es mehrere Alpträume gibt, ist es wichtig, zu betonen, dass man einen Traum nach dem anderen bearbeitet („ein Drehbuchautor arbeitet ja schließlich auch nicht an mehreren Drehbüchern gleichzeitig, das gäbe ein ziemliches Durcheinander").

Je jünger die betroffenen Kinder sind, desto mehr empfiehlt es sich, den berichteten Alptraum zu visualisieren, also zum Beispiel zu malen, mit Figuren oder Ähnlichem nachzustellen oder ggf. auch nachzuspielen. Für den Alptraumbericht sollten verschiedene Materialien zur Verfügung stehen, aus denen das Kind auswählen kann, z. B. Malstifte, große Papierbögen, Wasser- oder Fingerfarben, Finger- oder Handpuppen, Figuren usw. (vgl. Kapitel 10.2). Das Kind wird gebeten, seinen Traum – bei komplexeren Träumen den Anfang seines Traumes – darzustellen. Egal welches Medium verwendet wird, sind die Darstellungen in der Regel allerdings nicht selbsterklärend, gerade jüngere (und/oder kunstschwächere) Kinder verfügen nicht über ausreichendes darstellerisches Geschick, sodass man über das erstellte Kunstwerk ins Gespräch kommen sollte. Zum einen sollte man sich erklären lassen, was die jeweilige Darstellung bedeutet, beispielsweise welche Person wen darstellt und wer welche Gefühle auslöst. Manche Kinder tun sich schwer damit, zu verbalisieren, und können dann eher angehalten werden, das Bild so auszuschmücken, dass die Fragen beantwortet werden. Andere Kinder (so auch im Fallbeispiel in Kapitel 13.2) berichten weitschweifig.

Hier muss dann immer wieder differenziert werden, welche Details für die anschließende Alptraummodifikation relevant sind. Auch wenn sich die betroffenen Kinder eine künstlerische Darstellung nicht zutrauen („ich kann doch nicht malen"), sollten sie hierzu ermuntert werden („es geht nicht darum, eine gute Note in Kunst zu bekommen, sondern gemeinsam den Alptraum bearbeiten zu können", „es ist nicht schlimm, wenn die Zeichnung nicht perfekt wird, sie wird uns trotzdem helfen, den Alptraum zu besiegen"). Ein „unperfektes Modell" und aktives Mitwirken auf Seite der Therapeutin bzw. des Therapeuten können dabei hilfreich sein.

Die Aufgabe der Therapeutin bzw. des Therapeuten ist es, zusammen mit der Patientin oder dem Patienten den geschilderten Alptraum möglichst genau zu erfassen. Es wird also immer wieder nachgefragt, wenn etwas unklar bleibt. Die erlebten Sinneseindrücke, Gefühle und Kognitionen während des Traums werden erfragt und gegebenenfalls gespiegelt (vgl. Fallbeispiel Max). Für die Therapeutin bzw. den Therapeuten ist es wichtig, den berichteten Alptraum möglichst genau zu protokollieren, da er gegebenenfalls die Grundlage für die spätere Alptraummodifikation (ab der 4. Sitzung) sein wird.

Fallbeispiel: Max (9 Jahre)

Der 9-jährige Max zeichnet folgendes Bild:

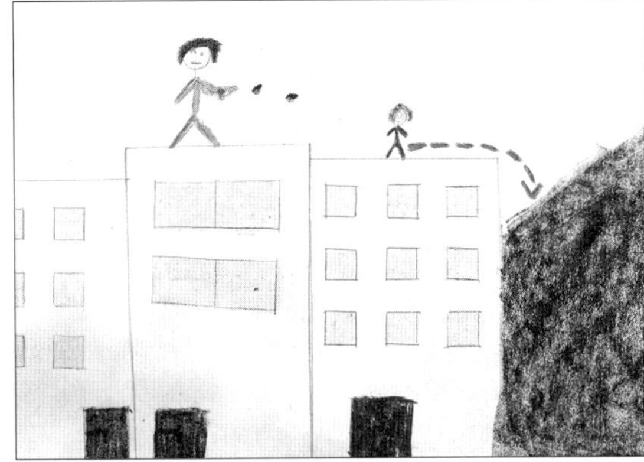

Max: Das ist der Traum, den ich immer wieder träume.
Th.: (nickt) Und das da oben auf dem Dach, bist du das?
Max: Ja, das kleinere Männchen, das soll ich sein.
Th: Und die andere Person, wer ist das?
Max: Das ist ein Mann.
Th.: Verstehe ... Der hat eine Pistole oder sowas in der Hand, verfolgt der dich?
Max: Ja, der will mich erschießen.
Th.: Kennst du den Mann?
Max: Nein, der ist plötzlich da. Der hat mich schon vorher verfolgt, darum bin ich ja auf das Dach geflüchtet.
Th.: Ach so, du warst vorher unten?
Max: Ja.
Th.: Also unten in diesem Hochhaus?
Max: Ja, da fing der Traum an und dann hab' ich den Mann bemerkt.
Th.: Hast du ihn gesehen?
Max: Ja.
Th.: Und dann hast du Angst bekommen und überlegt, wo du dich hin retten kannst.
Max: Genau. Und dann bin ich die Treppen hochgerannt.
Th.: Da oben auf dem Dach bist du bestimmt ganz aufgeregt und dein Herz hat gepocht, oder?
Max: (nickt)
Th.: Dieses Hochhaus, wohnst du da? Oder kennst du das irgendwoher?
Max: Ne, das hab' ich noch nie gesehen. Keine Ahnung, wo das ist.
Th.: (deutet auf das Bild) Macht dir denn „nur" der Mann Angst? Oder auch, dass du so weit oben bist?
Max: Beides. Denn da oben ist gar kein Geländer oder so (deutet auch auf die entsprechende Stelle).
Th.: Da kann man runterfallen ...
Max: Genau. Aber ich spring ja dann auch runter, um mich vor dem Mann zu retten.
Th.: Du springst da in das Schwarze, wo der Pfeil hinzeigt?
Max: In den Abgrund.
Th.: Oh weia, so schlimm Angst hast du, dass du da runterspringen musst?
Max: Ja.
Th.: Was ist denn da in dem Abgrund?
Max: Keine Ahnung.
Th.: Ist da unten vielleicht eine Straße? Kannst du andere Häuser sehen oder so?
Max: Nein, da ist einfach nichts, und wenn ich da runterspringe, dann werde ich wach.
Th.: Das wollen wir ja zukünftig verhindern, dass du so schlimme Träume hast und von deinen Träumen wach wirst, darum bist du hier in der Alptraumtherapie. Und dieser Traum ist wirklich schlimm, den sollten wir uns „vorknöpfen" und verändern.

Im Fallbeispiel leitet die Therapeutin den Patienten indirekt an, in der Gegenwart und in der ersten Person zu berichten, was er im Traum erlebt hat. Dies vereinfacht die Erinnerung an das Erlebte und an Details. Als der Patient erzählt, was er vorher gemacht hat, also bevor die Szene auf dem Bild sich ereignet, lässt sie ihn diese Sequenz im Perfekt erzählen, holt ihn dann aber behutsam wieder ins Präsens zurück.

Almas Tipp

Übe am besten jetzt schon, von dir in der „Ich-Form" zu sprechen und in der Gegenwart zu berichten. Das hilft nicht nur beim Erinnern, sondern ist auch eine gute Übung für später.

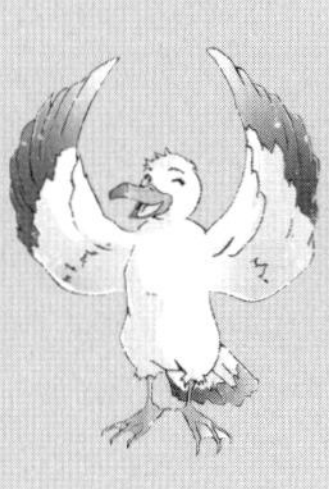

Das erneute Durchleben der Alpträume kann emotional belastend sein. Es ist nicht zwingend notwendig, Szenen, die ohnehin grundlegend verändert werden müssen, bis ins Detail berichten zu lassen, das gilt insbesondere bei posttraumatischen Alpträumen (vgl. Kapitel 12.2). Wenn die Alptraumtherapie direkt zu Beginn einer Behandlung durchgeführt wird, kann erwogen werden, die Alptraumrekonstruktion erst nach den Therapiebausteinen Entspannung und Imagination durchzuführen.

7.5 Alptraumdokumentation und Hausaufgaben

Als Grundlage für die spätere Modifikation eines Alptraums im Rahmen der Therapie ist eine detailgetreue Kenntnis der Träume entscheidend. Dazu zählt nicht nur der reine Traumhergang, sondern auch die Wahrnehmung über verschiedene Sinnesmodalitäten, Emotionen und Kognitionen. Das Aufzeichnen der Alpträume stellt gewissermaßen die Basis für den letzten und entscheidenden Schritt in der Therapie dar.

Bei jüngeren Kindern sowie bei posttraumatischen Alpträumen erfolgen die Rekonstruktion sowie Dokumentation der Alpträume in den Sitzungen. Ältere Kinder und Jugendliche können bereits am Ende der ersten Therapiesitzung dazu aufgefordert werden, mindestens einen zwischenzeitlich auftretenden Alptraum mittels *Arbeitsblatt 5: Den Alptraum unter die Lupe nehmen* zu dokumentieren. Dies ist insbesondere dann sinnvoll bzw. notwendig, wenn die Alpträume in unregelmäßigeren oder größeren Abständen auftreten und/oder die retrospektive Traumerinnerungsfähigkeit gering ist. Bei häufigen und verschiedenen Alpträumen sollte für die genauere Dokumentation mithilfe des Arbeitsblattes der Traum bzw. die Träume gewählt werden, der bzw. die später potenziell modifiziert werden sollen. Die Instruktion könnte wie folgt aussehen:

Instruktion zur Hausaufgabe „Alptraumdokumentation“

„Die Fähigkeit, sich an Trauminhalte zu erinnern, wird immer schlechter, je länger der Traum her ist. Darum ist es hilfreich, den Alptraum möglichst unmittelbar nach dem Erwachen aufzuschreiben. Jede zeitliche Verzögerung führt dazu, dass Einzelheiten vergessen werden. So besteht die Gefahr, dass Erinnerungslücken unbewusst gefüllt werden. Diese Füllungen entsprechen dann aber nicht dem tatsächlichen Traumgeschehen. Eine möglichst genaue Erfassung des Traums ist wichtig, um anschließend den Traum gut verändern zu können. Damit du weißt, welche Informationen wichtig sind, gebe ich dir ein Arbeitsblatt mit *(Arbeitsblatt 5: Den Alptraum unter die Lupe nehmen)*. Wir gehen das jetzt einmal zusammen durch, um mögliche Fragen zu klären.“

Neben Fragen nach den verschiedenen Sinneseindrücken wird auch nach der Perspektive und der Art des Alptraumes (Selbst ins Traumgeschehen involviert? Realer, fiktiver oder bizarrer Traum?), dem eigenen Verhalten im Traum, Gedanken und Emotionen sowohl während als auch nach dem Traum gefragt. So werden auch Details dokumentiert, die nicht spontan berichtet würden, aber für die spätere Modifikation relevant sein können. Die Aufzeichnung des Alptraumes kann sowohl als Text, illustriert, handschriftlich, digital oder auch als Sprachaufnahme erfolgen. Die Fragen auf dem Arbeitsblatt 5 können dabei auch als Leitfragen verstanden werden.

Häufig ist ein positiver Nebeneffekt des Aufzeichnens von Alpträumen, dass bereits dieses „sich mit seinem Alptraum Auseinandersetzen“ zu einer Besserung der Träume führt (Krakow & Neidhardt, 1995). Das Aufzeichnen führt zu einer Externalisierung des Traumgeschehens und ermöglicht den Patientinnen und Patienten, den Alptraum von außen zu betrachten, wodurch sie einen gewissen Abstand zum Traumgeschehen entwickeln und ein Stück Objektivität gegenüber dem Traum erlangen (können).

Wichtige Fragen für die Dokumentation von Alpträumen (vgl. Arbeitsblatt 5: Den Alptraum unter die Lupe nehmen)

- Warst du im Traum du selbst? Oder hast du das Traumgeschehen von außen beobachtet?
- Hast du die geträumte Situation schon einmal erlebt?
- Was ist passiert?
- Was hast du gesehen?
- Was hast du gehört?
- Hast du etwas gespürt (z. B. auf der Haut)? Wenn ja, was?
- Hast du etwas gerochen oder geschmeckt? Wenn ja, was?
- Was hast du während des Traums gedacht?
- Wie hast du dich während des Traums gefühlt?
- Bist du aus dem Alptraum aufgewacht?
- Wie hast du dich nach dem Alptraum gefühlt?

Unabhängig von der gewählten Art der Dokumentation sollten folgende Punkte bei der Aufzeichnung des Alptraums beachtet werden, die mit der Patientin bzw. dem Patienten besprochen werden sollten (siehe auch *Arbeitsblatt 6: Tipps zum Aufzeichnen von Alpträumen*):

Tipps zum Aufzeichnen von Alpträumen

„Folgende Dinge solltest du beachten, wenn du deine Alpträume aufzeichnest/unter die Lupe nimmst:

- Nimm dir abends beim Zubettgehen vor, dich am Morgen nach dem Aufwachen an den Traum zu erinnern.
- Legen dir am Abend alles, was du für die Aufzeichnung benötigst, griffbereit neben dein Bett.
- Zeichne deinen Alptraum möglichst direkt nach dem Erwachen auf.
- Verwende Formulierungen in der Gegenwarts- und Ich-Form. So fällt es leichter, dich an den Alptraum zu erinnern. Wichtig ist auch, dass du alles aufschreibst, auch scheinbar unwichtige oder peinliche Dinge.
- Erinnerungen an den Alptraum, die im Laufe des Tages auftreten, sollten auch aufgezeichnet, aber als nachträgliche Erinnerungen markiert werden."

Auch wenn auf die Alptraumdokumentation erst in der vierten Sitzung zurückgegriffen wird, sollte bei aufgetragener Hausaufgabe auch in den folgenden zwei Sitzungen jeweils erfragt werden, ob ein dokumentationswürdiger Alptraum aufgetreten ist. Falls dies der Fall war und der Fragebogen bereits ausgefüllt wurde, sollte dies bestärkt und das Dokument kurz in Augenschein genommen werden. Etwaige Schwierigkeiten können so erkannt und ggf. notwendige Ergänzungen/Veränderungen eingeleitet werden. Falls bis Sitzung drei der Fragebogen nicht ausgefüllt werden konnte, weil kein Alptraum aufgetreten ist, kann die Instruktion dahingehend verändert werden, dass der Fragebogen für einen älteren, bedeutsamen Alptraum ausgefüllt wird. Sind zwar Alpträume aufgetreten, das Arbeitsblatt wurde aber dennoch nicht ausgefüllt, sollten die Gründe dafür exploriert und möglichst ausgeräumt werden. Fühlt das Kind sich überfordert, kann der Fragebogen gemeinsam bearbeitet werden. Ist es eher eine geringe Motivation, sollte noch einmal darauf hingewiesen werden, dass die Alpträume im weiteren Verlauf nur mit genügend Einsatz zu Hause auch erfolgreich bewältigt werden können (vgl. Kapitel 7.2).

Kapitel 8
Entspannungsverfahren

Ziele
• Einführung in ein Entspannungsverfahren • Erprobung eines Entspannungsverfahrens • Vorbereitung für die eigenständige Durchführung des Verfahrens zu Hause
Materialien (vgl. Anhang und Online-Materialien)
• Arbeitsblatt 7: Entspannung • Audiodateien mit Entspannungsübungen (Progressive Muskelentspannung, Reise durch den Körper – Autogenes Training) • Evtl. Instruktionstexte zur Progressiven Muskelentspannung und zum Autogenen Training

Ziel ist die Vermittlung einer Kurzversion wahlweise der Progressiven Muskelentspannung (PMR) nach Jacobson (Jacobson, 1990) oder des Autogenen Trainings (AT) nach Schultz (1991). Beide Verfahren eignen sich auch zur Anwendung bei Kindern, wenn entsprechende kindgerechte Abwandlungen und Formulierungen berücksichtigt werden. Das Erlernen eines Entspannungsverfahrens im Rahmen der Alptraumbehandlung hat zwei Funktionen: Zum einen sollen die Patientinnen und Patienten generell entspannter und ruhiger werden, was zu einem Rückgang der psychischen Belastung und des erlebten Stresses führt. Zum anderen sind die in dem vorliegenden Therapiemanual nachfolgenden Therapiebausteine (Imagination, Modifikation des Alptraums) an die Fähigkeit zur körperlichen Entspannung und zur geistigen Gelassenheit geknüpft. Beides wird durch die regelmäßige Anwendung eines Entspannungstrainings gefördert.

In der Regel werden in der zweiten Therapiesitzung das Grundprinzip der Entspannung vorgestellt und ein Verfahren erprobt. Bis zur nachfolgenden Therapiesitzung soll die Patientin bzw. der Patient das erlernte Entspannungsverfahren dann weiter üben.

Bei Kindern bis zum Beginn des Grundschulalters geschieht Entspannung häufig intuitiv im Spiel und muss nicht isoliert geübt werden. Im Grundschulalter bieten sich kindgerechte Entspannungsverfahren an, bei denen die Instruktionen auf die Bedürfnisse der Kinder angepasst und beispielsweise in eine Geschichte integriert sind. Ab dem frühen Jugendalter kommen Kinderentspannungsübungen oft weniger gut an – hier können klassische Erwachsenenversionen der PMR oder des AT genutzt werden. Im Übergangsalter vom Beginn der weiterführenden Schule an bis zur Pubertät können beide Versionen zur Auswahl gestellt werden.

Wichtig ist, dass der Patientin bzw. dem Patienten vor der Durchführung der Übung erklärt wird, dass eine Entspannungsübung sowohl auf der körperlichen als auch auf der geistigen Ebene („dass es im Kopf ruhiger wird“) zu einer Entspannungsreaktion führt bzw. führen kann. Durch eine Minderung der Anspannung in den Muskeln, eine Erweiterung der Blutgefäße und die Verlangsamung des Herzschlags können körperliche Veränderungen wie ein Gefühl der Schwere, Wärme, Taubheit oder Kribbeln auftreten. Eine langsame Rücknahme mit ausgiebigem Strecken und kurzem Anspannen der Muskulatur ist wichtig, um Schwindel vorzubeugen. Auf eine umfassende Erläuterung der parasympathischen Entspannungsreaktion kann verzichtet werden, es sei denn, eine vertiefte Erklärung fördert die Motivation der Patientin oder des Patienten. Für eine beispielhafte Instruktion siehe folgender Kasten bzw. *Arbeitsblatt 7: Entspannung,* das der Patientin bzw. dem Patienten am Ende der Sitzung ausgehändigt wird.

Instruktion zu Entspannungsverfahren

„Entspannung allein vertreibt die Alpträume nicht - das hast du vielleicht sogar schon einmal ausprobiert. Aber Entspannung ist eine wichtige Grundlage für die nächsten Schritte der Alptraumbewältigung. Darum ist sie wichtig.

Es gibt verschiedene Entspannungstechniken. Alle haben das Ziel, dass unser vegetatives Nervensystem von Aktivität auf Ruhe und Erholung umschaltet. Unpraktischerweise lässt sich dieser Teil des Nervensystems nicht direkt und mit reiner Willenskraft steuern. Du kannst ja mal versuchen, mit deinem Willen deinen Herzschlag zu beeinflussen - das wird nicht funktionieren. Darum muss man den Körper austricksen, um eine Entspannungsreaktion herbeizuführen. Die häufigsten Methoden sind Muskelentspannung, Atemtechniken oder das sogenannte Autogene Training."

Almas Tipp

Entspannungstraining ist zwar nicht unbedingt sehr spannend, es heißt ja schließlich ENT-spannung, kann aber trotzdem Spaß machen. Und vor allem fühlst du dich hinterher sehr gut.

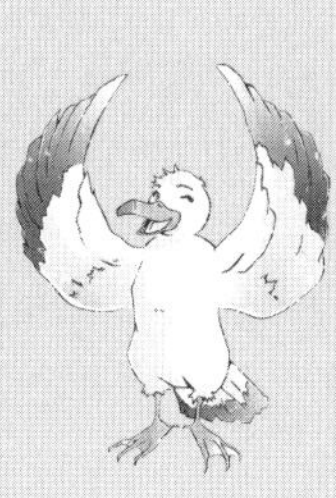

Im Folgenden werden je eine Übung des Autogenen Trainings (AT) und der Progressiven Muskelentspannung (PMR) beschrieben. Die Übung des Autogenen Trainings eignet sich ab dem Grundschulalter. Die exemplarische Übung der progressiven Muskelentspannung richtet sich eher an Jugendliche. In den jeweiligen Abschnitten sind alternative Übungen für die jeweils andere Altersgruppe beschrieben.

PMR und AT sind für die meisten Patientinnen und Patienten einfach zu erlernen und allen Therapeutinnen und Therapeuten bekannt, außerdem sind sie wissenschaftlich evaluiert. Es können jedoch auch andere Verfahren genutzt werden. Wenn es auf Seite der Patientinnen oder Patienten bereits (positive) Vorerfahrungen mit anderen Entspannungsverfahren wie Achtsamkeitsübungen, Atemmeditation, Yoga oder ähnlichem gibt, kann auch auf diese zurückgegriffen werden. Welches Verfahren gewählt wird, kann nach den Vorlieben der jeweiligen Patientin bzw. des jeweiligen Patienten und der fachlichen Einschätzung der Therapeutin oder des Therapeuten entschieden werden.

Bevor mit der Entspannungsübung begonnen wird, sollte besprochen werden, welche Körperhaltung (Sitzen oder Liegen) eingenommen wird. Der oberste Grundsatz dabei ist, dass man sich in der gewählten Position wohlfühlt. Es können hierfür Kissen und Decken zu Hilfe genommen werden. Dann wird noch erfragt, ob die Patientin oder der Patient sich zutraut, die Augen zu schließen. Falls nicht, wird sie oder er angeleitet, zunächst auf einen vorher ausgesuchten Punkt im Raum zu schauen. Das Schließen der Augen während der Übung ist zum einen deshalb von Belang, weil Reize von außen die Konzentration und die Entspannung der Patientinnen und Patienten stören können, zum anderen verändert sich bei geschlossenen Augen die Aktivität des Gehirns, die Hirnströme werden denen im Schlaf ähnlicher. Wichtig: Sowohl die Körperhaltung als auch das Augenschließen darf im Verlauf der Übung angepasst werden, wenn dies erforderlich scheint.

Im Anschluss an die Übung wird besprochen, wie die Patientin bzw. der Patient die Übung erlebt hat. In der Regel führt erst ein regelmäßiges, nach Möglichkeit tägliches Üben dazu, eine Entspannung erreichen zu können. Das sollte erklärt werden, insbesondere dann, wenn es der Patientin bzw. dem Patienten nicht beim ersten Mal gelungen ist, sich auf die Übung einzulassen und sich entspannen zu können.

8.1 Autogenes Training

Das Autogene Training nach Schultz (1991) ist eine auf Autosuggestion basierende Entspannungstechnik, die aus einer Reihe aufeinander aufbauender Übungen besteht. Die hier verwendete Kurzform ist eine Kombination der Atem-, Schwere- und Wärmeübungen, die zu einer muskulären Entspannung und einer Verbesserung der Durchblutung führt und durch die körperliche Entspannung und Ruhe eine mentale Entspannung nach sich ziehen. Anders als beim klassischen Autogenen Training ist es im Rahmen dieses Manuals nicht Ziel, dass die Patientinnen und Patienten lernen, sich im Rahmen der Entspannungsübung selbst anzuleiten - dies würde einen größeren Umfang an Übung erfordern - sondern sich mithilfe der Übung während der Therapie und dem Audiomaterial zuhause eine basale Entspannungsfähigkeit als Grundlage für die Imagination zu erwerben. Das Autogene Training wird hier in etwas abgewandelter Form als „Reise durch den Körper" durchgeführt.

Instruktion zur Durchführung des Autogenen Trainings

Die Reise durch den Körper

Setze oder lege dich bequem hin. Überprüfe noch einmal, ob alles in Ordnung ist, dass dich z.B. nichts drückt oder ablenken könnte. Schließe deine Augen, wenn du möchtest.

Du bist ganz ruhig.

Achte auf deine Atmung. Fühle, wie du langsam ein- und ausatmest, ganz ruhig und ganz gleichmäßig, immer wieder ein und aus. Vielleicht möchtest du auch einmal besonders tief ein- und ausatmen, das kannst du gerne tun. Beobachte, wie sich bei jedem Einatmen dein Bauch hebt und beim Ausatmen wieder senkt. Bleibe mit deiner Aufmerksamkeit ruhig noch ein bisschen bei deiner Atmung und beobachte die ruhigen, gleichmäßigen Atemzüge.

[ca. 30 Sekunden Pause]

Du bist ganz ruhig.

Nun wollen wir mit der Reise durch den Körper anfangen. Konzentriere dich auf deine rechte Hand, genauer auf die Spitze deines rechten Zeigefingers. Stell dir vor, wie ein ganz klitzekleines Männchen dort einsteigt und eine Reise durch deinen Körper antritt. Du merkst seine Anwesenheit daran, dass es in deinem rechten Zeigefinger langsam von der Spitze an zu kribbeln beginnt. Es ist ein ganz leichtes, angenehmes Kribbeln, das sich nach und nach in deinem rechten Zeigefinger ausbreitet. Achte nun auch auf die anderen Finger der rechten Hand, das Männchen spaziert durch deine Hand, entdeckt nacheinander auch den Mittelfinger, den Ringfinger, den kleinen Finger und schließlich den Daumen. Und das Kribbeln breitet sich aus, zunächst in den Fingern und schließlich in der ganzen rechten Hand. Du spürst, dass das Kribbeln in deiner Hand eine angenehme Wärme hinterlässt.

Das klitzekleine Männchen ist neugierig, es beginnt, den Arm hinaufzusteigen. Du merkst, dass die Wärme und das Kribbeln mit ihm den Arm hochwandern, zunächst ins Handgelenk und dann weiter deinen Unterarm hinauf bis zum Ellbogen. Dein ganzer rechter Unterarm kribbelt und ist angenehm warm. Diese angenehme Wärme geht weiter und erfüllt den Ellbogen und dann den Oberarm, auch dein Ellbogen und dein Oberarm fangen nach und nach an, leicht zu kribbeln. Wenn du nun deine Aufmerksamkeit auf deinen ganzen rechten Arm lenkst, merkst du, dass dein ganzer rechter Arm angenehm warm und schwer geworden ist und ganz ruhig neben dir oder auf deinem Oberschenkel liegt.

Dein rechter Arm ist angenehm schwer und warm.

Du bist ganz ruhig.

Löse nun deine Aufmerksamkeit vom rechten Arm und lenke sie hinüber zur linken Hand. Die Freundin des kleinen Männchens startet hier ihre Reise durch den Körper. Du spürst wieder das leichte Kribbeln im Zeigefinger. Spüre genau hin, dann merkst du, dass sich das Kribbeln ganz allmählich ausbreitet, zunächst im linken Zeigefinger und dann, nach und nach, auch in den anderen Fingern deiner linken Hand. Zunächst im Mittelfinger, im Ringfinger, im kleinen Finger und schließlich auch im Daumen. Das Kribbeln wird etwas fester und erfüllt nach und nach alle fünf Finger der linken Hand und schließlich die Hand selbst. Und mit dem Kribbeln breitet sich auch die angenehme Wärme und Schwere aus, die du eben schon gespürt hast.

Die Freundin des kleinen Männchens macht sich ebenfalls auf den Weg den Arm hinauf – und mit ihr dieses angenehme Gefühl. Das warme Kribbeln breitet sich nach und nach von der Hand in den linken Arm hinein aus, immer weiter und weiter. Du spürst, wie es hochzieht, ganz langsam, erst in das Handgelenk, dann über den Unterarm bis zum Ellbogen und schließlich bis in deinen Oberarm. Du merkst, wie auch dein ganzer linker Arm von dem leichten, warmen Kribbeln erfüllt wird und merkst, wie auch dein linker Arm ganz warm und schwer geworden ist.

Dein linker Arm ist angenehm schwer und warm.

Du bist ganz ruhig.

Instruktion zur Durchführung des Autogenen Trainings (Fortsetzung)

Die beiden haben nun die Schultern erreicht. Wenn sie sich sehen, hüpfen sie vor Freude und laufen aufeinander zu. Du merkst, wie das Kribbeln etwas stärker wird und sich in den Schultern ausbreitet, es hinterlässt auch dort ein angenehm warmes Gefühl. Die beiden treffen sich in deinem Nacken. Das Kribbeln breitet sich auch dort aus. Spüre, wie der ganze Nacken ebenfalls von dem warmen Kribbeln erfüllt wird, und deine Schultern und dein Nacken angenehm schwer und warm werden.

Du bist ganz ruhig.

Die beiden entscheiden, als Nächstes den Kopf zu entdecken. Sie wandern hinten am Kopf hoch. Du merkst, wie die Kopfhaut an deinem Hinterkopf angenehm zu kribbeln beginnt. Die beiden Kleinen rutschen die Stirn herunter und hinterlassen dort eine angenehme kribbelnde Wärme. Sie machen eine kurze Pause auf deinen Augenlidern und du merkst, dass deine Augenlider ganz schwer und entspannt geworden sind.

Die beiden sind neugierig und fangen schon bald an, das ganze Gesicht zu erobern. Dein Gesicht beginnt überall ganz leicht zu kribbeln. Auch deine Nase, die Ohren und schließlich die Lippen. Du merkst, wie dein Gesicht warm wird und sich mehr und mehr entspannt.

Du bist ganz ruhig.

Die beiden Kleinen reisen weiter durch deinen Körper. Sie klettern den Hals hinunter und mit ihnen breitet sich das Kribbeln weiter aus. Spüre, wie zunächst dein Hals beginnt zu kribbeln und warm zu werden, und dann, ganz langsam, zieht sich das leichte Kribbeln hinab, zunächst in den Rücken und schließlich auch in die Brust und den Bauch. Die beiden erkunden Stück für Stück deinen Oberkörper, laufen mal nach hier und hüpfen mal nach dort. Dein ganzer Oberkörper wird von einer angenehmen Wärme und Schwere erfüllt. Vielleicht ist das ein guter Zeitpunkt, noch einmal auf die Atmung zu achten. Wenn du möchtest, dann beobachte, wie sich dein Bauch ganz langsam immer wieder hebt und senkt, und versuche, mit jedem Ausatmen ein bisschen Anspannung abzugeben.

Wenn du nun wieder auf das Kribbeln achtest, merkst du, dass die beiden Kleinen in der Zwischenzeit die Reise zu deinen Beinen angetreten haben. Ganz gemächlich spazieren sie durch deinen Po und hinterlassen dieses Kribbeln, gefolgt von der angenehmen Wärme und Schwere. Sie wandern weiter durch deine Oberschenkel ganz langsam und in Ruhe in Richtung der Knie. Wenn das Kribbeln die Knie erreicht hat, merkst du, dass deine Oberschenkel ganz entspannt und schwer sind.

Du bist ganz ruhig.

Das Kribbeln geht noch weiter, immer weiter hinab durch deine Unterschenkel. Auch die Schienbeine und Waden beginnen nach und nach immer mehr zu kribbeln. Und auch deine Schienbeine und Waden, deine ganzen Unterschenkel, werden warm und schwer. Schließlich bemerkst du, wie die beiden deine Füße erreichen. Weil sie vom Bein her kommen, breitet sich dieses Mal das Kribbeln vom Fuß her aus bis in die Zehen. Du spürst zunächst das angenehm warme Kribbeln im Fuß und schließlich, wenn du ganz genau darauf achtest, merkst du, dass es sich in jeden einzelnen Zeh ausbreitet. Und auch deine Füße werden angenehm warm und schwer und ruhen fest und sicher auf dem Untergrund.

Du bist ganz ruhig.

Wenn du nun in Gedanken durch deinen Körper streifst, merkst du, dass dein ganzer Körper ruhig und entspannt geworden ist. Genieße diesen Zustand noch ein paar Augenblicke. Vielleicht möchtest du in Gedanken die Kleinen noch einmal die einzelnen Körperteile besuchen lassen, vielleicht beobachtest du noch einmal deine Atmung. Wenn dir danach ist, kannst du aber auch einfach nur dasitzen oder liegen und die Ruhe genießen.

[ca. eine Minute Pause, dann Rücknahme]

Wir werden die Übung jetzt langsam beenden. Die Ruhe und die Entspannung bleiben in dir. Du öffnest langsam die Augen, reckst und streckst dich, wie nach einem langen, erholsamen Schlaf, und findest dich dann langsam wieder im Raum zurecht.

Für jüngere Kinder bieten sich insbesondere für das Üben zu Hause alternativ die Kapitän-Nemo-Geschichten von Ulrike Petermann (2021) an. Bei älteren Kindern, denen das „kleine Männchen“ aus der hier verwendeten Instruktion nicht mehr angemessen erscheint, kann auch einfach nur von „dem Kribbeln“ gesprochen werden, welches durch den Körper wandert (vgl. Thünker & Pietrowsky, 2021) oder auf andere klassische Formen des Autogenen Trainings zurückgegriffen werden.

8.2 Progressive Muskelentspannung

Die Progressive Muskelentspannung nach Jacobson besteht aus der sequenziellen Anspannung und Entspannung bestimmter Muskelgruppen. Dabei geht man davon aus, dass die physiologische Entspannung auch eine mentale Entspannung nach sich zieht. Die Anspannungsphase sollte ca. fünf Sekunden dauern, die Entspannungsphase zehn bis fünfzehn Sekunden. Es wird empfohlen, pro Muskelgruppe die Abfolge aus Anspannung und Entspannung drei Mal durchzuführen. Bei Muskelgruppen, die für beide Körperhälften separat angespannt werden, wird mit der dominanten Seite begonnen (vorher nach der Händigkeit der Patientin bzw. des Patienten fragen!).

Bevor mit der Entspannungsübung selbst begonnen wird, sollte der Patientin bzw. dem Patienten erklärt und demonstriert werden, wie die einzelnen Muskelgruppen anzuspannen sind. Die Therapeutin bzw. der Therapeut macht dazu immer eine Bewegung vor und das Kind bzw. die/der Jugendliche macht sie nach. So kommt es während der Übung nicht zu Irritationen.

Die hier dargestellte Instruktion wendet sich eher an Jugendliche, denen eine kindliche Form mit bildhaften Analogien wie „du drückst die Faust zusammen, als würdest du einen Schwamm ausdrücken“ nicht mehr zeitgemäß erscheinen. Zwei Versionen der PMR für Kinder im Grundschulalter finden sich auf der CD „Bleib locker“ von Klein-Heßling & Lohaus (2020).

Instruktion zur Durchführung der PMR

Setze (oder lege) dich bequem hin, schließe wenn möglich die Augen und überprüfe nochmals, ob dich nichts mehr stört oder ablenken könnte.

Wir beginnen mit der rechten Hand. Mache deine rechte (linke) Hand zur Faust, fest anspannen, die Spannung halten und dann langsam wieder entspannen. Achte dabei auf den Unterschied zwischen der Anspannung und der Entspannung.

Und noch einmal: Spanne deine rechte (linke) Hand an, indem du sie zur Faust ballst. Halte diese Anspannung, achte darauf, wie sich der Muskel angespannt anfühlt – und dann entspannst du wieder. Langsam lockerlassen, immer mehr und mehr lockerlassen. Spüre, wie deine rechte (linke) Hand schon etwas schwerer und wärmer geworden ist.

Und mache deine rechte (linke) Hand noch drittes Mal zur Faust, fest anspannen, die Spannung halten und wieder entspannen. Langsam lockerlassen, immer mehr und mehr. Und achte dabei immer auf den Unterschied zwischen der Anspannung und der Entspannung. Achte darauf, wie du deine rechte (linke) Hand immer noch ein bisschen mehr entspannen kannst.

Wir wechseln jetzt zur anderen Seite. Mache deine linke (rechte) Hand zur Faust. Fest anspannen, die Spannung halten, die Anspannung spüren und dann wieder lockerlassen. Langsam immer mehr und mehr lockerlassen. Und achte auch hier wieder auf den Unterschied zwischen der Anspannung und der Entspannung.

Und noch einmal. Mache deine linke (rechte) Hand zur Faust und spanne sie fest an. Halte diese Anspannung ... und dann entspanne wieder. Lasse locker, immer mehr und mehr lockerlassen. Und achte dabei stets auf den Unterschied zwischen der Anspannung und der Entspannung.

Und noch einmal: Mache deine linke (rechte) Hand zur Faust. Fest anspannen, die Spannung halten und dann langsam wieder entspannen. Lockerlassen, immer mehr und mehr lockerlassen. Achte darauf, wie deine linke (rechte) Hand schon etwas schwerer und wärmer geworden ist.

Wir kommen jetzt zu den Armen: Winkel deinen rechten (linken) Arm an und spanne ihn an. Halte die Spannung und spüre diese. Und jetzt langsam wieder lockerlassen, immer weiter, immer mehr entspannen. Und achte dabei wie immer auf den Unterschied zwischen der Anspannung und der Entspannung.

Instruktion zur Durchführung der PMR (Fortsetzung)

Und noch einmal: den rechten (linken) Arm anwinkeln, die Faust dazu ballen und den Arm anspannen. Achte darauf, wie sich die Muskeln angespannt anfühlen. Dann wieder langsam entspannen, immer weiter und weiter. Spüre, wie du mit jedem Ausatmen deinen Arm immer noch ein bisschen mehr entspannen und lockern kannst.

Und noch einmal den rechten (linken) Arm anwinkeln und anspannen. Achte auf das Gefühl der Anspannung ... dann entspannst du wieder langsam. Und achte dabei wie immer auf den Unterschied zwischen der Anspannung und der Entspannung.

Wir wechseln wieder die Seite: Winkel deinen linken (rechten) Arm an, balle die Faust und spanne den Arm an. Halte die Spannung und achte darauf, wie sich die Muskeln angespannt anfühlen. Und dann ganz langsam wieder lockerlassen, immer mehr und mehr. Und achte dabei wie immer auf den Unterschied zwischen der Anspannung und der Entspannung.

Und noch einmal: den linken (rechten) Arm anwinkeln und anspannen. Die Spannung halten und spüren. Und dann wieder langsam entspannen, lockerlassen, immer mehr und mehr lockerlassen. Und achte darauf, wie du deinen Arm immer noch ein bisschen mehr entspannen und lockern kannst.

Und ein letztes Mal den linken (rechten) Arm anwinkeln und anspannen. Achte auf das Gefühl der Anspannung und halte die Anspannung. Dann entspanne wieder. Und achte dabei wie immer auf den Unterschied zwischen der Anspannung und der Entspannung. Und spüre, wie du deinen Arm mit jedem Ausatmen immer noch ein bisschen mehr entspannen kannst.

Ziehe jetzt beide Schultern hoch, halte diese Anspannung einen Augenblick und achte darauf, wie sich der Muskel angespannt anfühlt. Dann entspanne langsam wieder. Lasse locker, immer mehr und mehr lockerlassen. Und achte auch hierbei wieder auf den Unterschied zwischen der Anspannung und der Entspannung.

Und noch einmal. Die Schultern nach oben ziehen, anspannen, die Spannung halten und dann langsam wieder entspannen. Lockerlassen, immer mehr und mehr lockerlassen. Und achte darauf, wie du auch deine Schultern immer noch ein bisschen mehr entspannen, immer noch ein bisschen mehr lockern kannst.

Und ein letztes Mal. Die Schultern anspannen, die Spannung halten, spüren und dann langsam wieder entspannen. Achte dabei immer wieder auf den Unterschied zwischen der Anspannung und der Entspannung. Und achte darauf, wie auch deine Schultern schwer und entspannt geworden sind.

Wir machen weiter mit dem Gesicht. Spanne jetzt deine Stirn an, indem du die Augenbrauen zusammenziehst und deine Stirn in Falten legst. Achte darauf, wie sich die Muskeln angespannt anfühlen, und entspanne dann langsam wieder. Lasse locker, langsam immer mehr und mehr lockerlassen.

Und noch einmal. Die Augenbrauen zusammenziehen, die Stirn in Falten legen und anspannen. Die Anspannung halten, spüren und dann langsam wieder entspannen. Und achte wie immer auf den Unterschied zwischen der Anspannung und der Entspannung.

Und ein letztes Mal: Die Stirn anspannen, die Spannung halten, die Anspannung spüren und dann langsam wieder entspannen. Lockerlassen, immer mehr und mehr lockerlassen. Spüre, wie du deine Stirn immer noch ein wenig mehr glätten und entspannen kannst.

Spanne jetzt die Muskulatur um deine Augen an, indem du die Augen zusammenkneifst. Halte diese Anspannung und achte darauf, wie sich die Muskeln angespannt anfühlen. Dann langsam wieder entspannen. Lockerlassen, immer mehr und mehr lockerlassen.

Und noch einmal. Die Augen fest zusammenkneifen, die Spannung spüren, halten und dann langsam wieder entspannen. Lockerlassen, immer mehr und mehr lockerlassen. Und achte dabei weiterhin auf den Unterschied zwischen der Anspannung und der Entspannung.

Und ein letztes Mal: Die Muskulatur um deine Augen anspannen, die Augen zusammenkneifen und die Anspannung spüren. Dann langsam lockerlassen, immer mehr und mehr. Und achte darauf, wie du auch die Muskulatur um deine Augen immer noch ein bisschen mehr entspannen kannst und wie deine Augen dadurch schwerer und schwerer werden.

Instruktion zur Durchführung der PMR (Fortsetzung)

Beiße jetzt die Zähne fest zusammen und spanne deine Kiefermuskulatur an. Halte diese Anspannung und achte darauf, wie sich die Muskeln angespannt anfühlen. Dann lasse langsam wieder locker, immer mehr und mehr lockerlassen.

Und noch einmal die Zähne zusammenbeißen, die Mund- und Kiefermuskulatur anspannen, die Spannung halten und dann langsam wieder entspannen. Lockerlassen, immer mehr und mehr entspannen. Und achte dabei wie immer auf den Unterschied zwischen der Anspannung und der Entspannung.

Spanne noch ein letztes Mal deine Kiefermuskeln an, indem du die Zähne fest aufeinanderbeißt. Halte diese Anspannung einen Augenblick und dann lasse ganz langsam locker. Immer mehr und mehr lockerlassen. Und achte dabei darauf, wie dein Unterkiefer immer schwerer und schwerer wird, mit jedem Ausatmen noch ein bisschen schwerer.

Gehe jetzt in Gedanken durch deinen Körper. Beginne bei der rechten (linken) Hand. Spüre, wie deine rechte (linke) Hand schwer und warm geworden ist, wie dein Blut warm durch jeden einzelnen Finger strömt. Dann gehe weiter durch den Unterarm und den Oberarm. Spüre, wie auch dein Arm schwer und entspannt geworden ist. Dann gehe in die andere Hand. Spüren, wie auch diese Hand schwer geworden ist und das Blut durch die Hand und die Finger pulsiert. Gehe weiter den Arm hinauf und spüre, wie auch dieser Arm schwer geworden ist und schwer auf der Stuhllehne (auf deinem Oberschenkel/auf dem Untergrund) ruht. Gehe dann weiter in dein Gesicht. Spüre, wie deine Stirn glatt und ruhig, die Augen schwer und entspannt und die Kiefer ebenfalls schwer sind.

Gehe dann auch durch jene Körperteile, die du nicht bewusst angespannt und entspannt hast, durch deinen Rücken, deine Brust und deinen Bauch. Spüre, wie auch dein Rücken, die Brust- und Bauchmuskulatur schwer und entspannt geworden sind. Und gehe noch weiter hinunter durch deine Oberschenkel, Unterschenkel, bis hinab zu den Füßen. Spüre, wie schwer auch deine Beine und Füße geworden sind und wie die Füße schwer und sicher auf dem Boden ruhen.

Gehe jetzt in Gedanken in deinen Kopf. Merke, wie es in deinem Kopf ruhiger geworden ist, wie deine Gedanken dir gleichgültiger sind und dich nicht mehr so beschäftigen. Wie du deine Gedanken kommen und weiterziehen lassen kannst, so wie Wolken an einem blauen Himmel. Genieße dieses Gefühl der körperlichen Entspannung und der geistigen Gelassenheit.

[ca. eine Minute Pause, dann Zurücknahme]

Ich werde jetzt langsam rückwärts von drei auf null zählen. Wenn ich bei null angekommen bin, dehnst und streckst du dich und öffnest dann deine Augen.

Drei, zwei, eins, null.

8.3 Hausaufgaben

Bis zur nächsten Therapiestunde soll die Patientin bzw. der Patient das erlernte Entspannungsverfahren zu Hause täglich durchführen, dazu wird die entsprechende Audiodatei ausgehändigt. Grundsätzlich ist es auch möglich, dass sie bzw. er sich den Text von einem Angehörigen vorlesen lässt (vgl. Instruktionstexte in den Online-Materialien) oder – nach einigen Übungsdurchgängen – die Übungen im Kopf durchgeht und sich somit selbst instruiert.

Um falschen Erwartungen vorzubeugen, Frustration zu reduzieren und die Motivation zu steigern, sollten die Patientinnen und Patienten darüber informiert werden, dass der gewünschte Effekt nicht gleich beim ersten Mal auftritt. Das erste Ausprobieren in der Sitzung diente also weniger der Erzeugung einer tiefen Entspannung als eher der Klärung der Frage: „Komme ich mit dem Entspannungsverfahren klar oder ist es unangenehm?“

Almas Tipp

Es heißt nicht umsonst Entspannungs-*Training* (statt „Entspannung kann ich schon“). In dem Wort steckt, dass man fleißig üben, also trainieren, muss. Das liegt daran, dass unser Biosystem Körper nicht so einfach von Aktivität auf Entspannung umschalten kann.

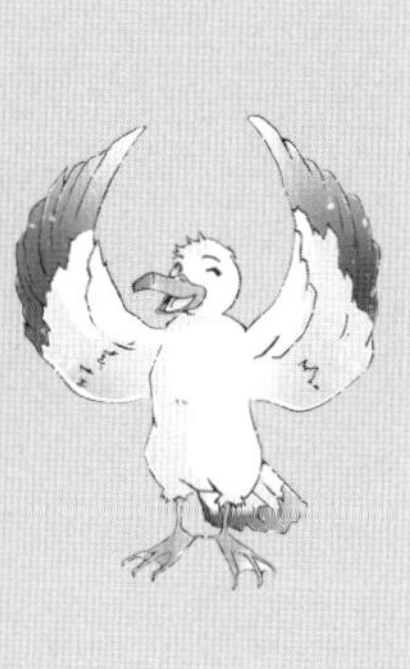

Am Ende der Therapiesitzung sollten auch die Rahmenbedingungen erläutert werden, unter denen die Übung zu Hause durchgeführt werden soll. Es bietet sich an, zunächst einige grundsätzliche Verhaltensregeln bei der Durchführung von Entspannungsübungen zu benennen und sich anschließend von der Patientin bzw. vom Patienten ihre bzw. seine Vorstellungen schildern zu lassen, wann und wo sie bzw. er die Übungen durchführen will. Sollten sich die geplanten Umstände als ungünstig erweisen, besteht so die Möglichkeit, bereits zu diesem frühen Zeitpunkt zu intervenieren und Misserfolgen vorzubeugen.

Das *Arbeitsblatt 7: Entspannung* (vgl. Online-Materialien) enthält eine Zusammenfassung der Psychoedukation sowie einige Tipps für die Durchführung der Übung zu Hause (vgl. Kasten) und sollte am Ende der Sitzung ausgehändigt werden.

Leitfaden für das Entspannungstraining (vgl. Arbeitsblatt 7)

- Übe möglichst täglich und zu einem festen Zeitpunkt (z. B. nach der Schule oder vor dem Zubettgehen).
- Suche dir dafür einen Ort, an dem du ungestört bist.
- Teile deiner Familie mit, dass du in der nächsten halben Stunde nicht gestört werden möchtest.
- Schalte dein Handy und andere Störquellen aus.
- Mache die Übungen nicht unter Zeitdruck, beispielsweise wenn du einen wichtigen Anruf erwartest.
- Nimm zu Beginn der Übung eine bequeme Haltung ein und überprüfe, dass dich nichts stört (nimm z. B. deine Brille ab oder lockere den Gürtel).
- Nimm dir am Ende der Übung etwas Zeit für die Rücknahme. Je besser du entspannen kannst, desto mehr fährt dein Herz-Kreislauf-System herunter. Wenn du dann plötzlich aufstehst, kann dir schwindelig werden. Recke und strecke dich zuerst.

Auch diese Hausaufgabe sollte zu Beginn der nächsten Sitzung nachbesprochen werden. Relevante Fragen sind in diesem Fall:

- „Hast du die Entspannungsübung durchgeführt?“ (Wenn nein, warum nicht?)
- „Wie gut konntest du dich auf die Übung einlassen und entspannen?“
- „Gab es Schwierigkeiten?“ (Wenn ja, welche?)

Wenn die Übungen gar nicht durchgeführt wurden, sollte nachgefragt werden, woran das lag. Stellt sich heraus, dass es Unsicherheiten in der Durchführung der Übung gab, sollten diese ausgeräumt werden und/oder eine Bezugsperson zwecks Anleitung und Unterstützung zu Hause hinzugezogen werden. Gegebenenfalls kann erneut eine Übung in der Therapiesitzung durchgeführt werden. In jedem Fall sollte ausdrücklich auf die Wichtigkeit des selbstständigen Übens des Entspannungsverfahrens für den weiteren Therapieerfolg hingewiesen werden. Zugleich sollten auch die Erwartungen relativiert werden: Es geht nicht darum, in wenigen Tagen die Fähigkeit zur Entspannung zu erlernen, sondern „nur“ darum, sich auf solche Übungen als Sockel für die Imaginationsübungen einzulassen. Auch wenn beim Üben Schwierigkeiten aufgetreten sind, sollten diese thematisiert werden. Ein häufiger Fehler ist, dass Patientinnen und Patienten die Übung nur dann einsetzen, wenn sie sehr erregt sind und das Gefühl haben, sich entspannen zu müssen. An dieser Stelle muss erneut erklärt werden, dass ein Einsatz in Zuständen von starker Anspannung nur nach intensivem Üben möglich ist.

Kapitel 9
Imagination

Ziele

- Einführung in die Imaginationsübungen
- Förderung der Imaginationsfähigkeit
- Herausarbeiten der vorherrschenden Sinnesmodalitäten
- Umgang mit Veränderungen im Rahmen der Imaginationsübungen
- Anleitung zur eigenständigen Durchführung weiterer Übungen

Materialien (vgl. Anhang und Online-Materialien)

- Arbeitsblatt 8: Imagination
- Audiodateien mit Imaginationsübungen/Fantasiereisen (Am Strand, Auf dem Spielplatz, Im Wald, Auf dem Konzert, Auf dem Mittelaltermarkt) sowie die dazugehörigen Vertiefungsübungen zur „Wetterveränderung"
- evtl. Instruktionstexte zu den Fantasiereisen und den Vertiefungsübungen „Wetterveränderung"

Die bildliche Vorstellung (Imagination) bildet die Grundlage für das weitere Vorgehen in der Alptraumbehandlung. Darum sind die Imaginationsübungen essenzieller Bestandteil der Alptraumtherapie. In der Regel fühlen sich Patientinnen und Patienten ihren Alpträumen hilflos ausgeliefert. Sie sollen im Rahmen des Imaginationstrainings erlernen, dass es die Möglichkeit zur internen Kontrolle von vorgestellten Bildern gibt (zum angepassten Vorgehen bei posttraumatischen Alpträumen siehe Kapitel 12.1).

Eine Einführung in die Imagination findet in der Regel in der dritten Therapiesitzung statt. Ziel dieser Sitzung ist es, zunächst herauszuarbeiten, mit welchen Sinnen die Vorstellung am besten klappt, damit diese Sinneskanäle in der nachfolgenden Alptraumveränderung gezielt angesprochen werden können. Außerdem soll die Imaginationsfähigkeit dahingehend verbessert werden, dass die Patientinnen und Patienten lernen, mithilfe ihrer Vorstellungskraft gezielt Szenen hervorzurufen und zu verändern. Auch hier gilt, dass insbesondere jüngere Kinder sich Szenen intuitiv vor dem inneren Auge vorstellen können und dies nicht mühsam zu trainieren brauchen. Allerdings sollten die Übungen auch mit diesen Kindern durchgeführt werden, um sicherzustellen, dass auch die Veränderung einer Szene gelingt.

Eine Verbesserung der Imaginationsfähigkeit wird sich nur einstellen, wenn sie außerhalb der Therapiesitzungen regelmäßig selbstständig üben. Die Therapeutin bzw. der Therapeut führt im Verlauf dieser Stunde lediglich in die Technik ein und leitet an, weitere Übungseinheiten durchzuführen.

An Fantasievorstellungen können alle Sinnesmodalitäten beteiligt sein, auch Emotionen spielen häufig eine Rolle. Bei vielen Menschen dominieren ein oder zwei Sinnesmodalitäten, häufig ist eine davon der Gesichtssinn (visuelle Modalität). Auch wenn bei den meisten Personen in Alpträumen visuelle Eindrücke dominieren, ist es für die Behandlung nicht von Bedeutung, ob eine Patientin oder ein Patient sich die Szenen visuell vorstellen kann. Es ist auch ansonsten unerheblich, wie viele Sinne an der vorgestellten Szene beteiligt sind und um welche Sinne es sich dabei handelt. Es ist wichtig, dies auch den Patientinnen und Patienten gegenüber immer wieder zu betonen, um falschem Ehrgeiz und Frustrationen während der Imaginationsübungen vorzubeugen. Wichtig ist lediglich, herauszufinden, mit welchen Sinnen die jeweilige Patientin bzw. der jeweilige Patient während der Imaginationsübungen wahrnimmt, denn diese Sinnesmodalitäten können dann später bei der Alptraummodifikation bevorzugt angesprochen werden. Insbesondere diejenigen Sinneskanäle, die in den berichteten Alpträumen vorherrschend sind, sollten auch während der Imaginationsübungen gezielt angesprochen und – falls notwendig – trainiert werden.

Im Rahmen dieses Therapiebausteins soll als erste Imaginationsübung zunächst eine Fantasiereise durchgeführt werden. Anhand dieser wird anschließend mit der Patientin bzw. dem Patienten erarbeitet, welche Sinnesmodalitäten vorherrschend sind (vgl. Kapitel 9.1). Im weiteren Verlauf der Sitzung wird dann noch eine weitere, vertiefende Übung durchgeführt (vgl. Kapitel 9.2).

Eine einleitende Instruktion könnte wie folgt aussehen:

Einleitende Instruktion zum Imaginationstraining (vgl. Arbeitsblatt 8)

„Heute wollen wir uns mit deiner Vorstellungskraft beschäftigen. Man nennt das auch Imagination. Imagination bedeutet, sich etwas „vor dem inneren Auge" vorzustellen. Probier es doch gleich mal aus! Schließe die Augen und stelle dir dein Lieblingsessen vor. Vielleicht kannst du es sogar riechen und schmecken. [Rückmeldung abwarten]

Dass die Dinge täuschend echt wirken, ist genauso wie in den Träumen. Du siehst Bilder, hörst Geräusche und kannst Dinge spüren. Der Unterschied zwischen Imagination am Tag und Träumen in der Nacht ist jedoch, dass du bei der Imagination wach bist. Das heißt: Du bestimmst, was du dir vorstellst und was nicht!

Die eigene Vorstellungskraft gut zu kennen und zu trainieren, ist ein wichtiger Bestandteil der Alptraumbehandlung. Es ist dabei nicht notwendig, dass du dir die Szenen mit allen Sinnen (Sehen, Hören, Fühlen, Riechen, Schmecken) gleichermaßen vorstellen kannst. Es ist jedoch für die nächsten Schritte wichtig, herauszufinden, welche deiner Sinne besonders gut auf die Imaginationsübungen ansprechen. Das wollen wir heute machen."

9.1 Fantasiereisen

Für die erste Imaginationsübung stehen grundsätzlich fünf Fantasiereisen zur Verfügung, die in den nachfolgenden Kästen aufgeführt sind („Am Strand", „Auf dem Spielplatz", „Im Wald", „Auf dem Konzert", „Auf dem Mittelaltermarkt"). Einige Texte sind für alle Altersgruppen gleichermaßen geeignet („Am Strand", „Im Wald"), während sich die Übung „Auf dem Spielplatz" eher an jüngere Kinder richtet und „Auf dem Konzert" und „Auf dem Mittelaltermarkt" eher an Jugendliche. Die Patientin bzw. der Patient kann diejenige Fantasiereise auswählen, die ihr bzw. ihm am meisten vertraut ist, um zu gewährleisten, dass sie bzw. er sich die Bilder möglichst gut vorstellen kann. Da für eine erfolgreiche Imagination ein entspannter Zustand hilfreich ist, bietet es sich an, zum Einstieg eine kurze Entspannungsübung durchzuführen. Wird die Fantasiereise in der Sitzung angeleitet, greift man sinnvollerweise auf die zuvor erlernte Entspannungstechnik in einer Kurzfassung zurück (z. B. PMR mit jeweils nur ein oder zwei Wiederholungen).

Im Anschluss an die Fantasiereise soll herausgearbeitet werden, mit welchen Sinnesmodalitäten die Patientin oder der Patient während der Übung vornehmlich wahrgenommen hat. Darum sollte sie bzw. er zu Beginn der Übung angeleitet werden, sich nach Möglichkeit die ganze Szene genau vorzustellen. Zur anschließenden Besprechung der Imaginationsübung können die Leitfragen verwendet werden, die jeweils im Anschluss an die Fantasiereise aufgeführt sind.

Instruktion zur Fantasiereise

„Ich werde dir jetzt die Geschichte vorlesen, die du dir ausgesucht hast. Ich möchte dich bitten, dir alles so genau wie möglich vorzustellen. Nur wenn etwas unangenehm ist, kannst du es entweder weglassen oder mir Bescheid sagen.

Hinterher werden wir besprechen, was du dir gut vorstellen konntest und was nicht. Keine Sorge, die meisten Kinder/Menschen können sich *nicht* alle Dinge gleich gut vorstellen."

Fantasiereise „Am Strand"

Wir machen jetzt in der Vorstellung einen Ausflug an den Strand:

Stell dir vor,
du stehst am Strand eines Meeres.
Du hast dir die Schuhe ausgezogen,
deine nackten Füße sinken ein bisschen im feuchten Sand ein,
zwischen den Zehen spürst du den Sand,
an deinen Füßen und Unterschenkeln die anrollenden kleinen Wellen.
Das Wasser ist angenehm kühl.

Du schaust dich am Strand um,
nicht weit von dir steht eine große Sandburg.
Du beobachtest, wie das Wasser bis dorthin läuft.
Du riechst das Salz des Meeres
und vielleicht auch diesen typischen Geruch nach Algen und Seetang.

Du gehst weiter den Strand entlang.
Unter deinen Füßen bemerkst du kleine Steine und Muscheln.
Wenn du willst, hebe eine der Muscheln auf, betrachte sie und nimm sie mit.

Vielleicht hast du auch Lust, kleine Steine ins Meer zu werfen.
Du hörst das Platschen und das gleichmäßige Rauschen des Meeres.

Die Sonne scheint.
Deine Haut ist schön warm.
Du spürst einen leichten, angenehmen Wind.
Der Wind bläst in dein Haar und verstrubbelt es etwas.
Du schirmst mit der Hand die Augen ab und schaust hinaus aufs Meer.
Die Sonnenstrahlen glitzern auf dem Wasser.

Am Strand ist auch ein kleiner Kiosk.
Davor sind Sitzsäcke und Liegestühle.
Du gehst hin und lässt dich auf einen Liegestuhl oder Sitzsack plumpsen.

Du merkst, dass du durstig bist.
Schon bald kommt eine nette Person aus dem Kiosk und reicht dir ein Glas.
Darin ist dein Lieblingsgetränk.
Du nimmst das Getränk in die Hand
und du riechst daran.
Dann hebst du es zum Mund und trinkst.
Es schmeckt gut.

Du schaust hinaus aufs Meer und atmest tief durch.

[ca. 30 Sekunden Pause]

Nach einer Weile kommst du wieder in die Realität zurück.
Du streckst die Arme und reckst dich, wie nach einem langen und erholsamen Schlaf.
Die Wärme und die Ruhe bleiben in dir.
Öffne nun langsam die Augen und finde dich wieder im Raum zurecht.

Fragen nach der Imaginationsübung:

- Hat dir der Ausflug an den Strand gefallen?
- Gab es etwas, was du dir besonders gut vorstellen konntest?
- Hast du gesehen, wie die Wellen an den Strand rollten oder wie die Muscheln aussahen?
- Konntest du das gleichmäßige Rauschen des Meeres hören?
- Hast du eine der Muscheln aufgehoben?
- Hattest du den Eindruck, die Sonne auf deiner Haut spüren zu können?

- Konntest du dir die Wellen vorstellen, die gegen deine Füße geschlagen sind?
- Was hast du dir für ein Getränk vorgestellt?
- Konntest du das Getränk schmecken? (Wenn ja: Wonach hat es geschmeckt?)
- Konntest du das Getränk oder das Meer riechen?

Fantasiereise „Auf dem Spielplatz"

Wir machen jetzt in der Vorstellung einen Ausflug auf den Spielplatz:

Stell dir vor, du bist auf einem ganz tollen Spielplatz.
Bei dir ist deine beste Freundin oder dein bester Freund.
Schaut euch erst einmal in Ruhe um.
Um euch herum sind lauter bunte Spielgeräte.

Als erstes geht ihr zu einem großen Klettergerüst.
Du gehst zur Leiter, um hinaufzusteigen.
Du kletterst hoch.

Von dort oben hast du eine tolle Aussicht.
Die Sonne scheint hell.
Du spürst, dass sie deine Haut wärmt.

Du läufst über das Klettergerüst bis zur Rutsche.
Du setzt dich hin und rutschst los.
In deinem Gesicht spürst du den Wind.

Als Nächstes lauft ihr zu den Schaukeln.
Du siehst, wie sie mit anderen Kindern hin und her schwingen.
Du hörst die Kinder lachen und schreien.

Jetzt bist du an der Reihe.
Du rufst deinen Freund oder deine Freundin
und ihr schaukelt um die Wette.
Du spürst beim Schaukeln den Wind in deinem Gesicht und deinen Haaren.
Du spürst, wie du deinen Körper nach hinten und nach vorne schwingst.

Dein Freund oder deine Freundin sagt: „Jetzt hab' ich aber Durst."
Du merkst, dass du auch durstig bist.
Zum Glück hat deine Mama dir ein Picknick eingepackt.

Ihr sucht euch einen schönen Platz
und setzt euch dort hin.
Du öffnest deinen Rucksack und schaust, was alles drin ist.

Du findest dein Lieblingsgetränk.
Du packst es aus und trinkst.
Es schmeckt gut.

In deinem Rucksack riecht es angenehm nach frischen Brötchen.
Du ziehst die knisternde Tüte heraus.
Du packst dein Lieblingsbrötchen aus und beißt hinein.

Ihr sitzt gemütlich in der Sonne und esst.
Es ist schön dort.
Ihr beobachtet die anderen Kinder beim Spielen.

[ca. 30 Sekunden Pause]

Nach einer Weile kommst du wieder in die Realität zurück.
Du streckst die Arme und reckst dich, wie nach einem langen und erholsamen Schlaf.
Die Wärme und die Ruhe bleiben in dir.
Öffne nun langsam die Augen und finde dich wieder im Raum zurecht.

Fragen nach der Imaginationsübung:

- Wie hat dir der Ausflug auf den Spielplatz gefallen?
- Was konntest du dir am besten vorstellen?
- Wer war mit dir auf dem Spielplatz?
- Konntest du dir vorstellen, wie deine Freundin oder dein Freund aussah?
- Konntest du die Stimmen der anderen Kinder hören?
- Hast du den Wind in deinem Gesicht beim Rutschen oder Schaukeln gespürt?
- Hast du beim Schaukeln gespürt, wie dein Körper hin und her geschwungen ist?
- Konntest du dir deinen Rucksack vorstellen?
- Welches Getränk hattest du dabei?
- Konntest du das frische Brötchen riechen?
- Wie hat es geschmeckt?
- Hast du die Sonne auf deiner Haut gespürt?

Fantasiereise „Im Wald"

Wir machen jetzt in der Vorstellung einen Ausflug in den Wald:

Du bist im Wald unterwegs, entweder allein oder mit deiner Familie, ganz wie du magst.
Schau dich in Ruhe um.
Du siehst die Bäume und die Pflanzen am Waldboden.
Wenn du nach oben schaust, siehst du das Blätterdach
und das Sonnenlicht, das durch die Blätter scheint.

Du gehst auf einem kleinen Weg durch den Wald.
Der Boden federt leicht unter deinen Schritten.
Ein leichter Wind streicht über dein Gesicht.

Du riechst den Duft der Bäume und Blumen.
Es ist ruhig im Wald.
Wenn du genau hinhörst,
hörst du das Zwitschern einiger Vögel und das Summen der Insekten.

Du kommst auf eine Lichtung mit einer großen Blumenwiese.
Am Rand der Lichtung im Schatten ist der Boden voll weichem Moos.
Die Sonne scheint hell auf die Lichtung.
Du siehst ein paar Schmetterlinge und vielleicht auch ein Eichhörnchen.

Du suchst dir einen Platz, wo du dich hinsetzen möchtest.
Du spürst den Boden unter dir – das weiche Moos oder das Gras.
Du beobachtest das ruhige Treiben auf der Lichtung.

Du hast einen Rucksack dabei, in dem ein kleines Picknick ist.
Du findest dein Lieblingsgetränk.
In deinem Rucksack riecht es angenehm nach frischen Brötchen.
Du packst das Getränk und das Essen aus und riechst zunächst daran.
Dann trinkst du einen Schluck – das tut gut.
Du ziehst dein Lieblingsbrötchen aus der knisternden Tüte und beißt hinein.

Du genießt den Geschmack des Essens auf dieser schönen Waldlichtung.

Schließe die Augen und lausche noch einmal auf die Geräusche des Waldes.

[ca. 30 Sekunden Pause]

Nach einer Weile kommst du wieder in die Realität zurück.
Du streckst die Arme und reckst dich, wie nach einem langen und erholsamen Schlaf.
Die Wärme und die Ruhe bleiben in dir.
Öffne nun langsam die Augen und finde dich wieder im Raum zurecht.

Fragen nach der Imaginationsübung:

- Hat dir der Ausflug in den Wald gefallen?
- Was konntest du dir am besten vorstellen?
- Was war das für ein Wald? (Laubwald? Nadelbäume?)
- Kannst du dich an Geräusche erinnern? Haben z.B. Vögel gezwitschert?
- Wie hat sich der Waldboden unter deinen Füßen angefühlt?
- Hast du den Wind bemerkt?
- Hast du das warme Sonnenlicht auf deinem Gesicht gespürt?
- Waren Blumen auf der Lichtung? Wenn ja: Wie sahen sie aus? Wie hat es im Wald und auf der Lichtung gerochen?
- Was hattest du zu essen und zu trinken dabei?
- Konntest du den Geschmack wahrnehmen?

Fantasiereise „Auf dem Konzert"

Wir machen nun in der Vorstellung einen Ausflug zu einem Konzert deiner Lieblingsband:

Du fährst mit deinen Freundinnen und Freunden auf ein Open-Air-Konzert deiner Lieblingsband.
Ihr habt euch schon seit Wochen darauf gefreut.
Stell dir vor, du befindest dich mitten auf dem Konzertgelände.
Dort gibt es eine Reihe von Ständen, wo man Essen und Trinken kaufen kann.

Vielleicht entdeckst du auch schon den Merchandise-Stand.
Die Vorband spielt bereits, ihr hört von Weitem die Musik.
Du spürst ganz leicht, wie der Bass in deinem Körper wummert.
Am Ende des Lieds hört ihr das Publikum verhalten applaudieren,
nur einige wenige Fans jubeln laut.

Ihr geht zur Bühne, um einen guten Platz zu ergattern.
Auf dem Weg dahin seht ihr viele Menschen in Fan-Shirts.
Es ist voll an der Bühne, aber ihr schafft es, einen Platz zu finden, von wo aus ihr die Bühne gut seht.

Als du die Bühne erblickst, wird dort gerade umgebaut.
Du siehst voller Vorfreude die Instrumente deiner Lieblingsband.
Die Helferinnen und Helfer checken die Instrumente und die Mikros.

Jetzt kommt endlich die Band auf die Bühne.
Das Publikum bricht in Jubel aus.
Du beobachtest fasziniert die Lichtshow.

Gemeinsam mit den anderen Fans singst du den Text mit.
Es ist ein tolles Gefühl, gemeinsam zu feiern.
Vielleicht überkommt es dich ja auch und du tanzt mit.

Erst als das letzte Lied verklungen ist, merkst du, wie durstig du bist.
Einer deiner Freunde hat schon was zu trinken geholt und reicht dir einen Becher.
Du riechst kurz daran, um herauszufinden, was drin ist.
Dann setzt du den Becher an die Lippen und trinkst.
Das tut gut!

Es ist spät geworden, aber draußen ist es noch warm.
Ihr setzt euch gemütlich hin und redet über das Konzert.

[ca. 30 Sekunden Pause]

Nach einer Weile kommst du wieder in die Realität zurück.
Du streckst die Arme und reckst dich, wie nach einem langen und erholsamen Schlaf.
Die Wärme und die Ruhe bleiben in dir.
Öffne nun langsam die Augen und finde dich wieder im Raum zurecht.

Fragen nach der Imaginationsübung:
- Hat dir die Fantasiereise gefallen?
- Welche Band ist dort aufgetreten?
- Was konntest du dir am besten vorstellen?
- Konntest du dir vorstellen, über das Gelände zu laufen und die Stände zu sehen?
- Konntest du den Applaus und das Jubeln hören?
- Hast du den Bass in deinem Körper gespürt?
- Hast du dir vorstellen können mitzusingen?
- Konntest du das mitgebrachte Getränk riechen? (Wenn ja: Was war es?)
- Konntest du das Getränk schmecken?

Fantasiereise „Auf dem Mittelaltermarkt"

Wir machen nun in der Vorstellung einen Ausflug auf einen Mittelaltermarkt:

Stell dir vor, du befindest dich auf einem mittelalterlichen Marktplatz.
Auf dem Platz gibt es viele Marktstände,
Marktschreier preisen ihre Waren an.
Du hörst einen, der besonders laut schreit:
„Brot! Kostet unser frisches, heißes Brot."
Du kannst das Brot bereits riechen.

Du stehst vor einem Stand, der gefärbtes Tuch feilbietet.
Das Tuch ist aus Wolle und Leinen.
Du vergräbst deine Finger darin,
du fühlst den Stoff rau und beruhigend auf deiner Haut.

Du schaust an dir herunter.
Du trägst schlichtes Leinen,
an deinem Gürtel hängt ein kleiner Beutel.
Du machst einen Schritt und hörst die Münzen darin klimpern.
Um dich herum eilen Bauern, Mägde und Knechte an dir vorbei.

Du gehst weiter.
Eine alte Frau verkauft Honig und Met.
Du siehst sie dir an.
Du darfst einen Löffel des Honigs kosten.
Er schmeckt süß und würzig.

Als du um eine Ecke biegst, siehst du einen Hufschmied.
Er beschlägt gerade ein Pferd.
Direkt daneben ist der Stand mit dem frischen Brot.
Du greifst in deine Tasche.
Du holst eine der kühlen Münzen hervor und kaufst dir einen der frischen Brotlaibe.

Du suchst dir einen Platz etwas abseits des bunten Treibens und lässt dich nieder.
Du nimmst den Brotlaib und beißt hinein.
Das Brot ist noch etwas warm, es schmeckt gut.
Du fühlst dich gestärkt.

Schließe die Augen und lausche noch einmal auf die Geräusche, die dich umgeben.
Du spürst das Sonnenlicht auf dem Gesicht und den Rest des Brotes in deiner Hand.
Genieße den Augenblick und atme tief ein.

[ca. 30 Sekunden Pause]

Nach einer Weile kommst du wieder in die Realität zurück.
Du streckst die Arme und reckst dich, wie nach einem langen und erholsamen Schlaf.
Die Wärme und die Ruhe bleiben in dir.
Öffne nun langsam die Augen und finde dich wieder im Raum zurecht.

Fragen nach der Imaginationsübung:

- Hast du dich während der Fantasiereise wohlgefühlt?
- Gab es etwas, was du dir besonders gut vorstellen konntest?
- Konntest du dir vorstellen, wie du über den Markt gegangen bist und die einzelnen Stände betrachtet hast?
- Konntest du die Rufe der Marktschreier hören?
- Hast du das Brot gerochen?
- Hast du den Leinenstoff berührt? Wie hat er sich angefühlt?
- Hast du deine eigene Kleidung wahrgenommen?
- Hast du das Sonnenlicht auf deiner Haut gespürt?
- Hast du den Honig probiert? (Wenn ja: Konntest du ihn schmecken?)
- Konntest du dir vorstellen, das Brot zu essen?

9.2 Vertiefungsübung: Veränderung von Szenen

Die Vertiefungsübung soll den Patientinnen und Patienten die Möglichkeit geben, Szenen weiterzuentwickeln und zu verändern. Es ist im Verlauf der Behandlung wichtig, dass es der Patientin oder dem Patienten gelingt, die Szenen des ursprünglichen Alptraums bewusst zu verändern. Es hat sich als sinnvoll herausgestellt, diese aktive Veränderung von vorgestellten Szenen zunächst mit einer harmlosen Situation zu üben – in diesem Falle wurde hier beispielhaft die Veränderung des Wetters gewählt. Eine Verschlechterung des Wetters ist für die meisten Menschen zwar unangenehm, aber nicht bedrohlich.

Hier wird der Einfachheit halber an die im Vorfeld imaginierte Szene angeknüpft, die Szene wird verändert (das Wetter wird schlechter) und das Ende bleibt offen, sodass die Patientin bzw. der Patient sich selbst die weiteren Ereignisse ausdenken muss. Es ist selbstverständlich auch möglich, eine andere Szene zu imaginieren, deren Ende dann verändert beziehungsweise selbst erdacht werden muss.

Für diese Fortsetzung gibt es keine Vorgaben oder Regeln. Gerade wenn die berichteten Träume unrealistisch sind, sollte hier noch einmal darauf hingewiesen werden, dass man sich auch bei der Imagination nicht an physikalische Gesetzmäßigkeiten und Ähnliches zu halten braucht. Die konkrete Reaktion der Patientin bzw. des Patienten auf die Veränderung bleibt ihm überlassen und wird anschließend besprochen. Ziel ist es nicht, die Hilflosigkeit der Patientinnen und Patienten zu verstärken, sondern ihnen im Gegenteil anhand eines neutralen Beispiels zu zeigen, dass es die Möglichkeit gibt, imaginierte Szenen aktiv zu verändern.

Die Instruktion für die Übung könnte beispielhaft folgendermaßen aussehen:

Instruktion zur Vertiefungsübung „Wetterveränderung“

„Nachdem wir rausgefunden haben, mit welchen Sinnen du dir am besten Dinge vorstellen kannst, wollen wir jetzt üben, Szenen zu verändern. Das ist später wichtig, wenn wir deinen Alptraum verändern wollen. Der große Unterschied zwischen Vorstellung und Traum ist, dass du bei der Vorstellung wach bist. Du brauchst dir nur Dinge vorstellen, die für dich angenehm sind! Falls etwas unangenehm ist, kannst du es entweder verändern oder wir können die Übung unterbrechen. Du bestimmst, was du dir vor deinem „inneren Auge“ vorstellst. Wir kehren gleich in der Vorstellung an den Ort zurück, wo wir eben schon waren. Dann werde ich die Geschichte weitererzählen und das Wetter wird sich verändern. Das Ende der Geschichte bleibt offen und du sollst dir selbst überlegen, wie es weitergeht. Wie – das bleibt ganz dir überlassen. Denke daran: In der Vorstellung ist alles möglich.“

Almas Tipp

Du allein bestimmst darüber, was du dir vorstellst! Lasse Unangenehmes weg und mache es dir schön.

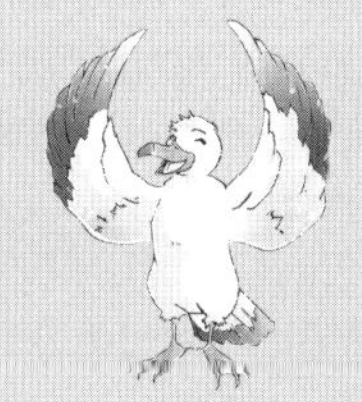

In den Audiodateien (und den Instruktionstexten) sind alle fünf Fantasiereisen mit dem alternativen Ende „Wetterveränderung“ enthalten. Dabei wird zunächst die vollständige Fantasiereise wiederholt und dann das neue Ende der Szene ergänzt, damit die Vertiefungsübung auch zuhause gut durchgeführt werden kann. In der Therapiesitzung muss die Fantasiereise nicht unbedingt vollständig wiederholt werden, wenn diese gerade eben erst durchgeführt wurde. Es reicht, mit einer kurzen Wiederholung der Abschlussszene die Erinnerung an die Fantasiereise wieder zurückzuholen.

Vertiefungsübung „Wetterveränderung“

Stelle dir noch einmal den Ort vor, an dem du eben schon in deiner Fantasiereise warst.

Rufe dir die Szene noch einmal in Erinnerung.

[Kurze Instruktion der Abschlussszene der jeweiligen Fantasiereise]

Du sitzt da bei schönstem Wetter, die Sonne wärmt deine Haut ... *[beim Konzert:* Es dämmert schon, ist aber noch angenehm warm.].

Plötzlich merkst du, wie es kühler wird.

Du schaust nach oben und siehst dicke Wolken, die am Himmel aufgezogen sind und die Sonne verdecken.

Es wird windiger.

Du spürst, wie der kühle Wind über deine Haut streicht.

Nach kurzer Zeit platscht ein erster Regentropfen auf deinen Arm, dann ein zweiter und schließlich ein ganzer Regenschauer.

Es ist ein warmer Sommerregen.

Du spürst den Regen auf deiner Haut.

Du überlegst dir, was du jetzt machst ...

[ca. eine Minute Pause, dann Rücknahme]

Nach einer Weile kommst du wieder in die Realität zurück.
Du streckst die Arme und reckst dich, wie nach einem langen und erholsamen Schlaf.
Die Wärme und die Ruhe bleiben in dir.
Öffne nun langsam die Augen und finde dich wieder im Raum zurecht.

Fragen nach der Imaginationsübung:
- Welche Veränderung hast du zuerst bemerkt?
- Wie unangenehm fandest du die Veränderung?
- Was ging dir durch den Kopf, als das Wetter umschlug?
- Hast du dir überlegt, die Situation zu verändern?
- Wie hast du das gemacht?
- Wie ging es dann weiter?
- Wie hast du dich am Ende der Übung gefühlt?

Gerade bei jüngeren Kindern ist es hilfreich, den Ausgang der Vorstellungsübung am Ende der Sitzung – zum Beispiel in Form eines Bildes – festzuhalten.

Wenn die Kinder und Jugendlichen bei der Veränderung der Szene ausschließlich sehr realitätsnahe Lösungen vorschlagen, ist das gut und sollte bekräftigt werden. Sie sollten dann aber auch darauf hingewiesen werden, dass es ja auch unrealistische und sehr fantasievolle Lösungen gibt. Zum Beispiel könnten sie mit einem Zauberstab die Wolken vertreiben oder sich ein großes Zelt herzaubern oder überhaupt sich an einen anderen Ort, wo gerade die Sonne scheint, „hinbeamen“. Die Nennung solcher fantastischen Lösungen schon an dieser Stelle hat sich als hilfreich für die spätere Alptraummodifikation erwiesen, um ein breiteres Set an Assoziationen zu fördern.

9.3 Hausaufgaben

Bis zur nächsten Therapiesitzung ist die tägliche Durchführung von mindestens einer Imaginationsübung empfehlenswert. Wichtig ist, dass vor allem das Verändern der vorgestellten Szenen geübt wird. Hierzu werden die entsprechenden Audiodateien sowie das *Arbeitsblatt 8: Imagination* ausgehändigt und bei Bedarf Bezugspersonen zur Unterstützung instruiert.

Während des Imaginationstrainings zu Hause ist es hilfreich, wenn die Patientinnen und Patienten möglichst ungestört sind und vor der Imaginationsübung eine Entspannungsübung durchführen.

Zu Beginn der folgenden Sitzung werden die Erfahrungen und Erfolge bei der selbstständigen Durchführung der Imaginationsübungen thematisiert. Wenn

Schwierigkeiten aufgetreten sind, werden diese besprochen (vgl. Kapitel 9.4), bei Bedarf werden weitere Imaginationsübungen durchgeführt.

9.4 Schwierigkeiten bei der Imagination

Treten Schwierigkeiten bei den einzelnen Übungen auf, sollten diese wiederholt und ggf. durch weitere Übungen ergänzt werden. Ein Übergang zum nächsten Therapiebaustein macht erst dann Sinn, wenn die Patientin bzw. der Patient im Imaginieren der suggerierten positiven Szenen sicher ist.

Bei den Imaginationsübungen können verschiedene Probleme auftreten, sowohl in der Sitzung als auch bei den Hausaufgaben:

Grundsätzliche Schwierigkeiten bei der Imagination: Meistens ist es einfacher, keine fiktive Geschichte für die Imaginationsübungen zu verwenden, sondern zunächst auf eine positive Erinnerung (z. B. an den letzten Urlaub) zurückzugreifen, die dann mit der Zeit modifiziert wird.

Kaum Imagination möglich: Manche Patientinnen und Patienten können sich die suggerierten Szenen nur sehr schwer oder gar nicht vorstellen. In einer solchen Situation können die Bilder „verbalisiert“ werden, das heißt, die Patientin bzw. der Patient beschreibt sich selbst die Szene im Detail. Diese Technik erfüllt ebenfalls ihren Zweck, da auch hier die Fantasie angeregt wird.

Ungewöhnliche Körperwahrnehmungen: Zum Beispiel Wärme- oder Schweregefühle, Kribbeln in den Händen oder das Gefühl zu schweben, können Patientinnen und Patienten beunruhigen. Sie sind auf die physiologischen Reaktionen auf die Entspannung während der Übungen zurückzuführen. Dieser Zusammenhang sollte mit Rückbezug auf die Entspannungssitzung erklärt werden (vgl. auch *Arbeitsblatt 7*).

Ablenkung: Die Patientinnen und Patienten sollten sich auch während der Hausaufgaben einen ruhigen Ort suchen. Dennoch ist man nicht völlig sicher vor Störungen. Darum sollte in der Sitzung besprochen werden, wie man mit kalkulierbaren Störungen (Familienmitglieder etc.) umgehen kann. Außerdem sollte besprochen werden, dass es nicht schlimm ist, gedanklich abzuschweifen. Wichtig ist dann lediglich, dass die Patientinnen und Patienten sich bemühen, in einem solchen Fall wieder zur Übung zurückzukehren.

Negative Bilder: Vor allem bei posttraumatischen Alpträumen mischen sich häufig negative Bilder in die Vorstellung. Das kann zu Ängsten bis hin zu Panikattacken führen. Wichtig ist hier, dass die Patientin bzw. der Patient angeleitet wird, dass sie bzw. er auch hier die Kontrolle behalten kann, indem sie bzw. er sich ähnlich wie bei einer Abschweifung von den negativen Bildern löst und zur Übung zurückkehrt oder – wenn dies nicht gelingt – die Übung jederzeit unterbrechen kann. Auf die spezifische, adaptierte Vorgehensweise bei traumatisierten Patientinnen und Patienten wird in Kapitel 12 noch einmal gesondert eingegangen.

Veränderung der Szene klappt nicht: Glückt die Vertiefungsübung zunächst nicht, fühlt die Patientin oder der Patient sich zum Beispiel in der vorgestellten Situation unwohl, kann aber nicht reagieren, können im therapeutischen Gespräch zunächst mögliche hilfreiche Reaktionen erörtert werden (vgl. Kasten). Bei einer Wiederholung der Übung wird dann aktiv die erarbeitete Lösung angeleitet. Es gilt zu bedenken, dass nicht nur eine Reaktion im Sinne von beobachtbarem Verhalten, sondern auch eine Neubewertung der Situation („Regen als willkommene Abkühlung“) einen erfolgreichen Umgang mit der Aufgabe darstellt.

Instruktion nach nicht erfolgreicher Vertiefungsübung

„Es ist nicht schlimm, wenn es nicht beim ersten Mal klappt. Eigentlich ist es gar nicht verwunderlich, denn in deinem Traum kannst du ja auch nichts machen, wenn es unangenehm wird. In der Vorstellung ist das aber anders (vgl. Almas Tipp). Lass uns mal gemeinsam überlegen, was man alles machen kann, wenn es anfängt zu regnen. Was fällt dir denn dazu ein? [kurz abwarten, ob eine Antwort kommt, wenn keine kommt weiter] Man könnte beispielsweise irgendwo Schutz suchen oder jemand kommt und hilft einem. Denke dran, in unserer Vorstellung ist alles möglich, du könntest also auch Zauberkräfte einsetzen, um dich vor dem Regen zu schützen oder ihn in eine warme, angenehme Dusche verzaubern.“

Kapitel 10
Alptraummodifikation

Ziele
• Modifikation mindestens eines Alptraums, dazu gehören – Auswahl eines Alptraums (falls erforderlich) – Rekonstruktion des Alptraums – Identifizierung negativ besetzter Traumelemente – Herausarbeiten charakteristischer Traumelemente – Finden von Alternativen zu den negativ besetzten Traumelementen – Schaffung eines alternativen, neutralen Traumhergangs • Verständnis und Verinnerlichung der verwendeten Therapietechniken • Fähigkeit zur eigenständigen Durchführung weiterer Alptraummodifikationen auch nach Abschluss der Therapie
Materialien (vgl. Anhang und Online-Materialien)
• Arbeitsblatt 9: Alpträume verändern • Arbeitsblatt 10: Die Veränderung beginnt • Arbeitsblatt 11: Ideen für den neuen Traum

Bei der Alptraummodifikation handelt es sich um den wichtigsten und vor allem den spezifischsten Aspekt der Alptraumtherapie. Es gilt, emotional negativ besetzte Träume so zu modifizieren, dass sie für die Patientin oder den Patienten keine Belastung mehr darstellen. Es kann sich dabei entweder um mehrere verschiedene oder einen wiederkehrenden Alptraum handeln. Das Ziel der Therapie besteht nicht darin, alle Alpträume zu bearbeiten. Vielmehr sollte es Ziel sein, die Fähigkeit zu vermitteln, (Alp-)Träume selbstständig (ggf. mit Unterstützung einer Bezugsperson) zu verändern.

In diesem Kapitel wird das schrittweise Vorgehen der Alptraummodifikation beschrieben (vgl. Abb. 4), die sich über mehrere Sitzungen erstreckt. Wie lange für die einzelnen Schritte benötigt wird und ob letztendlich ein zweiter oder dritter Traum bearbeitet werden kann und sollte, ist individuell unterschiedlich (vgl. Kapitel 10.1). Wichtig ist, dass die Patientinnen und Patienten am Ende der Therapie den Eindruck gewinnen konnten, das Verfahren eigenständig anwenden zu können (Selbstwirksamkeit).

Grundsätzlich gilt: Je jünger die Kinder, desto mehr Schritte finden begleitet in den Sitzungen statt und desto mehr wird die Modifikation des Traumskripts durch spielerisches und künstlerisches Gestalten oder Handeln unterstützt. Für entsprechende Materialien und Hilfsmittel bzw. Medien siehe Kapitel 10.2. In Kapitel 12.3 werden (außerdem) Spezifika bei der Alptraummodifikation von posttraumatischen Alpträumen beschrieben. Am Ende des Buches finden sich weitere Beispiele für Alptraummodifikationen in Form von Falldarstellungen (vgl. Kapitel 13).

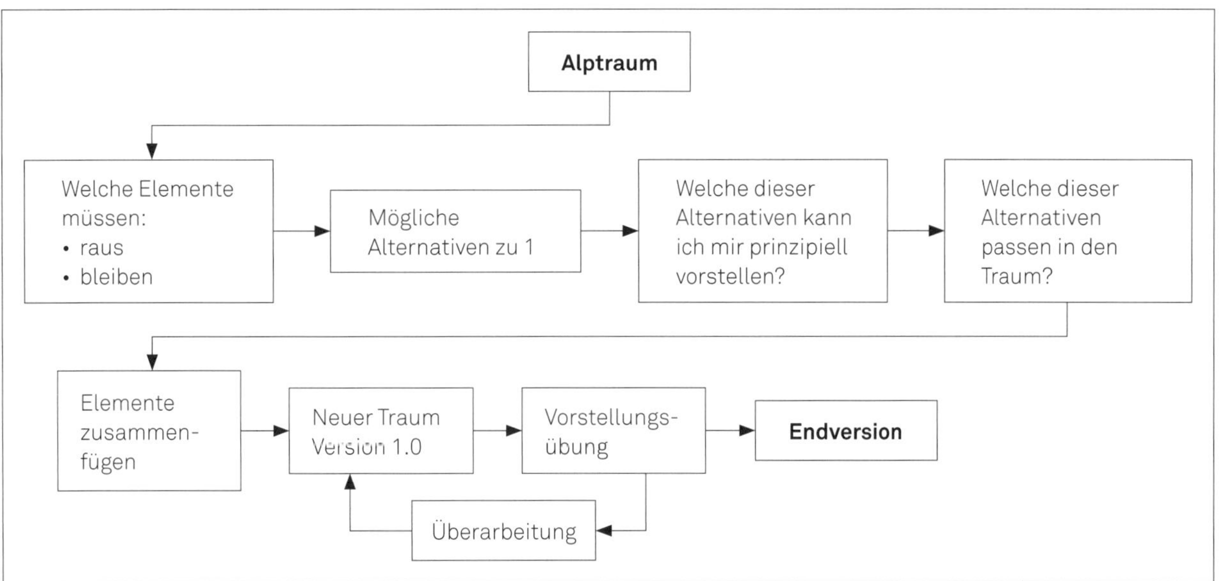

Abbildung 4: Schrittweises Vorgehen bei der Alptraummodifikation im Überblick

10.1 Vorgehen bei wiederkehrenden vs. verschiedenen Alpträumen

In der Regel wird mit der Alptraummodifikation in der vierten Sitzung begonnen. Ältere Patientinnen und Patienten haben im Vorfeld in der Regel mindestens einen Alptraum dokumentiert (vgl. Kapitel 7.5). Bei Patientinnen und Patienten mit nur einem wiederkehrenden Alptraum wird dieser modifiziert, bei mehreren Alpträumen werden während der Therapie zwei Alpträume bearbeitet. Der genaue zeitliche Ablauf der Modifikationssitzungen hängt unmittelbar davon ab, ob es einen wiederkehrenden oder mehrere verschiedene Alpträume gibt.

Ist die Rede von verschiedenen Alpträumen, müssen unterschiedlichen Settings bei ähnlichem bzw. gleichem Grundthema (Verfolgungen im Park, auf dem Spielplatz usw.) von unterschiedlichen Alptraummotiven (z.B. Verlust geliebter Menschen, eigenes Versagen, getötet werden) differenziert werden. In beiden Fällen sollte immer ein ganz konkreter Traum und nicht das Thema allgemein Gegenstand der Alptraummodifikation sein. Bei Träumen mit dem gleichen Motiv reicht es aus, wenn ein Traum exemplarisch modifiziert wird, der Effekt generalisiert auf ähnliche Träume. Zu Übungszwecken kann im Rahmen der Behandlung natürlich auch noch ein weiterer Traum mit dem gleichen Motiv bearbeitet werden. Dies empfiehlt sich insbesondere dann, wenn es nur ein Motiv gibt. Im Folgenden sind mit „wiederkehrenden" Alpträumen also Alpträume mit dem gleichen Motiv gemeint.

Gibt es mehrere Motive, werden die aufgetretenen Alpträume diesen zunächst zugeordnet (geclustert), ein Beispiel für das Vorgehen findet sich im folgenden Kasten. Es muss dann je ein Traum pro Motiv *(Cluster)* exemplarisch modifiziert werden.

Fallbeispiel: Clustern

Ein junger Patient kommt in die Therapie und schildert, dass er jede Nacht die unterschiedlichsten Alpträume habe. Mal werde er selbst bedroht und müsse um sein Leben kämpfen, mal ginge es um seine Haustiere oder Menschen, die ihm wichtig seien. Es gebe auch Träume, die gar keine richtige Handlung haben, er stürze dann einfach nur „irgendwo" herunter. Nachdem ihm erklärt wurde, wie die Alptraumtherapie ablaufen sollte, mache er sich jetzt große Sorgen, dass das total viel Arbeit werde, all diese Alpträume zu bearbeiten („und es kommen ja immer wieder neue hinzu").

Die verschiedenen Alpträume werden auf Kärtchen geschrieben und mit Magneten ans Whiteboard gehängt. Nachdem der Patient aufgefordert wurde, diejenigen Karten nebeneinander zu hängen, die sich thematisch ähneln, kristallisieren sich die folgenden Alptraummotive heraus:

1. Versuche wegzulaufen: Dazu gehören Träume, in denen er verfolgt wird, mal von einem Mann, mal von mystischen Wesen oder es ist manchmal auch nur das Gefühl verfolgt zu werden. Die Orte sind ebenfalls ganz unterschiedlich, mal auf dem Schulweg, mal irgendwo draußen im Grünen und mal an ganz unbekannten

Orten. Das Weglaufen gelingt nicht, weil er sich nicht bewegen kann, weil die Bewegungen wie aus Kaugummi sind, weil ihm etwas den Weg versperrt oder etwas ihn festhält.
2. Erfolglose Versuche, zu helfen: Dazu gehören Träume wie der Tod eines Haustiers, den er hilflos mit ansehen muss, weil alle Hilfsmaßnahmen versagen, ebenso wie Angehörige, die vor den eigenen Augen verunglücken, mal die Mutter, mal die Geschwister usw.
3. Fallen: Diese Träume haben in der Regel keine wirkliche Handlung, sondern bestehen nur aus einem Fallen ins Bodenlose, in seltenen Fällen auch von einer Klippe etc.

Falls es nur einen wiederkehrenden Alptraum gibt, steht für diesen Traum natürlich mehr Zeit zur Verfügung, allerdings muss die Patientin bzw. der Patient (und ggf. die Bezugsperson) die Technik auch während der Modifikation dieses einen Traums erlernen, um sie unter Umständen später bei anderen Alpträumen anzuwenden. Gibt es mehrere Träume, werden in der Regel zwei davon während der Therapie behandelt. Im Rahmen der ersten Modifikation übernimmt die Therapeutin oder der Therapeut noch viele Schritte, die Technik wird demonstriert, bei der zweiten Modifikation sollen mehr Arbeitsschritte eigenständig von der Patientin bzw. dem Patienten durchgeführt werden. Ein dritter Traum kann dann in der Erprobungsphase bis zur Abschlusssitzung allein oder mit Unterstützung einer Bezugsperson bearbeitet werden (vgl. Tab. 8).

10.2 Materialien und Hilfsmittel zur Unterstützung der Alptraummodifikation

Das Rational der Alptraumbehandlung ist immer gleich, ob der neue Traumhergang jedoch im Gespräch, im Spiel, mithilfe von gemalten Bildern oder anderen künstlerischen Darstellungsformen erfolgt, entwickelt wird, hängt vom Alter der betroffenen Kinder und Jugendlichen sowie von ihren Vorlieben ab.

10.2.1 Malen und Zeichnen

Bunt- oder Filzstifte, ggf. auch ein Bleistift sind leicht verfügbar und eignen sich grundsätzlich gut, um sowohl den ursprünglichen Alptraum als auch den veränderten Traumhergang darzustellen. Gerade für größere Flächen und/oder wenn die Bedrohlichkeit des Traums leichter herausgestellt werden können soll (vgl. Fallbeispiel 13.2), sind *Wachsmalkreiden, Wasser- oder Fingerfarben* hilfreich (vgl. Fallbespiel in Kapitel 13.2). Gerade Fingerfarben eignen sich auch für recht junge Kinder und sind für diese meist attraktiv, allerdings auch mit etwas mehr Aufwand verbunden (Vorhalten eines Malkittels etc.). Grundsätzlich sollte Papier mindestens der Größe A3 genutzt werden.

Neben der Frage, womit gemalt wird, kann auch variiert werden, was gemalt wird. Bei manchen Träu-

Tabelle 8: Zeitliches Vorgehen bei wiederkehrenden vs. unterschiedlichen Alpträumen

Sitzung	Wiederkehrender Alptraum	Unterschiedliche Alpträume
4	• Besprechung des Alptraums • Gemeinsame Planung der anstehenden Modifikation • Einführung von Arbeitsblatt 9	• Ermittlung von Alptraumthemen/Clustern der Alpträume • Auswahl eines Traums • Einführung von Arbeitsblatt 9 • Besprechung des Alptraums, ggf. Beginn der Modifikation
5	• Beginn der Modifikation mithilfe der Arbeitsblätter 10 und 11 (Therapeut:in unterstützt bei möglichst eigenständigem Vorgehen)	• Modifikation des Traums mithilfe der Arbeitsblätter 10 und 11 (Therapeut:in unterstützt viel) • Üben (Imagination) als Hausaufgabe
6	• Fortsetzung Modifikation (Erarbeitung eines alternativen Traumhergangs) • Festhalten des Traums • Üben (Imagination) des Traums als Hausaufgabe	• Auswahl und Besprechung des zweiten Traums • Besprechung der Modifikationstechnik, Verwendung von Arbeitsblatt 9 zur Vorbereitung der eigenständigen Modifikation • Selbstständige Modifikation als Hausaufgabe
7	• Besprechen der Hausaufgabe und Reflektieren der durchgeführten Arbeitsschritte	• Besprechung der eigenständig durchgeführten Modifikation

men ist es möglich, die *Veränderung in das ursprüngliche Bild hinein zu malen,* z.B. indem nachträglich ein Schutzschild hinzugefügt wird oder eine *helfende Person* eingezeichnet wird. Will man das ursprüngliche Bild erhalten, kann ein Pergamentpapier darübergelegt werden, auf das die Veränderung gemalt wird. Alternativ kann für den neuen Traum ein *zweites Bild* angefertigt werden (vgl. Fallbeispiel Anna) oder sogar eine *Bildserie,* um die Handlung im Ablauf darzustellen. Eine kreative Lösung, die auch für Jugendliche attraktiv ist, ist die Zeichnung eines *Comics* (vgl. Abb. 5).

Es kann sowohl während des Prozesses der Alptraummodifikation gemalt und gezeichnet werden, als auch nach einer eher sprachbasierten Entwicklung des neuen Traumskriptes das Endergebnis zusätzlich mit einem Bild illustriert werden. Dieses hilft dann im Verlauf, sich besser an den neuen Traum zu erinnern bzw. besser in die Vorstellung hineinzukommen und diese zu festigen.

Fallbeispiel: Anna (6 Jahre)

Anna, 6 Jahre, malt zunächst dieses Bild. Sie berichtet von einem großen schwarzen Loch, in das sie fällt, an mehr erinnere sie sich nicht (erste Abbildung).

Im Rahmen der Alptraummodifikation entwickelt sie die Idee, dass das Loch hell erleuchtet sein solle mit Kerzen und sie unten auf ein sehr weiches Kissen falle. Um die Weichheit haptisch zu verdeutlichen, klebt sie an dieser Stelle eine doppelte Schicht Moosgummi auf den Boden des Lochs (zweite Abbildung).

KIOSK
Wir sind bald zurück
Passt bitte auf die Sachen auf
tüss
KIOSK
Hallo, wie heißt du....
Hallo, ich...
KIOSK
Was ist das?
KREISCH
POLTER
Was ist das?
Ich mach auf, okay?
Weiß nicht
Schau, das ist nur ein Papagei
Pah! Nur ein Papagei?
Der ist bestimmt im Tierpark entflogen
Er ist ja bald wieder zuhause
krächz krächz
Der Arme hat bestimmt Angst

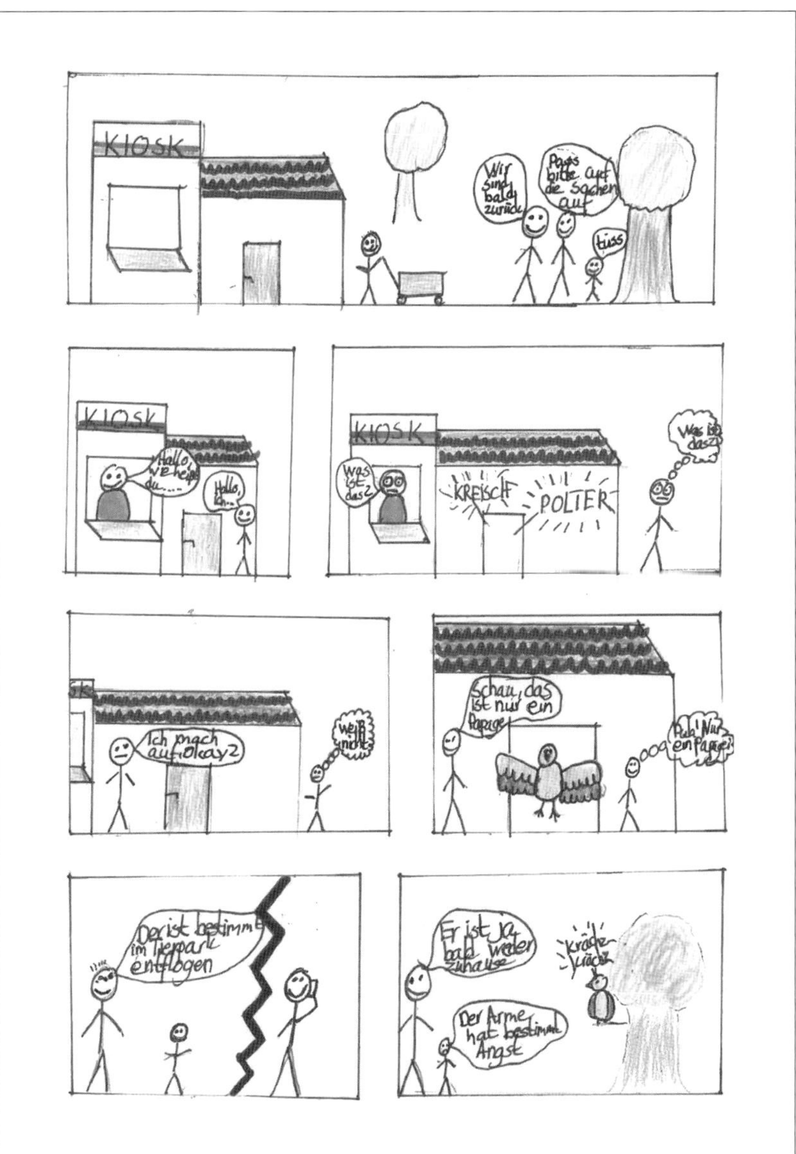

Abbildung 5:
Neues Traumskript in Form eines Comics (12-jährige Patientin)

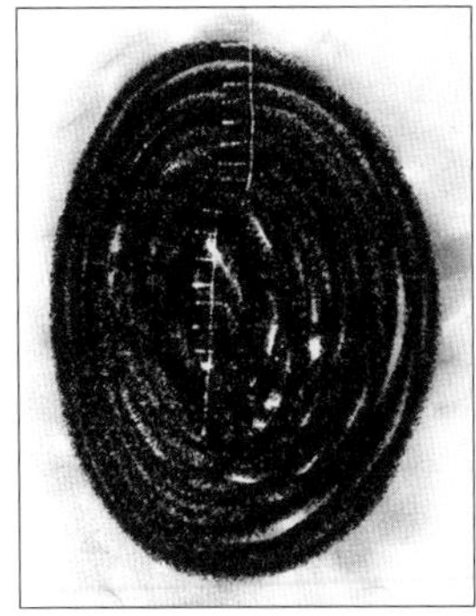

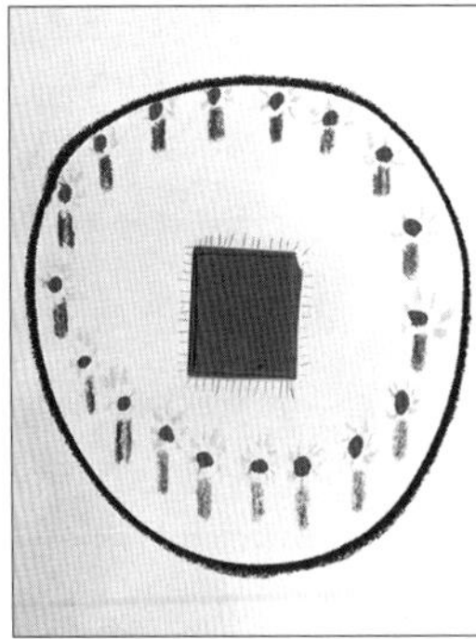

10.2.2 Spielen

Gerade jüngere Kinder entdecken die Welt spielerisch und können sich in einer Spielsituation am besten mitteilen. Es gibt folglich die Möglichkeit, die Alptraumsituation ebenso wie die Veränderung des Traums *mit Spielfiguren oder Spielmaterial nachzuspielen*. Hierzu eignet sich beispielsweise der Plämokasten der Ärztlichen Akademie für Psychotherapie von Kindern und Jugendlichen, der unterschiedlichste Personen (auch bedrohliche) und Gegenstände bereithält (vgl. Fallbeispiel in Kapitel 13.1). Ein kleines Theater mit *Handpuppen* ist für viele Träume ebenso geeignet. Aber auch *einfacheres Material* kann zum fantasievollen Spiel anregen.

Alternativ kann die Patientin oder der Patient zusammen mit der Therapeutin oder dem Therapeuten auch *selbst aktiv* den Alptraum *nachspielen* im Sinne eines Schauspiels oder Stegreif-Theaters. Oft sind hierfür keine oder nur marginale Requisiten notwendig (Verkleidungskiste etc.), um in ein lebhaftes Spiel zu kommen.

Eine Dokumentation des veränderten Traums kann neben den schriftlichen Notizen der Therapeutin oder des Therapeuten auch über Videoaufnahmen oder über Fotos der Spielfiguren oder des Stehgreif-Theaters erfolgen, die dann später ausgedruckt und zu einer Bildergeschichte zusammengestellt werden.

10.2.3 Basteln

Mit verschiedenem Papier, Moosgummi, Perlen, Play-Mais oder auch natürlichen Materialien wie Sand, Steinen, Stöcken etc. zu basteln, kann ebenfalls eine Möglichkeit sein, den ursprünglichen Alptraum und insbesondere den veränderten Traum darzustellen. So können die relevanten Figuren erstellt werden, mit denen dann ggf. Szenen nachgespielt oder die Szene selbst bzw. eine Folge von Szenen gestaltet werden.

Fallbeispiel: Anna (Fortsetzung)

Die 6-jährige Patientin stellt im Verlauf fest, dass sie doch gern aus dem Loch, in das sie (wenn auch nun weich) gefallen ist, wieder hinaus möchte. Mithilfe ihrer Therapeutin bastelt sie einen Heißluftballon, der sie wieder nach oben bringen soll.

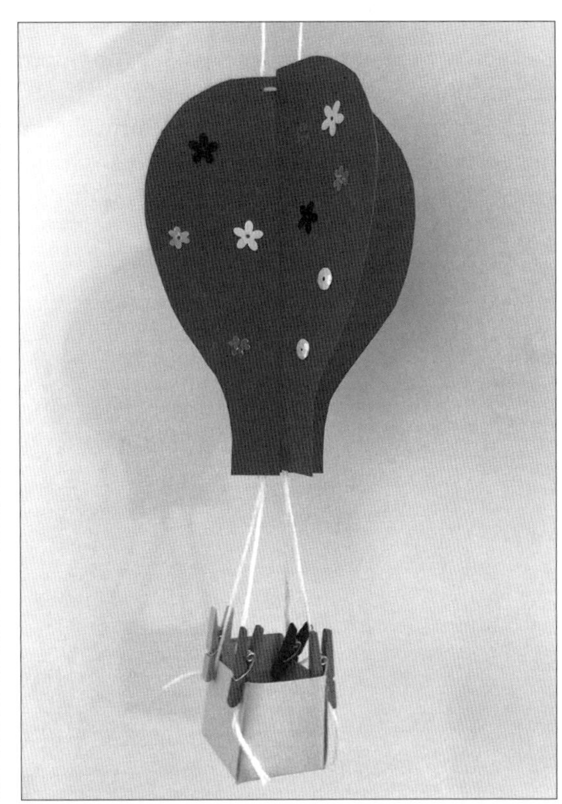

10.2.4 Schreiben

Neben der reinen Erzählung des neuen Traumskriptes kommen verschiedene andere Formen der geschriebenen Darstellung infrage, die insbesondere Jugendliche motivieren können, sich vertieft mit dem Geschehen auseinanderzusetzen: Ein *Drehbuch* zu schreiben knüpft dabei direkt an die Metapher des Horrorfilms an. Mithilfe von Regieanweisungen kann die vertiefte Vorstellung gefördert werden. Ein veränderter Traum kann auch als *Gedicht* niedergeschrieben werden oder in Form eines *Liedtextes,* z.B. eines Rap-Songs (vgl. Kasten). Hier sind der Fantasie keine Grenzen gesetzt.

Beispiel Rap-Song

Ich hatte einen Traum.
Das war ein echter Alp.
Ein Monster kam auf mich zu.
Um mich war's Nacht und kalt.
Das Monster war gruselig und schwarz.
Es versteht wohl keinen Spaß.
Die Fratze lachte fies.
Das war echt ganz schön mies.
Doch dann wurde mir klar.
Ich kann ja zaubern, wunderbar.
Hab meinen Zauberstab geholt.
Und das Monster dann verkohlt.
Noch ein Zauberspruch dazu.
Und das Monster ließ mich in Ruh.
Jetzt ist das Monster weg.
Und ich schlaf ruhig in meinem Bett.
Ich bin jetzt echt entspannt.
Hab das Monster ganz verbannt.
Ein Alptraum mir jetzt nichts mehr kann.
Yo, Mann.

10.3 Identifikation negativer Elemente

Der nächste Schritt ist die Identifikation negativer Elemente im Traum, sprich die Patientin bzw. der Patient soll herausfinden, welche Teile des Traums negative Gefühle wie Angst, Ekel oder Scham hervorrufen. Bleibt man in der Metapher des Horror- oder Gruselfilms, dessen Drehbuch verändert werden soll, könnte die Instruktion wie folgt aussehen:

Instruktion zur Identifikation negativer Elemente

„Wir haben uns ja nun deinen Traum ganz genau angeschaut. Erinnerst du dich noch daran, dass ich dir am Anfang erklärt habe, dass du nicht mehr die Hauptdarstellerin/der Hauptdarsteller sein wirst, sondern die Drehbuchautorin oder der Regisseur? [Antwort abwarten, ggf. nochmal erläutern, was das ist] Was glaubst du, macht eine Drehbuchautorin oder ein Regisseur denn, wenn ihr oder ihm Stellen im Film nicht gefallen, z. B. weil sie zu gruselig sind? [Antwort abwarten] Genau! Die Stellen streichen. Das wollen wir jetzt auch tun. Wir suchen alles raus, was deinen Alptraum zum Gruselfilm macht und dich nachts nicht schlafen lässt."

Im Weiteren wird der Patientin oder dem Patienten entweder ein roter Stift gegeben, mit dem im Kunstwerk diejenigen Stellen markiert werden können (vgl. Abb. 6), die aus dem Traum entfernt werden sollen, oder die entsprechenden Traumelemente werden benannt und von der Therapeutin oder dem Therapeuten entweder ans Whiteboard geschrieben oder direkt in die linke Spalte von *Arbeitsblatt 10: Die Veränderung beginnt* eingetragen.

Dieser Schritt fällt den Patientinnen und Patienten meist verhältnismäßig leicht, weil es im Traum einen Wendepunkt gibt, an dem die Stimmung kippt und der Traum zum Alptraum wird, oder weil es in ihm sehr offensichtliche beängstigende Elemente gibt. Bei Träumen, in denen es einzelne Details sind, die die negativen Emotionen hervorrufen, kann dies schon schwieriger sein. Dann muss der zuvor rekonstruierte Alptraum Stück für Stück durchgegangen werden. Insbesondere Träume, die sehr wenig Handlung haben oder die nicht vollständig erinnert werden, können Schwierigkeiten bereiten (vgl. Fallbeispiel in 10.2.1). Einerseits ist hier zu beachten, dass auch negative Gedanken (z. B. „das schaff ich nicht") oder Gefühle (z. B. „diese Panik, dass mein Herz so feste geklopft hat") Elemente des Traums sind, die man im Bild nur meist nicht sieht. Andererseits können negative Elemente jedoch in abgeschwächter Form auch weiter existieren, so behielt die kleine Anna aus Kapitel 10.2.1 das Loch bei, in das sie fiel, änderte aber die Helligkeit im Loch und sprang, anstatt zu fallen. Es ist nicht wichtig, wie viele Elemente gefunden werden, es sollte für die weiteren Schritte jedoch nach Möglichkeit eine Auswahl zur Verfügung stehen.

In einigen Fällen ist den Träumenden im Nachhinein unklar, warum sie während des Traums einen starken negativen Affekt erlebt haben. Bei der Nacherzählung kommt ihnen der Traum wenig bedrohlich oder sogar albern vor. Ist dies der Fall – und nur dann (!), kann es hilfreich sein, den berichteten Traum in Form einer Imaginationsübung noch einmal mit allen beteiligten Sinnen zu rekonstruieren, damit die Patientin bzw. der Patient ihn ganzheitlicher erleben und sich an die Emotionen erinnern kann.

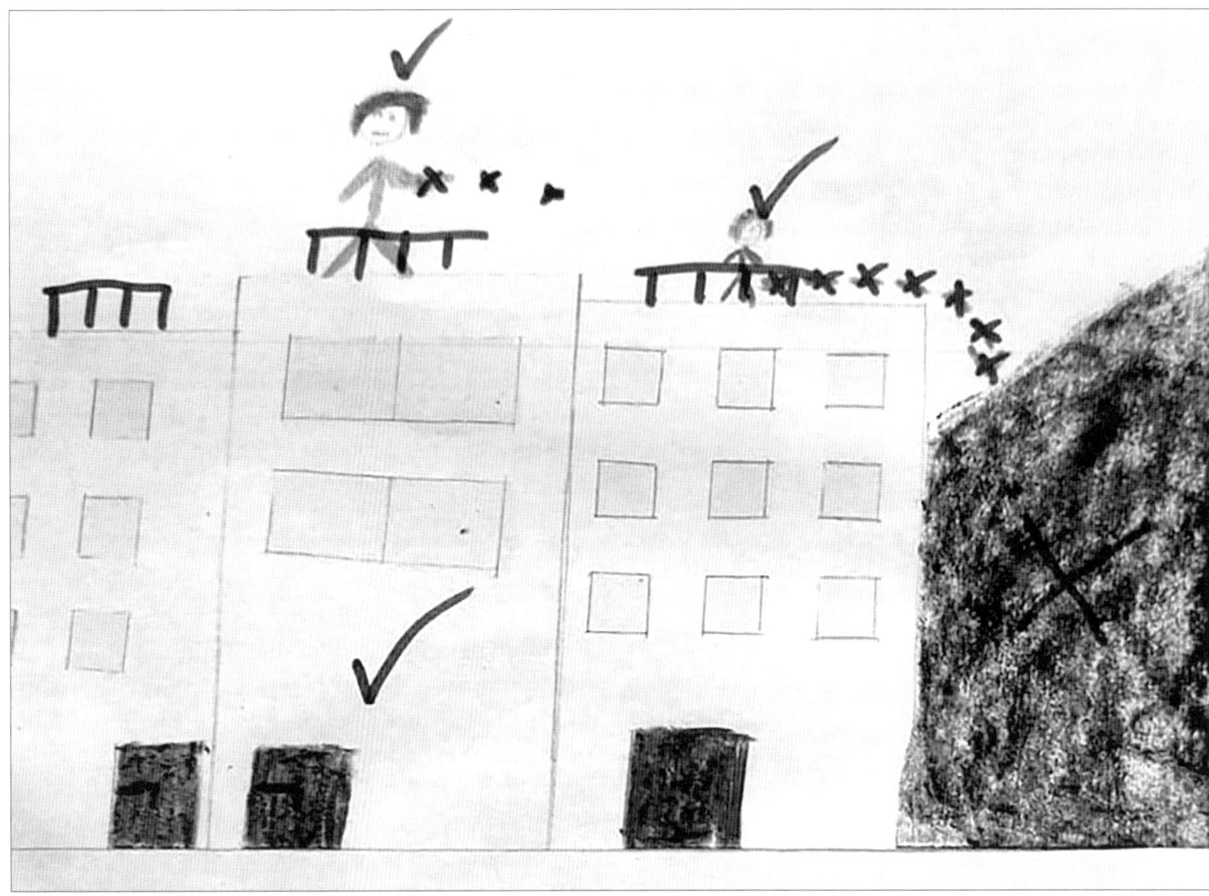

Abbildung 6: Negative Elemente sowie Elemente, die im Traum verbleiben sollten, wurden markiert (Durchstreichen der Waffe und des Schusses, des Falls sowie des Abgrundes, Hinzufügen eines Geländers, das Gebäude und die Personen durften bleiben)

10.4 Identifikation charakteristischer Elemente

Die modifizierte Traumfassung sollte bei den Patientinnen und Patienten keine starken negativen Emotionen mehr hervorrufen, oder zu einer so starken emotionalen Erregung führen, dass es zum Erwachen kommt. Nichtsdestotrotz kann der Alptraum nicht einfach durch einen völlig anderen Traum ersetzt werden, da eine assoziative Verknüpfung zwischen beiden Traumversionen erhalten bleiben muss. Häufig ist es eine Gratwanderung zwischen zu viel (Zusammenhang zum ursprünglichen Alptraum fehlt) und zu wenig Veränderung (bei der neuen Traumversion handelt es sich nach wie vor um einen Alptraum). Um diesem Problem entgegenzuwirken, werden vor der eigentlichen Modifikation solche Elemente herausgearbeitet, die eine Verknüpfung beider Träume ermöglichen, die charakteristisch für den Alptraum sind, ohne starke negative Gefühle hervorzurufen. Es handelt sich dabei häufig um die Umgebung im Traum, das Setting des Traumanfangs oder einzelne Gegenstände bzw. Personen. Manchmal können oder sollen negative Elemente auch unter der Voraussetzung als charakteristische Elemente bleiben, dass sie abgeschwächt oder im Verlauf bewältigt werden. Gelegentlich gibt es sogar einzelne Details, die als positiv empfunden wurden, auch diese Elemente dürfen und sollen selbstverständlich in der neuen Traumgeschichte wiederauftauchen. Die Auswahl der Elemente ist immer subjektiv, nur die jeweilige Patientin bzw. der Patient kann wissen, welche Bestandteile des Traumes so elementar sind, dass sie in der modifizierten Traumfassung wieder vorkommen müssen, und ob die Elemente ausreichend wenig negative Emotionen hervorrufen, um im Traum bleiben zu dürfen. Diese Bestandteile des Traums können ebenfalls am Flipchart/Whiteboard oder in der rechten Spalte des Arbeitsblattes 10 notiert werden. Die Instruktion könnte beispielsweise folgendermaßen lauten:

> **Instruktion zur Identifikation charakteristischer Traummerkmale**
>
> „Nachdem du nun als gewissenhafte Drehbuchautorin/als gewissenhafter Regisseur alle Gruselelemente rausgesucht hast, müssen wir nun noch etwas tun. Nämlich herausfinden, was denn eigentlich im Traum bleiben kann. Damit der neue, harmlosere Traum noch etwas mit deinem Gruselfilm zu tun hat, müssen einige wichtige Sachen bleiben. Was das ist, schauen wir jetzt gemeinsam. Häufig ist es zum Beispiel der Ort, wo der Traum spielt, oder welche Menschen in ihm beteiligt sind."

Handelt es sich um ein gemaltes Bild, kann der Patientin oder dem Patienten nun ein grüner Stift gereicht werden mit der Aufforderung, alle charakteristischen Merkmale zu markieren (vgl. Abb. 6). Alternativ oder ergänzend können sie am Whiteboard oder in der rechten Spalte von *Arbeitsblatt 10: Die Veränderung beginnt* notiert werden (vgl. Abb. 7).

10.5 Erarbeitung eines alternativen Traumhergangs

Es gibt bei der Modifikation der Alpträume verschiedene Möglichkeiten. Manche Patientinnen und Patienten geben dem Traum ab einem bestimmten Schreckmoment eine positive Wendung. Mit Schreckmoment ist der Augenblick im Alptraum gemeint, bis zu dem vermeintlich alles in Ordnung war und an dem der Traum dann eine überraschende, negative und meist beängstigende Wendung nimmt. Zum Bei-

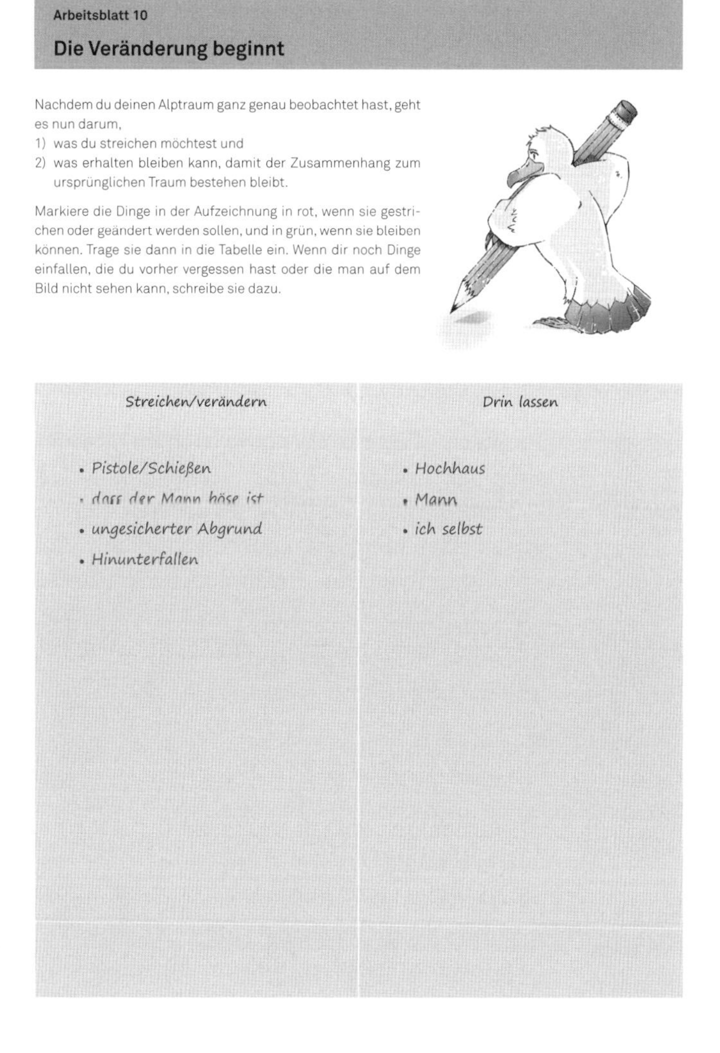

Arbeitsblatt 10

Die Veränderung beginnt

Nachdem du deinen Alptraum ganz genau beobachtet hast, geht es nun darum,

1) was du streichen möchtest und
2) was erhalten bleiben kann, damit der Zusammenhang zum ursprünglichen Traum bestehen bleibt.

Markiere die Dinge in der Aufzeichnung in rot, wenn sie gestrichen oder geändert werden sollen, und in grün, wenn sie bleiben können. Trage sie dann in die Tabelle ein. Wenn dir noch Dinge einfallen, die du vorher vergessen hast oder die man auf dem Bild nicht sehen kann, schreibe sie dazu.

Streichen/verändern	Drin lassen
• Pistole/Schießen	• Hochhaus
• dass der Mann böse ist	• Mann
• ungesicherter Abgrund	• ich selbst
• Hinunterfallen	

Abbildung 7: Arbeitsblatt 10: Die Veränderung beginnt, am Beispiel von Patient Max

spiel in einem Traum, in dem der Träumende mit einem Fahrrad nach Hause fährt, und plötzlich springt eine dunkle Gestalt aus dem Gebüsch. Den Schreckmoment als Teil des modifizierten Traums bestehen zu lassen und erst danach verändernd einzugreifen, ermöglicht bei vielen Patientinnen und Patienten eine erfolgreichere Modifikation, da die Struktur des modifizierten Traums nah an dem ursprünglichen Alptraum angelehnt ist. Bei anderen Patientinnen und Patienten ist er zu stark emotional negativ besetzt und die Modifikation muss schon vorher einsetzen. Es gibt auch Alpträume ohne bestimmten Schreckmoment oder Wendepunkt, sondern mit mehreren angstbesetzten Details innerhalb des gesamten Alptraums oder einer negativen Traumstimmung von Anfang an. Bei solchen Alpträumen müssen möglichst diese Details modifiziert werden, der Alptraumverlauf an sich kann häufig beibehalten werden.

Es ist sehr unterschiedlich, wie nah Patientinnen und Patienten am ursprünglichen Traum bleiben können oder möchten, ebenso wie realistisch oder vermeintlich konstruktiv der Lösungsversuch ist. Es gibt keine Hinweise darauf, dass ein aggressives Vorgehen (z.B. einen Aggressor mit Gewalt unschädlich machen) oder auch ein eher defensives Vorgehen (bestimmte Dinge treten gar nicht mehr auf etc.) weniger zum Ziel führen als ein aus therapeutischer Sicht für das reale Leben besonders konstruktiver, aktiver und sozial akzeptierter Weg. Relevante Kriterien – und das kann subjektiv sehr unterschiedlich ausfallen – sind, ob die jeweilige Patientin bzw. der jeweilige Patient den Zusammenhang zum ursprünglichen Traum (a) noch als eng genug ansieht und ob (b) der negative Affekt ausreichend gesenkt werden konnte.

Tipp aus der Praxis:

Die meisten Patientinnen und Patienten können dies intuitiv ziemlich gut einschätzen.

Almas Tipp

Der „neue Traum" muss noch einen Zusammenhang haben mit dem Alptraum. Aber du solltest ihn so stark verändern, dass du dabei ruhig schlafen kannst.

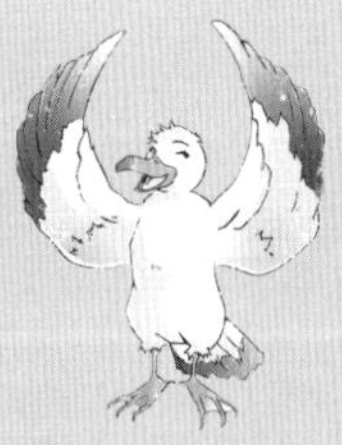

Manche Patientinnen und Patienten entwickeln spontan eine Idee, wie sie ihren Traum verändern können, nachdem negative und charakteristische Elemente identifiziert wurden. In diesem Fall kann der nachfolgende Schritt übersprungen werden und direkt erfragt werden, wie die jeweilige Patientin bzw. der jeweilige Patient sich den alternativen Traum vorstellt und diesen mit den zuvor gewählten Medien gestalten oder berichten lassen. Häufig gelingt dies allerdings nicht. Darum hat sich ein Vorgehen in Einzelschritten bewährt, was nachfolgend genauer beschrieben wird. Außerdem kann es entlastend wirken, wenn die Therapeutin bzw. der Therapeut darüber informiert, dass diese anfängliche „Blockade" völlig normal ist (vgl. Instruktion im Kasten).

Beispielinstruktion für die Suche nach Alternativen

„Du hast als Drehbuchautorin/Regisseur erfolgreich entschieden, was aus dem ursprünglichen Drehbuch (= Alptraum) raus muss und was bleiben kann. Nun geht es darum, dass wir Alternativen finden zu dem, was raus muss oder geändert werden soll. Wenn dir spontan nichts einfällt, verrate ich dir einen Trick, wie es doch gelingen kann: Wir denken erst einmal gar nicht an den ganzen Traum, sondern gehen Schritt für Schritt vor. Wir schauen uns jede einzelne Sache an, die geändert werden muss, und lassen unsere Fantasie spielen, welche Möglichkeiten es so gäbe. Wir haben die einzelnen Punkte ja notiert (auf das Whiteboard oder das Arbeitsblatt 10 deuten) bzw. in deinem Bild markiert (auf das Bild deuten). Unsere Ideen werde ich erst einmal für dich aufschreiben und später schauen wir, was du dir besonders gut vorstellen kannst. Erst ganz am Ende machen wir aus all den guten Ideen dann das neue Drehbuch."

Ein Beispiel:
„Die ‚Dunkelheit' soll weg. Was fällt dir alles ein, was stattdessen sein könnte? [Ideen abwarten] Super, das sind schon ganz tolle Ideen. [wenn nötig weiter:] Neben Dingen, die auch im echten Leben klappen würden, wie eine Taschenlampe, oder dass die Sonne aufgeht, darfst du dir in deiner Fantasie auch alles Mögliche andere vorstellen. Vielleicht hast du einen Zauberstab dabei wie Harry Potter und sprichst einen Lichtzauber. Oder du hast eine App auf dem Handy, mit der du das Wetter beeinflussen kannst ..."

Almas Tipp

Kein Wunder, dass dir erst einmal nichts einfällt, denn im Traum bist du ja hilflos und kannst nichts tun. Damit es dir leichter fällt, deinen Traum zu verändern, hör dir die Tipps deiner Therapeutin/deines Therapeuten genau an und gehe schrittweise vor.

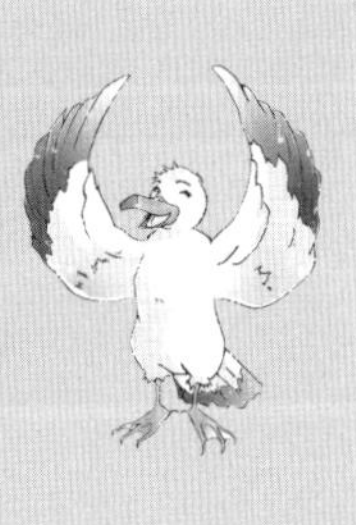

Grundsätzlich gilt immer, dass die Patientinnen und Patienten möglichst eigenständige Veränderungsversuche machen sollen. Gelingt es ihnen gar nicht, eigenständige Ideen zu generieren, kann die Therapeutin bzw. der Therapeut unterstützen und Beispiele nennen. Dabei sollten nach Möglichkeit immer mehrere Beispiele aus unterschiedlichen Bereichen genannt werden. Außerdem sollte stets beachtet werden, dass es individuell verschieden ist, welche Traumelemente sich eignen, und dass die Patientin bzw. der Patient letztendlich selbst entscheiden muss, bei welchen Elementen sie oder er sich vorstellen kann, dass diese am Ende in das neue Traumskript passen.

Tipp aus der Praxis:

Die meisten Patientinnen und Patienten schaffen es nach einer kleinen Anlaufphase oft, erstaunlich kreative Ideen zu entwickeln, auf die die Therapeutin oder der Therapeut nicht gekommen wäre. Es sollte darauf geachtet werden, dass stets genug Raum für die eigenen Ideen der Patientinnen und Patienten bleibt, Vorschläge von therapeutischer Seite sind eher dafür da, den Brainstorming-Prozess in Gang zu setzen.

Die Ideen für den neuen Traum können entweder am Whiteboard oder direkt auf dem *Arbeitsblatt 11: Ideen für den neuen Traum* gesammelt werden (notiert oder skizziert). Wenn die Patientin oder der Patient schnell eine konkrete Idee hat, wie der alternative Traumhergang aussehen könnte, kann dieser nicht nur aufgegriffen werden (s.o.), sondern auch direkt kreativ umgesetzt werden. Natürlich kann auch beim schrittweisen Vorgehen jede einzelne Idee gemalt, gespielt oder gebastelt werden. Da dies jedoch sehr zeitintensiv werden kann, empfiehlt sich ein solches Vorgehen nur dann, wenn das betroffene Kind mit dem reinen Gespräch überfordert wäre und/oder eine geringe Motivation zeigt.

Fallbeispiel: Max (Fortsetzung, vgl. S. 92)

Therapeutin (Th.): Da sind wir ja schon richtig weit gekommen. Hier (deutet auf das Bild mit den Markierungen) hast du genau markiert, was sich ändern muss im Traum.

Max: Ich hab‘ auch direkt ein Geländer gemalt, weil ich Kein-Geländer ja schlecht ankreuzen konnte.

Th.: (nickt) Verstehe, eine klasse Idee. Das heißt, das Problem mit dem Runterfallen hast du schon gelöst?

Max: Ja.

Th.: Gäbe es noch andere Möglichkeiten?

Max: Hm ... vielleicht.

Th.: Sollen wir mal gemeinsam überlegen?

Max: Brauchen wir nicht, ich finde das Geländer reicht.

Th.: Okay, was machen wir mit dem Mann?

Max: Der soll keine Pistole haben und nicht schießen.

Th.: Alles klar, die Pistole kommt weg. Wäre es vielleicht hilfreich zu wissen, wer der Mann ist oder was er da oben macht?

Max: Er muss auf jeden Fall freundlich sein!

Th.: Das klingt logisch (schreibt „freundlicher Mann“ auf).

Max: Vielleicht ist das ja mein Papa. Dann bräuchte ich auch nicht mehr so viel Angst haben, weil ich so hoch oben bin.

Th.: Prima Idee. Könnte es auch jemand anders sein.

Max: Nein, ich möchte meinen Papa mit dabeihaben.

Th.: Dann bleibt noch dieser fiese schwarze Abgrund, in den du nicht mehr stürzen willst.

Max: Wir könnten vielleicht einfach wieder die Treppen runtergehen.

Th.: Das wäre eine Idee.

Max: Ja, aber die ist uncool und außerdem gehört „da runter“ ja zum Traum.

Th.: Okay ... gäbe es denn eine harmlosere Variante?

Max: Vielleicht ein riesengroßes Hüpfkissen (überlegt kurz). Oder eine Rutsche (strahlt)!

Th.: Ich schreib das mal alles auf, und gleich überlegen wir, welche Ideen am Ende in den neuen Traum kommen.

Max: Also erst hab‘ ich gedacht, das geht doch gar nicht. Aber jetzt ist das total klar (nimmt schon den ersten Stift in die Hand). Ich bin mit meinem Papa auf dem Dach und wir rutschen eine ganz tolle lange Rutsche runter. Steil, aber nicht so, dass ich Angst zu haben brauche.

Th.: Du rutschst wohl gern?

Max: Total.

Th.: Ist es denn für den neuen Traum noch wichtig, wie ihr dahin gekommen seid?

Max: Glaube nicht.

Th.: Ok, dann probieren wir diese Version doch einfach mal aus, malen den neuen Traum und schauen dann, ob du ruhig weiterschlafen kannst.

Max: Ja (zeichnet und klebt die Ideen in das Bild ein).

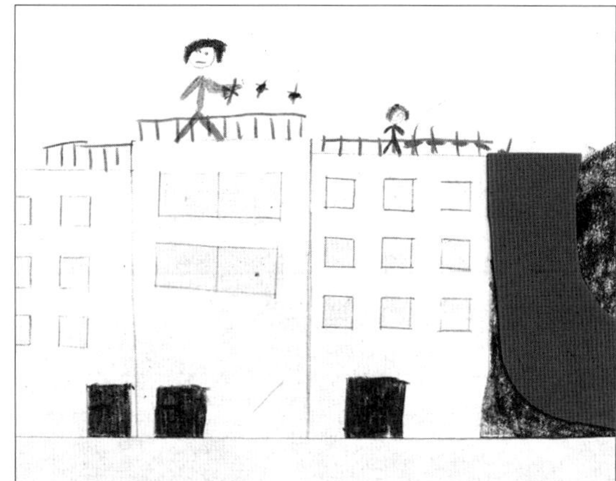

10.5.1 Alternative Traumelemente

Im Fallbeispiel kristallisierte sich schnell heraus, welche der erwogenen Ideen in den neuen Traum aufgenommen werden sollten. Geschieht dies nicht, wird die Liste mit den gesammelten Alternativen (Whiteboard oder Arbeitsblatt 11) gemeinsam in Augenschein genommen und die einzelnen Alternativen werden erprobt. Dies geschieht im Rahmen von kleinen Imaginationssequenzen stets mit den anschließenden Fragen, ob die Patientin oder der Patient sich die Idee einerseits gut vorstellen konnte und andererseits keine (starken) negativen Gefühle durch sie hervorgerufen wurden. Entsteht der Eindruck, dass bereits im Gespräch bzw. im Spiel ein Erleben der Szene erfolgt, kann auf eine explizite Imaginationsübung verzichtet werden (vgl. Kapitel 9). Ideen für den neuen Traum, die entweder nicht vorstellbar sind oder zu starke negative Emotionen auslösen, werden in der Aufzählung wieder gestrichen.

Im nächsten Schritt werden die noch verbleibenden Ideen zur Modifikation dahingehend überprüft, ob sie grundsätzlich in die Traumgeschichte passen könnten. Befindet man sich beispielsweise in einer dunklen Höhle und das negative Element ist die Dunkelheit, ist es wenig passend, einfach einen Lichtschalter zu betätigen oder die Vorhänge aufzuziehen. Eine Grubenlampe zu besitzen oder einen Ausgang oder ein Loch zu finden, sodass Licht in die Höhle fällt, wären hingegen mit dem Ort des Traumgeschehens zu vereinbaren. Grundsätzlich sind auch zunächst abwegige Versionen erlaubt, z.B. ein Lichtschalter am dicksten Baum der Lichtung oder ein Fenster in der Höhle, das sich hinter Vorhängen verbirgt – diese unrealistischen Elemente müssen dann jedoch gut vorstellbar sein und für die betreffende Patientin bzw. den Patienten subjektiv gut in ihre/seine Traumgeschichte integrierbar sein.

Almas Tipp

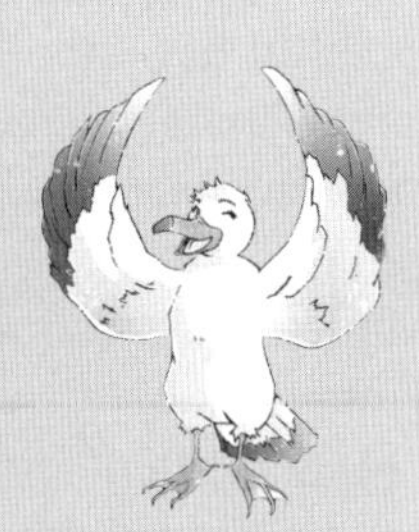

Wenn du keine Idee hast, wie du deinen Alptraum verändern kannst, dann tu für einen Moment so, als würden die negativen Elemente alle für sich alleinstehen und nicht miteinander zusammenhängen. Überlege in deiner Rolle als Drehbuchautorin/Regisseur, welche Möglichkeiten es für die einzelnen Dinge geben könnte.

Denke dran: Im Film und im Traum sind auch solche Sachen erlaubt, die in der Wirklichkeit nicht möglich sind!

10.5.2 Entwicklung einer vollständigen, alternativen Traumgeschichte

Bei der Entwicklung einer vollständigen, alternativen Traumgeschichte, also dem neuen „Drehbuch" (Traumskript), geht es darum, aus der Liste an verbliebenen Ideen diejenigen auszuwählen, die am besten zusammenpassen, und daraus eine zusammenhängende, in sich schlüssige Geschichte zu entwickeln. Eine wichtige Frage ist dabei immer, wie viel negativer Affekt

a) sein muss, um die neue Traumgeschichte mit dem ursprünglichen Alptraum in Verbindung zu bringen (vgl. Kapitel 10.4),
b) und sein darf, damit man das Gefühl entwickelt, mit dem neuen Traum gut zu schlafen können.

Manchmal muss die Patientin oder der Patient darauf hingewiesen werden, dass es nicht reicht, nur eine emotional neutrale Geschichte zu entwickeln, und dass leichte negative Gefühle sowie eine zeitweise leichte Anspannung durchaus auftreten dürfen (vgl. Almas Tipp in Kapitel 10.5).

Das neue Drehbuch kann ähnlich lang sein wie der ursprüngliche Alptraum, es kann aber auch sehr viel kürzer oder sehr viel länger werden. Das betrifft einen geschriebenen Text oder eine erzählte Geschickte ebenso wie die Handlung, die gemalt, gebastelt oder gespielt dargestellt wird. Ein kürzerer Traum entsteht in der Regel dann, wenn eine lange bedrohliche Episode zu einem frühen Zeitpunkt aufgelöst oder verhindert wird. Eine längere Traumversion kann beispielsweise dann entstehen, wenn der ursprüngliche Traum sehr wenig Handlung hatte und für den neuen Traum praktisch eine neue Rahmenhandlung entwickelt werden musste (vgl. Fallbeispiel in Kapitel 10.2.1). Die Länge des neuen Traums ist nicht von Belang. Wichtig ist, dass die Patientin bzw. der Patient in der Lage ist, sich die Traumgeschichte gut vorzustellen. Dies wird dadurch erleichtert, dass die neue Traumgeschichte möglichst detailliert beschrieben wird (vgl. Almas Tipp). Beim Aufschreiben sollte immer die erste Person Präsens verwendet werden, um eine möglichst lebhafte Geschichte zu gestalten. Die Verwendung von wörtlicher Rede und auch der wörtlichen Wiedergabe von Gedanken ist ebenfalls hilfreich. Dies gilt auch, wenn über ein Bild oder eine szenische Darstellung gesprochen wird, wie z. B.: Der Helfer ist groß und trägt einen bunten Mantel. Er kommt, stellt sich beschützend vor mich und sagt: „Hab keine Angst, ich bin jetzt bei dir und beschütze dich."

Almas Tipp

Damit der neue Traum gut vorzustellen ist, male dir alles ganz genau aus: Was kannst du sehen? Was hören? Was genau wird gesagt?

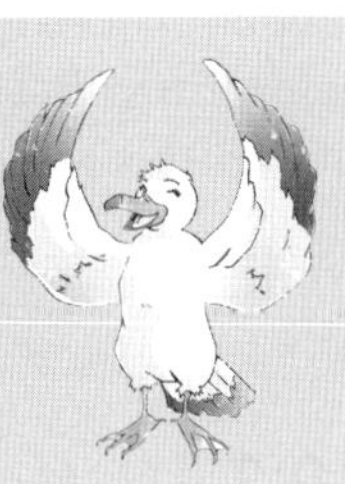

10.5.3 Erprobung der neuen Traumgeschichte

Besteht eine erste Version der neuen Traumgeschichte, die entweder die Patientin oder der Patient selbst oder die Therapeutin bzw. der Therapeut notiert hat, wird diese Traumgeschichte erprobt, sprich in einer Imaginationsübung daraufhin überprüft, ob die Patientin bzw. der Patient sie sich zum einen gut vorstellen kann und zum anderen, ob starke negative Gefühle auftreten.

Fällt es der Patientin bzw. dem Patienten schwer, sich die Szenen des neuen Traumes vorzustellen, wird zunächst überprüft, ob eine detailliertere Schilderung Abhilfe schaffen kann. Auch ist es gerade bei Patientinnen und Patienten mit weniger stark ausgeprägter Fantasie und Vorstellungskraft möglich, dass die Imagination erst beim zweiten oder dritten Versuch gelingt, sodass eine wiederholte Durchführung notwendig ist. Falls dies nicht zum gewünschten Erfolg führt, muss erwogen werden, das Traumskript selbst noch einmal zu verändern. Das Gleiche gilt, wenn die Szene nach wie vor einen starken negativen Affekt hervorruft. Da es eher die Regel als die Ausnahme ist, dass eine Geschichte nach der ersten Erprobung noch weiter verändert oder in ihrer ersten Fassung vollständig verworfen wird, sollte dies frühzeitig kommuniziert werden, sodass keine unnötige Frustration entsteht.

Almas Tipp

Ein perfektes Drehbuch schreibt man selten auf Anhieb. Darum sei nicht frustriert, wenn du beim Ausprobieren merkst, dass noch Dinge verbessert werden müssen.

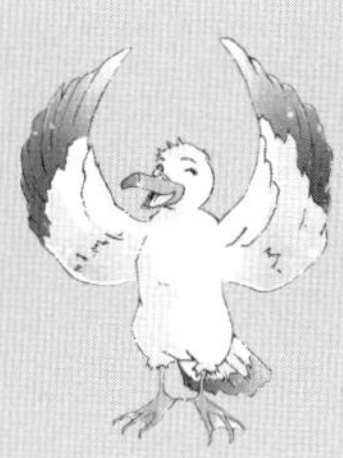

Ein Problem, das sich häufig nach einer ersten Erprobung ergibt, ist, dass die neue Traumgeschichte kein eigentliches Ende hat. Dann könnte die Stimmung im Traum nach Ende des alternativen Traumes „kippen", z. B. weil der Verfolger nicht dingfest gemacht wurde und doch wieder auftaucht. Oder – wie im Fall der kleinen Anna in Kapitel 10.2.3 – die Lösung zwar gut ist, aber nicht ausreicht („Was mach ich denn dann?").

Um hier Sicherheit zu schaffen, ist es in der Regel sinnvoll, die Patientin bzw. den Patienten aufzufordern, sich zu überlegen, wie der jeweilige Traum enden könnte bzw. sie oder ihn bei der Konkretisierung des Traumendes zu unterstützen. Es ist auf jeden Fall wichtig, dem neuen Traum ein gutes Ende zu geben und dieses klar zu markieren, sodass das Kind sich sicher und erleichtert fühlt, z. B. „Und jetzt weiß ich, dass ich in Sicherheit bin und mir nichts mehr passieren kann." oder „Mit diesem Gefühl der Erleichterung kann ich gut und ohne Angst weiterschlafen." Wie umfangreich das Ende des neuen Traums sein muss, kann individuell sehr unterschiedlich sein. Während es dem einen Patienten reicht, im letzten Satz zu formulieren, dass er am Ende wieder nach Hause geht, braucht beim anderen Extrem eine andere Patientin eine Fortsetzung der Handlung, die sich über mehrere Szenen erstreckt und ggf. einen Zeitraum von mehreren Wochen widerspiegeln kann. Wenn ein umfangreiches Ende der Patientin oder dem Patienten die Sicherheit gibt, die sie bzw. er braucht, um sich den Traum in Ruhe vorstellen zu können, ist es gerechtfertigt, sich hiermit länger zu beschäftigen. Vergleichbares gilt auch, wenn im Laufe des Traumes „Lücken" entstehen, Teile der Szene(n) also nicht neu gefüllt wurden und sich deshalb Elemente aus dem ursprünglichen Traum in die Erinnerung einschieben. Das passiert besonders häufig dann, wenn Sinneskanäle, die im ursprünglichen Alptraum bedeutend waren, nicht oder wenig angesprochen wurden.

Eine erneute Erprobung in Form einer Imaginationsübung erfolgt dann, wenn die aufgetretenen Schwierigkeiten augenscheinlich behoben worden sind. Dieser Vorgang wird so lange wiederholt, bis ein Traumskript entstanden ist, das die folgenden Kriterien erfüllt:

- Die Patientin bzw. der Patient kann sich die Traumgeschichte vollständig vorstellen.
- Der Traum ist in sich schlüssig und hat kein offenes Ende.
- Er erzeugt keinen starken negativen Affekt, der zum Erwachen führen würde (leichte negative Affekte oder Anspannung sind möglich).
- Es besteht ein Zusammenhang zum ursprünglichen Alptraum, dieser ist aber nicht zu groß.

Fallbeispiel: Max (Fortsetzung)

Auch im Fall von Max wurde noch ein Traumende überlegt:

... Ich rutsche mit Papa zusammen juchzend die Rutsche runter. Ich merke, dass ich ganz schön aufgeregt bin. Unten angekommen, nimmt Papa mich an die Hand und schaut mich an. Er sagt: „Max, das war ein spannender Ausflug. Nun ist es aber Zeit, nach Hause zu gehen. Mama wartet sicher schon mit einer schönen warmen Badewanne auf uns." Ich drücke Papas Hand und gehe neben ihm her durch die fremden Straßen. In seiner Gegenwart habe ich keine Angst. Trotzdem bin ich froh, als wir in die Straße einbiegen, in der wir wohnen. Ich bin wieder zu Hause. Mama steht schon an der Tür und winkt, natürlich ruft sie: „Beeil dich, das Badewasser wird kalt".

Die gesamte Traumgeschichte zu dem gemalten Bild wurde von der Therapeutin notiert und Max und seiner Mutter in der nächsten Stunde mitgegeben.

10.6 Imagination des neuen Traums

Mit der Modifikation ist der größte Schritt im Rahmen des Therapieprogramms gemacht, mit ihr allein ist jedoch noch kein allzu großer Therapieerfolg zu erwarten. Der Traum in seiner neuen Fassung muss nun regelmäßig geübt, also vorgestellt, werden. In der Regel erfolgt dies im Rahmen von wiederholter Imagination (vgl. Imagery-Rehearsal-Therapie). Begonnen wird damit in der Sitzung unter therapeutischer Anleitung; wenn absehbar ist, dass die Durchführung zu Hause nicht eigenständig durchgeführt werden kann auch unter Einbeziehung der Bezugsperson. Dann soll sich die Patientin bzw. der Patient den neuen Traum in den nächsten Wochen nach Möglichkeit täglich vorstellen (vgl. Kapitel 10.8). Dafür kann der Text mit der Alptraumgeschichte auf einen Tonträger aufgenommen (auch in der Sitzung) und selbstständig abgespielt werden. Der Text könnte von einer Bezugsperson vorgelesen oder – was etwas ungünstiger wäre – selbst gelesen werden. Wenn auf Basis von Bildmaterial gearbeitet wurde, kann das Kind die Bilder etc. der Bezugsperson zeigen und entweder den neuen Traum dabei erzählen, darüber ins Gespräch kommen oder ihn auch nachstellen. Wichtig ist lediglich, dass es nicht bei einem rein rationalen Berichten bleibt, sondern dass die neue Traumgeschichte möglichst plastisch erlebt wird.

Besonders günstig wären diese Vorstellungsübungen vor dem Zubettgehen, da das neue Traumskript dann beim Einschlafen eine besonders hohe Präsenz im Gedächtnis hat.

10.7 Reflexion des Vorgehens

Nachdem der erste Alptraum erfolgreich modifiziert wurde, soll die Patientin bzw. der Patient nun explizit lernen, wie genau die einzelnen Schritte der Alptraummodifikation aussehen und was jeweils beachtet werden muss. Gibt es lediglich einen einzigen Alptraum, der sich stets wiederholt, wird die Besprechung des Vorgehens der Alptraummodifikation vorweggenommen, um gleich eine höhere Eigenverantwortlichkeit entwickeln zu können (vgl. Tab. 8 in Kapitel 10.1). Auch wenn bereits eine Modifikation durchgeführt wurde, bei dieser aber spontan ein neuer Traumhergang entwickelt werden konnte, würden alle Zwischenschritte erörtert.

Das Vorgehen bei der Alptraumbehandlung gliedert sich in fünf Schritte (vgl. Kasten und *Arbeitsblatt 9: Alpträume verändern*), die jeweils erklärt werden. Wo möglich sollte dabei auf bisher erlangte Erfahrungen Bezug genommen bzw. das Vorgehen an konkreten Beispielen erläutert werden. Wenn nicht bereits erfolgt, können an dieser Stelle auch die Arbeitsblätter 5 und 10/11 eingeführt werden.

Vorgehen bei der Alptraumbehandlung		
Das Drehbuch umschreiben in fünf Schritten (vgl. Arbeitsblatt 9)	**Worum geht es?**	
Schritt 1: Nimm den Alptraum genau unter die Lupe Als Voraussetzung für das erfolgreiche Umschreiben muss der ursprüngliche Alptraum genau untersucht werden. Was ist passiert? Was hast du wahrgenommen? Wie hast du dich gefühlt? Schreibe oder male den Alptraum mithilfe des Beobachtungsbogens *(Arbeitsblatt 5: Den Alptraum unter die Lupe nehmen)* auf oder sprich ihn genau durch. Sehr quälende Abschnitte, die sowieso später entfernt werden, können dabei im Zeitraffer vorgespult werden.	Vorgehen bei der Alptraumrekonstruktion	Kapitel 7.4
Schritt 2: Finde heraus, welche Dinge den Traum zum echten Gruselfilm machen und was bleiben kann Nimm dir die Aufzeichnung deines Traums noch einmal vor. Markiere in rot, was auf jeden Fall geändert oder entfernt werden muss. Markiere in grün, was bleiben kann. So stellst du sicher, dass du später zwar einerseits gut schlafen kannst, andererseits die beiden Traumversionen aber auch noch etwas miteinander zu tun haben.	Identifikation • negativer sowie • charakteristischer Elemente	Kapitel 10.3 und 10.4
Schritt 3: Denk dir Alternativen aus Denke dir für unerwünschte Dinge und Traumabschnitte, die du streichen willst, Alternativen aus. Wenn dir auf Anhieb nichts einfällt, was gut in deinen Traum passt, mache erst einmal ein „Brainstorming". Schreibe oder zeichne alles auf, was dir einfällt. Später kannst du dann immer noch schauen, was du dir davon am besten vorstellen kannst.	Entwicklung von alternativen Ideen	Kapitel 10.5.1
Schritt 4: Verfasse das neue Traum-Drehbuch Suche dir aus den Ideen aus Schritt 3 diejenigen aus, die am besten zu deinem neuen, harmlosen Traum passen und die dir am besten gefallen. Schreibe oder male den Traum auf. Überprüfe dann das neue Drehbuch bzw. den neuen Traum, indem du ihn dir vorstellst. Korrigiere und ergänze, wenn notwendig, bis du dir vorstellen kannst, ruhig weiterzuschlafen.	Entwicklung eines zusammenhängenden Traumskripts	Kapitel 10.5.2 und 10.5.3
Schritt 5: Stelle dir den neuen Traum vor Es ist fast geschafft. Nachdem du das neue Traum-Drehbuch fertiggestellt hast, muss es jetzt nur noch „ins Gedächtnis eingespeist werden". Dazu stellst du dir den Traum zwei Wochen lang jeden Tag vor – wie bei den Imaginationsübungen. Du kannst eine Audioaufnahme erstellen, ihn dir vorlesen lassen oder mit jemandem über den neuen Verlauf sprechen. Wichtig ist, dass du dabei auf die Details achtest, damit die Vorstellung „mit Bild und Ton" gelingt.	Wiederholte Imagination	Kapitel 10.6 und 10.8

10.8 Hausaufgaben

Die Alptraummodifikation erstreckt sich in der Regel über insgesamt vier Therapiesitzungen. Der zeitliche Umfang der Behandlung ebenso wie die Möglichkeiten, Patientinnen und Patienten eigenständig im Rahmen von Hausaufgaben einzelne Arbeitsschritte oder ganze Alptraummodifikationen zu übertragen, steht und fällt neben dem Entwicklungsalter oft mit dem Vorhandensein und der Schwere komorbider Störungen. Bei ADHS-Betroffenen wird auch bei der Alptraumtherapie das Selbstmanagement im Rahmen der Hausaufgaben schwerfallen. Depressive Patientinnen und Patienten fühlen sich mit der eigenständigen Bearbeitung zunächst ebenfalls überfordert und geraten schnell in ein Hilflosigkeitserleben. In solchen Fällen sollte behutsam mit Art und Umfang der alptraumbezogenen Hausaufgaben vorgegangen werden.

Zu Beginn, also während der Modifikation des ersten Traumes, sollen zunächst kleinere Arbeitsschritte selbstständig im Rahmen von Hausaufgaben erfolgen. Das kann zum Beispiel bedeuten, dass eine neue Traumgeschichte, die in der Therapiesitzung vollständig besprochen wurde, noch einmal gemalt oder schriftlich abgefasst wird, um diese zu verinnerlichen. Nach Abschluss der ersten und nach jeder weiteren Modifikation soll der neue Traum regelmäßig, nach Möglichkeit täglich, für einen Zeitraum von mindestens zwei Wochen imaginiert werden. In den zwei Folgewochen noch mindestens dreimal wöchentlich. Diese Imagination sollte im Idealfall abends vor dem Zubettgehen stattfinden (vgl. Kapitel 10.5.3).

Wird ein zweiter Traum während der Therapie modifiziert, sollen größere Anteile im Rahmen der Hausaufgaben erfolgen. Dafür können die Arbeitsblätter 10 und/oder 11 teilweise oder ganz zu Hause bearbeitet werden. Beispielsweise könnten, nachdem in der Therapiesitzung ein Alptraum rekonstruiert und negative sowie charakteristische Elemente besprochen wurden, auf Arbeitsblatt 11 alternative Ideen gesammelt werden. Oder, wenn diese bereits vorhanden waren, kann zu Hause der alternative Traum konkretisiert werden.

Bei vielen verschiedenen Alpträumen kann zusätzlich eine komplette Modifikation zwischen der vorletzten und letzten Sitzung durchgeführt werden, um zu überprüfen, ob die Technik wirklich vollständig erlernt wurde und angewandt werden kann. Das Gleiche gilt auch, wenn in diesem Zeitraum ein neuer Alptraum auftritt.

In jedem Fall sollte jede Hausaufgabe in der nachfolgenden Sitzung besprochen und mögliche Schwierigkeiten, die während der Hausaufgaben aufgetreten sind, thematisiert werden.

10.9 Mögliche Schwierigkeiten bei der Alptraummodifikation

Wenn es in bestimmten Bereichen besondere Schwierigkeiten gibt, sollte zunächst eruiert werden, woran das liegt. Nach gegebenenfalls notwendigen theoretischen Erläuterungen können dann entweder eine gesamte Alptraummodifikation oder einzelne Bausteine geübt werden. Wenn kein konkretes Traummaterial zur Verfügung steht, können dafür auch andere Beispiele herangezogen werden (vgl. Fallbeispiel in Kapitel 13.1).

Der Einstieg in die Modifikation fällt schwer: Wenn der Einstieg in die Modifikation schwerfällt, weil der Patientin oder dem Patienten keine möglichen Alternativen einfallen, das weitere Vorgehen nach diesem Schritt jedoch leichtfällt, können auch einzelne Arbeitsschritte isoliert geübt werden. Eine Patientin oder ein Patient mit vielen verschiedenen Alpträumen könnte so für drei Träume, die sie/ihn wenig belasten, jeweils nur eine oder zwei Alternativen erarbeiten.

Es fallen keine Ideen für alternative Traumelemente ein: Oft haben Patientinnen und Patienten das Vorgehen zwar gut verstanden, es fällt ihnen aber für den konkreten Traum partout nichts ein, wie sie ihn verändern können. Hier ist eine Distanzierung vom ursprünglichen, eigenen Traum oft hilfreich, weil dieser ein Gefühl der Hilflosigkeit auslöst. Die Patientin bzw. der Patient kann angeleitet werden, sich auf den „Job als Drehbuchautorin/Regisseur zu konzentrieren" und jedes einzelne negative Traumelement aus dieser Rolle her eher technisch zu betrachten (vgl. Instruktionstext in Kapitel 10.5 und Almas Tipp in Kapitel 10.5.1). Werden gar keine Ideen entwickelt, kann die Therapeutin bzw. der Therapeut Vorschläge machen, allerdings jeweils mindestens zwei, um eine Auswahl zu ermöglichen. Im Idealfall regen diese Beispiele dazu an, eigene Ideen zu generieren oder die Beispiele weiterzuentwickeln, um zu einer „eigenen" Lösung zu kommen. Dies steigert die Chance, dass die Inhalte gut vorgestellt werden können, und erhöht das Selbstwirksamkeitserleben.

Die Imagination des neuen Traums gelingt nicht/unzureichend: Bei der Einschätzung, ob die Imagination „gut genug" ist, kann man als Maßstab anlegen, wie lebendig sich das Kind bzw. der oder die Jugendliche die Szenen im Rahmen des Imaginationstrainings vorstellen konnte. Gelingt die Imagination des Alptraums deutlich schlechter, sollte geprüft werden, ob einerseits diejenigen Sinneskanäle angesprochen wurden, die im Rahmen des Imaginationstrainings herausgearbeitet wurden (vgl. Kapitel 9.1) und ob andererseits das Traumskripts genug Details enthält (vgl. Almas Tipp in Kapitel 10.5.2). Ferner kann es auch sein, dass die Vorstellung vermieden wird, weil der neue Traum als zu bedrohlich wahrgenommen wird (siehe nächster Abschnitt).

Der neue Traum ist zu bedrohlich: Eine wichtige Frage bei der Erprobung des neuen Traumskriptes ist: „Glaubst du, dass du mit diesem Traum gut weiterschlafen könntest?“ (vgl. Kapitel 10.6). Diese Einschätzung ist subjektiv und kann – von außen betrachtet – sehr unterschiedlich ausfallen. Äußert das Kind oder die Jugendliche bei der Erprobung oder beim späteren Üben des Traums, dass der Traum weiter starke negative Affekte hervorruft, muss das neue Traumskript angepasst werden. Dabei wird analog der Modifikation, wie sie in Kapitel 10.3 bis 10.5 beschrieben wurde, vorgegangen.

Die Imagination des neuen Traumskriptes als Hausaufgabe wurde nicht durchgeführt: Wurde die Hausaufgabe nicht durchgeführt, muss sichergestellt werden, dass die Notwendigkeit bewusst ist (Psychoedukation, Hinweis in der Art von: „Wenn du bis hierhergekommen bist, wäre es doch schade, wenn dein Erfolg daran scheitert, dass du jetzt nicht mehr übst.“). Häufig wird jedoch eher deshalb nicht geübt, weil die altersabhängig notwendige Unterstützung fehlt (dann Psychoedukation und Motivation bei der Bezugsperson) oder der Traum als zu bedrohlich erlebt wird. Manchmal gibt es auch komplexere Gründe, die dann psychotherapeutisch aufgegriffen werden sollten (vgl. Fallbeispiel in Kapitel 13.3).

Das Üben „wirkt“ nicht: Wurde der neue Traum regelmäßig im Rahmen der Hausaufgaben geübt und besteht unverändert fort, sollte zunächst eruiert werden, auf welche Weise die Übungen durchgeführt wurden. Ziel dabei ist es, sicherzustellen, dass das neue Traumskript hinreichend konkret imaginiert wurde. Ist dies gegeben, ist der häufigste Grund für eine unzureichende Wirkung, dass der neue Traumhergang zu weit vom alten entfernt ist. Dies wird überprüft und ggf. angepasst.

Kapitel 11

Abschlusssitzung

Ziele

- Überprüfung der erfolgreichen Anwendung der erlernten Techniken
- Ggf. Wiederholung zur Festigung von einzelnen Techniken
- Klärung offener Fragen
- Rückmeldung und Therapieabschluss

Die Abschlusssitzung dient dazu, die Ergebnisse der Alptraumtherapie im Verlauf zu reflektieren und zu stabilisieren. Aus diesem Grund sollte diese letzte Therapiesitzung mit einem Abstand von mindestens zwei, besser drei Wochen zu der vorangegangenen Therapiesitzung erfolgen. Falls die Alptraumbewältigung im Rahmen einer längerfristigen Therapie stattfindet, kann diese in den dazwischen liegenden Wochen problemlos weitergeführt werden, auch kann bei Bedarf später noch einmal Bezug auf die alptraumspezifische Behandlung genommen werden.

Die zentralen Fragen im Rahmen dieser Sitzung beziehen sich auf die Erfahrungen mit der Alptraummodifikation während der „Pause" und natürlich die erreichte Symptomveränderung, also die Alptraumfrequenz, sowie den Grad der Belastung, der von der Alptraumsymptomatik ausgeht, im Verhältnis zum Therapiebeginn. Um diese zu erfassen und für beide Seiten sichtbar zu machen, kann das *Arbeitsblatt 1: Alptraumfragebogen* (vgl. Kapitel 6.2) erneut ausgefüllt und mit den Ergebnissen aus der Diagnostiksitzung abgeglichen werden.

Ist die Therapie erfolgreich verlaufen, sollten sich die Patientinnen und Patienten die erarbeiteten alternativen Traumfassungen weiterhin regelmäßig (z.B. einmal pro Woche über mehrere Wochen) im Rahmen einer Imaginationsübung vorstellen. Dies erhält die Übung, hält die neue Traumfassung im Gedächtnis präsent und erleichtert die Anwendung für den Fall, dass erneut Alpträume auftreten sollten.

Wenn Schwierigkeiten berichtet werden, ist es wichtig, zu eruieren, woher diese rühren. Wenn die Probleme durch eine unzureichende Anwendung der erlernten Therapietechniken zustande kommen, gilt es, diese Techniken erneut zu erläutern und zu vertiefen, ggf. bedarf es doch mehr Unterstützung durch die Bezugspersonen. Oder aber den Betroffenen ist die Wichtigkeit des regelmäßigen Übens nicht hinreichend bewusst (vgl. Kapitel 10.9). Ist die Frequenz der Alpträume nicht zurückgegangen, obwohl eine oder mehrere modifizierte Traumfassungen regelmäßig imaginiert wurden (was selten ist), ist zu differenzieren, ob es sich bei den Träumen, die gegenwärtig auftreten, um modifizierte oder bisher unbearbeitete Alpträume handelt. Treten modifizierte Träume weiterhin in ihrer ursprünglichen Version und Häufigkeit auf, so muss die Modifikation überdacht und ggf. verändert werden. Es könnte beispielsweise sein, dass die Modifikation entweder nicht umfassend genug war, oder aber die neue Traumfassung zu weit entfernt war vom ursprünglichen Alptraum und eine assoziative Verknüpfung somit unmöglich gemacht wurde. Handelt es sich bei dem oder den weiterhin auftretenden Alpträumen um bisher unbearbeitete Alpträume, so ist zu empfehlen, diese Träume bzw. das zugrunde liegende Traummotiv ebenfalls zu modifizieren und/oder sicherzustellen, dass die Patientin oder der Patient sich in der Lage fühlt, dies eigenständig durchzuführen. Wenn sehr viele Alpträume bestehen, lassen diese sich thematisch ordnen (vgl. Kapitel 10.1). Es wird davon ausgegangen, dass ein Modifikationsversuch bei ähnlichen Alpträumen (z.B.

peinliche Situationen in der Schule, im Sportverein oder auf dem Spielplatz) generalisiert, weil die Lösung eine ähnliche sein kann. Wenn ein Traum wiederkehrend auftritt, obwohl er zuvor einem bereits bearbeiteten Motiv zugeordnet wurde, macht es Sinn, diesen separat zu modifizieren.

Im Rahmen der Abschlusssitzung sollten neben der gemeinsamen kritischen Reflexion des Therapieverfahrens und des damit erlangten Erfolgs gegebenenfalls auch weitere erforderliche Therapieschritte besprochen werden (z. B. Trauma-Therapie). Dies gilt insbesondere dann, wenn die Patientin bzw. der Patient sich ursprünglich primär wegen der Alptraumsymptomatik gemeldet hat und sich im Verlauf herauskristallisierte, dass weitere komorbide Störungen vorlagen.

Kapitel 12

Besonderheiten bei der Behandlung posttraumatischer Alpträume

Nach traumatischen Erlebnissen treten besonders häufig Alpträume auf, manchmal als einzelnes Symptom, manchmal im Rahmen einer posttraumatischen Belastungsstörung (PTBS). Gerade wenn das Vollbild einer PTBS vorliegt, also neben den Alpträumen beispielsweise auch Intrusionen bzw. Flashbacks auftreten, muss das Vorgehen in der Behandlung angepasst werden. Behandelt werden sollten die Alpträume in beiden Fällen, sobald von ihnen Leidensdruck ausgeht – was in der Regel der Fall ist.

Zum einen macht es die Gesamtproblematik von traumatisierten Patientinnen und Patienten erforderlich, dass das Vorgehen angepasst wird – so sind diese in der Regel stärker psychisch belastet als Menschen, die lediglich unter idiopathischen Alpträumen leiden, selbst wenn diese andere komorbide Störungen aufweisen. Auch die posttraumatischen Alpträume selbst unterscheiden sich bezüglich qualitativer und quantitativer Merkmale. Traumatisierte Menschen träumen in der Regel häufiger und erleben ihre Alpträume als belastender (vgl. Kapitel 1.5.4). Auch handelt es sich meistens um wiederkehrende Alpträume, die sich auf das erlebte Trauma beziehen. In der Regel gibt es allenfalls bei komplex traumatisierten Menschen verschiedene posttraumatische Träume, in manchen Fällen treten zusätzlich idiopathische Alpträume auf. Da die emotionale Relevanz eines posttraumatischen Alptraums sehr hoch ist und es sich per definitionem um ein real erlebtes Ereignis handelt, ist die Erinnerung an den Traum besonders gut. Das bedeutet, dass das Sprechen über den Alptraum auch besonders belastend ist und deshalb bei dieser Gruppe nur eingeschränkt durchgeführt wird.

Grundsätzlich gilt, dass diejenigen therapeutischen Verhaltensregeln, die allgemein im Umgang mit traumatisierten Menschen gelten, auch im Rahmen der Behandlung von Alpträumen Anwendung finden sollten. In diesem Kapitel werden deshalb Aspekte der therapeutischen Beziehung und allgemeine stabilisierende Maßnahmen allenfalls exemplarisch gestreift. Beschrieben werden vor allem konkrete Adaptionen des in den Kapiteln 7 bis 10 beschriebenen Vorgehens für diese Zielgruppe. Da die Alptraumrekonstruktion ein häufig sehr angstbesetzter Therapiebaustein ist, während im Rahmen der Imagination stabilisierende Techniken eingeführt bzw. vertieft werden können, wird empfohlen, bei traumatisierten Patientinnen und Patienten die Reihenfolge entsprechend anzupassen und sie erst im Anschluss an die Entspannungs- und Imaginationseinheiten durchzuführen. Entsprechend sind die Anpassungen für diese Bausteine hier in zeitlich umgekehrter Reihenfolge beschrieben.

12.1 Anpassungen beim Entspannungstraining und der Imagination

Entspannungsübungen stellen für traumatisierte Patientinnen und Patienten oft eine besondere Herausforderung dar. Sowohl das Gefühl, sich mit geschlossenen Augen jemandem „auszuliefern" oder auch nur einen Teil der Kontrolle über die Situation abzugeben, als auch der Gedanke, dass das zur Ruhe kommen Raum für negative Gedanken und Intrusionen schafft, sind angstbesetzt. Außerdem haben viele traumatisierte Menschen das Gefühl, gar nicht richtig entspannen zu können, und somit eine niedrige Erfolgserwartung.

Um überhöhten Erwartungen zu begegnen, sollte im Rahmen der Einführung darauf eingegangen werden, dass es sich bei dem Entspannungstraining im Rahmen der Alptraumtherapie zwar um einen Therapiebaustein handelt, der als Basis der Imagination elementarer Bestandteil der geplanten Behandlung ist und deshalb nicht einfach weggelassen werden kann. Andererseits das Ziel aber auch nicht ist, eine perfekte Entspannung zu erreichen, sondern dass ein gewisses Einlassen auf die Übungen in der Regel einen ausreichenden Effekt verspricht.

Um den Gefühlen von Hilflosigkeit und Kontrollverlust vorzubeugen, ist es häufig ebenso effektiv wie ausreichend, wenn die Patientinnen und Patienten die Augen während der Übungen zunächst oder auch dauerhaft geöffnet lassen und stattdessen einen Punkt im Raum fixieren. Auch das kann manchmal schon etwas unangenehm sein, weil das gesehene Bild unscharf wird. Hier hilft es, einmal kurz zu blinzeln. Es sollte erklärt werden, dass das Umherschauen im Raum während der Entspannungs- und Imaginationsübungen aufgrund der Ablenkung durch verschiedene visuelle Reize ungünstig ist. Es sollte aber nicht pauschal unterbunden werden, insbesondere wenn es für das individuelle Sicherheitsgefühl notwendig scheint.

In der Regel wählen traumatisierte Patientinnen und Patienten eine sitzende Körperhaltung, um sich nicht zu „ausgeliefert" zu fühlen. Hier sollte besonders darauf geachtet werden, dass sie bequem sitzen und sich (im Therapieraum wie beim Üben zu Hause) sicher fühlen.

Reichen die beschriebenen Maßnahmen nicht aus, um Unsicherheiten und ggf. auch dissoziativem Erleben vorzubeugen, gibt es verschiedene Möglichkeiten, den Bezug zur Realität zu verstärken und somit einen „Anker" zu schaffen. Das könnte beispielsweise ein Gegenstand sein, der in der Hand gehalten wird (z.B. Talisman, aber auch Stein oder Igelball) oder das regelmäßige Einholen verbaler Rückmeldungen. Kennen die Patientinnen und Patienten aus vorherigen Therapien bewegungsbezogene Entspannungsverfahren (Yoga, Pilates, QiGong etc.) oder können sie sich diese besser vorstellen und die Therapeutin bzw. der Therapeut hat entsprechende Kenntnisse, können diese natürlich alternativ zu den in diesem Manual vorgeschlagenen Entspannungstechniken verwendet werden.

Almas Tipp

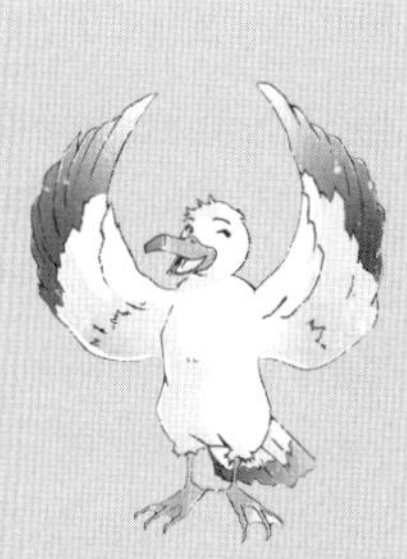

Nimm dir etwas zu Hilfe, was dich daran erinnert, dass du im Hier und Jetzt bist. Das kann dein Lieblingskuscheltier sein, aber auch ein (Glücks-)Stein oder ein Igelball, den du fest in der Hand hältst.

Auch die Einführung der Imaginationsübungen stellt häufig eine besondere Herausforderung für traumatisierte Patientinnen und Patienten dar. Die Gefahr, dass sich die in der Übung suggerierten, positiven Bilder mit negativen Erinnerungen (Flashbacks) vermischen, ist groß. Darum empfiehlt es sich, zum einen für die Imaginationsübungen insgesamt mehr Zeit einzuplanen, zum anderen auch als Erstes eine zusätzliche Übung, nämlich die „Übung vom sicheren Ort" einzuführen. Sind andere stabilisierende Imaginationsübungen (wie z.B. die „Tresor-Übung") bereits bekannt, können diese natürlich ebenfalls eingesetzt und auf ihnen aufgebaut werden.

Die „Übung vom sicheren Ort" ist als Audiodatei in den Online-Materialien vorhanden und sollte alternativ zu den in Kapitel 9.1 beschriebenen Fantasiereisen mit vorgegebenen Geschichten eingesetzt werden. Kennt die Patientin oder der Patient die Übung noch nicht, geht es zunächst darum, den individuellen sicheren Ort gemeinsam zu entwickeln.

Übung vom sicheren Ort

Ich möchte dich einladen, die Übung vom inneren, sicheren Ort kennenzulernen.

Dieser Ort kann auf der Erde sein, das muss aber nicht sein.
Er kann auch außerhalb der Erde sein, überall, in deiner Fantasie ...

Stell dir vor, du befindest dich an einem Ort, an dem du dich ganz wohl und geborgen fühlen kannst.
Stell dir ganz genau vor, wie es dort ist.
Was ist das für ein Ort?
Wie sieht es dort aus?

Gib deinem sicheren Ort eine Begrenzung deiner Wahl, sodass du bestimmen kannst, wer an diesem Ort, an deinem Ort, sein soll, sein darf.

Übung vom sicheren Ort (Fortsetzung)

Du kannst natürlich Menschen oder andere Lebewesen, die du gern an diesem Ort haben willst, einladen.
Du musst nicht unbedingt Menschen einladen, aber vielleicht liebevolle Begleiterinnen oder Helfer, Wesen, die dir Unterstützung und Liebe geben.
Oder vielleicht fühlst du dich auch am wohlsten, wenn du für den Moment allein bist.
Das ist ebenfalls in Ordnung, denn es ist dein persönlicher Ort, an dem alles so ist, wie du es am liebsten magst.
Prüfe, ob du dich ganz und gar wohlfühlst.

Prüfe zuerst, was deine Augen wahrnehmen.
Ist das, was du siehst, angenehm für dich?
Wenn es noch etwas geben sollte, was dir nicht gefällt, dann verändere es ...

Nun überprüfe bitte, ob das, was du hörst, für deine Ohren angenehm ist.
Vielleicht hörst du aber im Moment auch gar nichts und genießt die Stille ...

Ist die Temperatur angenehm?
Wenn nicht, so kannst du sie jetzt verändern ...

Kann dein Körper sich so bewegen, dass du dich damit ganz wohlfühlst?
Und kannst du jede Haltung einnehmen, in der du dich wohlfühlst?

Wenn noch etwas fehlt, verändere alles so, bis es ganz stimmig ist für dich ...
Sind die Gerüche, die du riechst, angenehm?
Auch sie kannst du verändern, sodass du dich ganz wohl damit fühlst.

Stell dir deinen inneren, sicheren Ort mit allen Sinnen vor!

Wenn du nun spüren kannst,
dass du dich ganz und gar wohlfühlst
an deinem inneren, sicheren Ort,
dann kannst du dir eine Körpergeste überlegen.
Und diese kleine Geste, diese kleine Bewegung,
kannst du in Zukunft ausführen und sie wird dir helfen,
dass du diesen Ort ganz rasch wieder in der Vorstellung hast.
Wenn du das möchtest, kannst du diese Bewegung jetzt ausführen.

[ca. 30 Sekunden Pause]

Nachdem du dir deinen inneren, sicheren Ort eine Weile vorgestellt hast,
kommst du langsam wieder in die Realität zurück.
Du streckst die Arme und reckst dich, wie nach einem langen, erholsamen Schlaf.
Die Wärme und die Ruhe bleiben in dir.
Öffne langsam die Augen und finde dich wieder im Raum zurecht.

Alternativ zur vereinbarten Geste kann auch ein Gegenstand zu Hilfe genommen werden, der mit dem sicheren Ort assoziiert wird. Dazu bieten sich gerade bei jüngeren Kindern zum Beispiel bunte Steine an, die durch diese Übung zu „magischen Steinen" werden, die im Verlauf der weiteren Behandlung Kraft geben, wenn die traumatischen Erinnerungen Angst machen, und dabei helfen, sich an den sicheren Ort und das damit verbundene Gefühl zu erinnern.

Auch diese Imaginationsübung kann analog zu Kapitel 9.1 genutzt werden, um gemeinsam herauszuarbeiten, welche Sinneskanäle vorherrschend sind. Dazu können exemplarisch die nachfolgenden Fragen verwendet werden:

- Ist es dir gelungen, bei der Übung zu bleiben? Oder bist du abgeschweift/haben sich andere/negative Bilder dazwischengeschoben?
- Wenn andere Bilder aufgetaucht sind, konntest du sie wieder vertreiben?

- Um was für einen Ort handelt es sich bei deinem sicheren Ort? (Es ist völlig in Ordnung, wenn eine Patientin oder ein Patient dies nicht verraten möchte. Auch Geheimhaltung kann Sicherheit bedeuten. Dann Alternativfragen: Konntest du dir einen konkreten Ort vorstellen?/Konntest du dir den Ort gut vorstellen?).
- Wenn du dir die Übung noch einmal in Erinnerung rufst, was konntest du dir am besten vorstellen?
- Hast du Geräusche oder Stimmen gehört?
- Gab es Dinge, die du riechen konntest?
- Hast du möglicherweise etwas geschmeckt?
- Hast du während der Imagination etwas getastet oder beispielsweise einen Luftstrom oder Wärme auf deiner Haut gespürt?
- Gab es Dinge, die dich gestört haben?
- Wenn ja: Konntest du sie verändern?
- Hast du dich während der Imaginationsübung wohlgefühlt?

Im Unterschied zu den in Kapitel 9.1 vorgestellten Fantasiereisen handelt es sich bei dieser Imaginationsübung um eine Übung, die viel Spielraum für eigene Ideen lässt. Das ist notwendig, wenn man bedenkt, dass es sich um einen individuellen Zufluchtsort handeln soll. Es kann aber auch dazu führen, dass eine Patientin oder ein Patient sich nicht für einen Ort entscheiden kann. Ist dies der Fall, sollte vor einem erneuten Übungsversuch im Gespräch erarbeitet werden, wie der persönliche sichere Ort aussehen soll. Traut die Patientin bzw. der Patient sich dies zu, kann die Instruktion beim zweiten Versuch gleichlautend sein, häufig bietet es sich aber an, die Schilderungen der Patientin bzw. des Patienten in die Instruktion zu übernehmen. Es gibt auch Patientinnen und Patienten, die ihren inneren Ort nicht preisgeben wollen. Diese Entscheidung sollte akzeptiert werden. Bei der Nachbesprechung würde man sich dann darauf beschränken, zu erörtern, mit welchen Sinnen der Ort wahrgenommen wurde.

Im weiteren Verlauf sollte in jedem Fall die Vertiefungsübung durchgeführt werden (vgl. Kapitel 9.2), ob im Vorfeld zu Übungszwecken weitere Fantasiereisen (vgl. Kapitel 9.1) durchgeführt werden oder ob die Wetterveränderung aufbauend auf der Übung vom sicheren Ort erfolgt, kann individuell entschieden werden.

Bei Patientinnen und Patienten, die während der Übungen dissoziieren, sollte vereinbart und geübt werden, wie dies frühzeitig unterbrochen werden kann. Viele Patientinnen und Patienten können, wenn dies ausdrücklich erlaubt wird, die jeweilige Übung unterbrechen, bevor das Vollbild eines dissoziativen Zustands bzw. Flashbacks auftritt. Weist die Therapeutin bzw. der Therapeut nicht explizit vor der ersten Imaginationsübung darauf hin, dass das Unterbrechen der Übungen zur Verhinderung von Flashbacks ein adäquates Mittel ist, trauen sich viele Patientinnen und Patienten nicht, die Übung zu verlassen, mit der Folge, dass sie dissoziieren. Traut die Patientin bzw. der Patient sich eine verbale Äußerung nicht zu, kann auch ein anderes Signal, z. B. das Öffnen der Augen oder eine Handbewegung, vereinbart werden. Oft gelingt es, die Übungen bis zum Ende durchführen zu können, nachdem sie in der Anfangsphase einige Male gestoppt wurde (Selbstwirksamkeit). Manchmal gelingt auch ein angeleitetes Zurückkehren zum Inhalt der Übung und damit zu den positiven Bildern (z. B. „Du drehst das negative Bild aus deiner Erinnerung an einem Regler immer schwächer/unschärfer und stellst die Szene aus der Fantasiereise wieder scharf." oder „Du schiebst das negative Bild energisch zur Seite, sodass du dich wieder auf die Situation [...] konzentrieren kannst."). Zusätzlich könnten haptische Reize eingesetzt werden (z. B. eine Fernbedienung). Musste die Imagination unterbrochen werden, kann der Gegenstand, der zuvor beim sicheren Ort verknüpft wurde, eingesetzt werden, um schnell wieder Sicherheit zu erlangen.

In seltenen Fällen kann es passieren, dass Flashbacks bereits in dem Moment eintreten, wo die Patientin oder der Patient sich passiv auf die Imaginationsübung einlässt und somit zumindest im subjektiven Erleben ein Stück der Kontrolle abgibt. Ein erster Schritt könnte sein, dass sie bzw. er die passive Rolle verlässt und beispielsweise seinen sicheren Ort laut beschreibt (vgl. Fallbeispiel Katharina).

Fallbeispiel: Katharina

Katharina, eine adoleszente Patientin mit komplexer PTBS und ausgeprägter depressiver Begleitsymptomatik, konnte sich gut auf die progressive Muskelentspannung als Entspannungsübung einlassen. Bei der Durchführung der ersten Imaginationsübungen kam es jedoch nach kürzester Zeit zu Dissoziationen. In einem ersten Schritt wurde geübt, frühzeitig, das heißt, wenn sie merkte, dass sie „abdriftete", die Übung zu unterbrechen, was recht schnell gut gelang. Sobald sie sich aber wieder auf die Imaginationsübung zu konzentrieren versuchte, waren auch die negativen Bilder wieder da. Auch das ausführliche Vorbesprechen der „Übung vom sicheren Ort" führte nicht zum gewünschten Erfolg. Diese Entwicklung war vor dem Hintergrund, dass die zuvor durchgeführte Entspannungsübung auf Anhieb gelungen war, zunächst überraschend. Der primäre Unterschied zwischen der

Entspannungsübung und den Imaginationsübungen war, dass die Patientin bei der PMR aktiv sein konnte, was ihr half, im „Hier und Jetzt" zu bleiben, während sie sich in der Imaginationsübung nahezu hilflos ausgeliefert fühlte. Gemeinsam erörterten Patientin und Therapeutin, was ein geeignetes Vorgehen sein könnte, und die Patientin versuchte zunächst, ihren sicheren Ort laut zu verbalisieren. Es gelang ihr dabei, sich den Ort ganzheitlich vorzustellen; sodass ein erster Schritt in Richtung Imagination gemacht war. Sie hatte jedoch große Angst, dass die Flashbacks beim selbstständigen Üben zu Hause erneut auftreten würden, sodass zunächst festgelegt wurde, die Übungen laut zu lesen und sie sich dabei vorzustellen. Dazu bekam sie zusätzlich zur Audiodatei die entsprechenden Texte mit nach Hause. Die Qualität der bildlichen Vorstellung war dabei zwar im Verhältnis schwächer, als wenn die Patientin sich ganz auf die Imagination als solche hätte konzentrieren und dabei die Augen schließen können, es war jedoch der einzige Weg, eine Annäherung an die Imaginationsübungen zu erreichen. Im weiteren Verlauf der Therapie übte sie selbstständig Entspannungs- und Imaginationsverfahren, um Sicherheit im Umgang mit den Techniken zu erlangen, bevor sie später ihre alternativen Träume imaginieren sollte. Letztendlich gelang es ihr, die Übungen auch mithilfe der Audiodateien durchzuführen und sich ganz auf die Imagination zu konzentrieren, ohne dass Intrusionen oder Flashbacks auftraten.

12.2 Anpassungen bei Alptraumrekonstruktion und -dokumentation

Eine vollständige Alptraumrekonstruktion, wie in Kapitel 7.4 beschrieben, käme einer Traum-Exposition gleich, die hier explizit nicht gewünscht ist. Ohne Informationen über den ursprünglichen Traum ist es aber auch nicht möglich, eine Alptraummodifikation durchzuführen. Allerdings muss man sich bewusst machen, dass die Erinnerungen an posttraumatische Alpträume in der Regel deutlich ausgeprägter sind, das gilt insbesondere für die emotionale Komponente. Darum kann auch auf eine Beschreibung in der ersten Person Präsens verzichtet werden, die bei den idiopathischen Alpträumen die Erinnerung an den Traum fördern soll. Auch reicht es, wenn Abschnitte des Alptraums, bei denen klar ist, dass sie im neuen Traumskript nicht vorkommen werden, nur benannt, nicht aber beschrieben werden.

Almas Tipp

Wenn die Erinnerungen sehr stark sind, kannst du Abstand gewinnen, indem du den Traum in der Vergangenheit erzählst und die dritte Person verwendest.

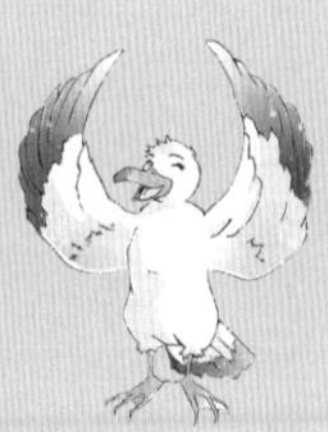

Konkret heißt das:

- Posttraumatische Alpträume müssen nicht vollständig rekonstruiert werden. Insbesondere bei den traumatisierenden Elementen selbst reicht eine grobe Skizze.
- Zur besseren Distanzierung von den erlebten Alptrauminhalten kann die Patientin bzw. der Patient angehalten werden, die Vergangenheitsform und ggf. auch die dritte Person zu verwenden.
- Stabilisierende Übungen (z.B. Übung vom sicheren Ort, vgl. Kapitel 12.1) können bei Bedarf eingesetzt werden.
- Auf eine Alptraumdokumentation kann und sollte für posttraumatische Alpträume in der Regel verzichtet werden.

Fallbeispiel: Katharina – Alptraumrekonstruktion

Katharina hatte insgesamt drei verschiedene Alpträume. Die Rekonstruktion des Traumes, bei dem es um den sexuellen Missbrauch ging, der ihr widerfuhr, sei hier kurz dargestellt. Er wurde als zweiter Traum modifiziert (nach einem subjektiv harmloseren Traum), sodass die Patientin das Vorgehen schon kannte.

Therapeutin (Th.): Hast du dir überlegt, welchen Alptraum du als Nächstes bearbeiten möchtest?

Katharina: Ja, den mit dem Missbrauch.

Th.: Okay. Wir hatten ja bereits besprochen, dass es reicht, wenn du die grobe Handlung des Traums berichtest, wir müssen nicht zu sehr ins Detail gehen.

Katharina: Ja, ich weiß. [schweigt kurz und spricht dann weiter] Also das ist so, dass ich in der Schule von meinem Lehrer missbraucht wurde.

Th.: Und der Alptraum spielt auch in dieser Schule?

Katharina: Ja, das war im siebten Schuljahr in unserer Klasse.

Th.: Und der Klassenraum im Traum, wie sieht der aus?

Katharina: Die Tische standen so in U-Form und es gab große Fenster mit Vorhängen, die hat er zugezogen.
Th.: „Er" ist dein Lehrer?
Katharina: Ja.
Th.: Aha. Welche Personen spielen alle eine Rolle in deinem Traum?
Katharina: Nur ich und mein Lehrer. Es ist Pause und alle anderen sind draußen. Er kam auf mich zu und hat mich angeguckt.
Th.: Hat er etwas gesagt?
Katharina: Erst einmal nicht. Er hat die Vorhänge zugemacht und dann hat er angefangen ... er hat angefangen mich auszuziehen und dann hat er mich ...
Th.: Okay, ich denke, das reicht, das brauchst du nicht alles erzählen.
Katharina: Das ist nicht nur einmal passiert. Er hat meinen Eltern erzählt, er würde mir Nachhilfe geben, und dann musste ich zu ihm nach Hause. Einmal hat er mir sogar Tropfen verabreicht, sodass ich bewusstlos war, als ich wieder zu mir kam, war ich nackt.
Th.: Davon handeln die Träume auch?
Katharina: Ja, manchmal.
Th.: Ich denke, wir sollten uns heute einmal auf den Traum konzentrieren, den du eben beschrieben hast, den im Klassenzimmer. Du weißt ja noch vom letzten Mal, dass wir zunächst einmal gemeinsam herausfinden wollen, welche Dinge im neuen Traum nicht mehr auftauchen sollen. [...]

12.3 Alptraummodifikation bei posttraumatischen Alpträumen

Das Vorgehen bei der Alptraummodifikation entspricht im Wesentlichen dem bei idiopathischen Alpträumen (vgl. Kapitel 10). Berücksichtigt werden sollte auch hier, dass der Expositionsanteil so klein wie möglich gehalten wird. Außerdem ist das Selbstwirksamkeitserleben besonders gering, sodass den meisten Betroffenen zunächst gar nichts einfällt, wie sie ihren Traum anders gestalten könnten. Aus diesem Grund sind der „Schritt weg vom konkreten Traum" hin zu einem eher abstrakten Brainstorming bei der Suche nach ersten Alternativen sowie eine enge Begleitung bei der Entwicklung der neuen Traumgeschichte besonders wichtig.

Sollte es neben den posttraumatischen auch idiopathische Alpträume geben, bietet es sich an, mit diesen zu beginnen. Insgesamt muss bei den posttraumatischen Alpträumen damit gerechnet werden, dass der Zeitaufwand in den Sitzungen etwas höher ist. Das liegt auch daran, dass bei traumatisierten Patientinnen und Patienten die Formulierung in der ersten Person Präsens noch nicht geübt wurde. Es muss etwaigen aufkommenden Ängsten oder dissoziativem Erleben begegnet werden. Außerdem trauen sich die Betroffenen vor allem bei der ersten Modifikation allenfalls kleine Anteile der Modifikation im Rahmen von Hausaufgaben zu.

Bei der Erstellung des neuen Traumskriptes selbst muss man insofern mehr Sorgfalt walten lassen, als dass „Lücken" in der neuen Traumgeschichte folgenschwerer sein können. Nicht selten werden solche Lücken oder Brüche in der Geschichte unfreiwillig mit Inhalten des ursprünglichen Alptraums und damit der traumatischen Erfahrung gefüllt. Darum ist schon vor der ersten testweisen Imagination des neuen Traumskriptes darauf zu achten, dass keine zu allgemeinen Formulierungen verwendet oder unbedachte Zeitsprünge gemacht werden. Auch sollten diejenigen Sinneskanäle, die im ursprünglichen Alptraum von hoher Relevanz waren (z. B. das olfaktorische System bei einem Vergewaltigungstraum), nicht vernachlässigt werden, sondern auch hier alternative Vorstellungen entwickelt werden.

Fallbeispiel: Katharina – Alptraummodifikation

Katharina identifizierte zunächst jene Elemente, die im Traum nicht mehr vorkommen sollten.

Das waren:

- der Lehrer,
- das Klassenzimmer, in dem sich das Ganze ereignet hatte, insbesondere die Vorhänge, die dafür sorgten, dass niemand sie sehen und helfen konnte.

Bei Aspekten, die bleiben könnten, tat sich die Patientin zunächst sehr schwer. Sie kam dann jedoch zu dem Entschluss, dass grundsätzlich eine Schulsituation erhalten bleiben sollte, nur eben nicht in diesem Klassenzimmer. Auf Nachfrage konnte sie benennen, dass sie später auf eine Berufsschule gewechselt ist, dort fühle sie sich wohl und das Klassenzimmer an dieser Schule könne sie sich gut vorstellen. Auch hier wurde also eine Erinnerung aus dem Leben der Patientin genutzt.

Da die Patientin immer wieder unter Flashbacks des ursprünglichen Hergangs und damit auch des Alptrauminhaltes litt, wurde nach relativ kurzer Zeit zur Suche möglicher Alternativen übergegangen, wobei sie viel Unterstützung benötigte. Da sowohl der Täter als auch der Übergriff nicht mehr im neuen Traum auftauchen sollten, aber dennoch ein Zusammenhang bestehen bleiben musste, gestaltete sich dies zunächst als schwierig. Als alternative Handlung erarbeitete die Patientin mit Unterstützung der Therapeutin dann folgende Handlung:

„In meinem Traum befinde ich mich im Klassenraum der Berufsschule. Der Raum ist groß und die Stühle und Tische stehen in U-Form. Die Sonne scheint und ich bin mit meiner Klassenlehrerin allein im Klassenraum. Die Lehrerin ist freundlich, hilfsbereit, nett, verständnisvoll und jung. Die Mathestunde ist gerade zu Ende und die anderen Schüler sind schon rausgegangen. Ich hole mein Pausenbrot und ein Trinkpäckchen aus der Tasche und will rausgehen. Die Lehrerin ruft mich zurück: „Katharina, bleibst du bitte noch einmal kurz hier!? Ich möchte etwas mit dir besprechen." Ich drehe mich um, ich habe zuerst gar nicht realisiert, wer da gesprochen hat. Erst im Umdrehen sehe ich die Lehrerin. Ich gehe vorsichtig auf sie zu, ich frage mich, was sie von mir will und warte ab. Die Lehrerin sagt: ‚Ich habe festgestellt, dass du die letzten zwei Arbeiten etwas schlechter geschrieben hast, und du machst immer deine Hausaufgaben. Wenn du mir sagst, wo du Schwierigkeiten hast, kann ich dir helfen.' Ich denke nach und überlege mir, dass ich nichts zu verlieren habe und sie eine Frau ist. Dann sage ich: ‚Ja, ich nehme die Hilfe an.' Sie lächelt und sagt: ‚Dann kannst du erst einmal in die Pause gehen. Ich habe heute Aufsicht.' Sie geht mit mir aus dem Klassenraum und schließt die Tür ab. Ich gehe raus auf den Pausenhof und bin erst einmal froh, dass ich an der frischen Luft bin. Ich freue mich über die Hilfe und bin glücklich.

Am nächsten Tag nach der letzten Stunde treffen wir uns im Klassenraum, um Mathe zu machen. Sie geht zuerst alles noch einmal mit mir durch, damit sie sehen kann, wo ich Schwächen habe. Die Aufgabe, die ich nicht verstanden habe, erklärt sie mir an Beispielaufgaben. Mein Kopf raucht am Ende der Stunde, aber ich bin glücklich, dass ich die Aufgaben verstanden habe.

Zu Hause gehe ich die Aufgaben noch einmal durch. Jetzt habe ich die Aufgaben wirklich verstanden.

Wir haben verabredet, dass wir uns zunächst dreimal in der Woche treffen.

Drei Wochen später schreiben wir eine Mathearbeit und ich schreibe eine Zwei. Ich bin sehr stolz auf mich, bekomme ein besseres Zeugnis und werde in die nächste Klasse versetzt."

Der letzte Teil des Traums ist mehr ein Ausblick, auf das, was kommen könnte bzw. sollte. Der Patientin hat dies Sicherheit gegeben, nicht wieder in das alte Traumgeschehen zurückzufallen.

Für die Imagination des neuen Traumskriptes gilt Ähnliches wie für die Imagination der Fantasiereisen (vgl. Kapitel 12.1). Die Wahrscheinlichkeit, dass traumatische Bilder auftauchen, die zum Beispiel durch den Traumanfang getriggert werden, ist relativ hoch. Wird die Belastung für die Patientin oder den Patienten zu hoch, kann auf den „sicheren Ort" Bezug genommen werden, der im Rahmen der dritten Therapiesitzung entwickelt wurde, oder es kann auch eine Entspannungsübung durchgeführt werden. Ist eine Imagination von Trauminhalten nur sehr schwer möglich, kann die Patientin bzw. der Patient auch zunächst versuchen, die Inhalte des neuen Traums zu verbalisieren, bis sie oder er ihn in allen Details verinnerlicht hat.

Kapitel 13
Fallbeispiele

Um einen Einblick zu geben, wie mögliche Traumalternativen aussehen könnten, finden sich nachfolgend einige Fallbeispiele für Traummodifikationen. Dieses Kapitel soll zum einen den Therapeutinnen und Therapeuten ermöglichen, eine konkretere Vorstellung davon zu gewinnen, wie eine Alptraummodifikation in der Praxis aussehen kann, zum anderen können die hier aufgezeigten Beispiele auch genutzt werden, um Patientinnen und Patienten zu verdeutlichen, was es für Möglichkeiten zur Veränderung der Träume gibt. Dabei sollte darauf geachtet werden, dass immer mehrere Beispiele zur Auswahl genannt werden und dass deutlich gemacht wird, dass es darauf ankommt, eigene Ideen zu generieren.

13.1 Traum eines Jungen im Kindergartenalter

Niklas ist zu Beginn der Behandlung 6;3 Jahre alt und besucht den Kindergarten. Er sucht die Behandlung in Begleitung seiner Mutter auf, beide schildern als zentrales Problem die Alpträume. Niklas hätte in letzter Zeit große Probleme, in seinem eigenen Bett zu schlafen, weil er Alpträume fürchte, er schlafe dann im Bett der Eltern und bräuchte deren Unterstützung zum Einschlafen. Zuletzt sei es mehrmals vorgekommen, dass er von seinen Eltern massiv eingefordert hätte, dass sie wach blieben und ihn wachhielten, damit keine Alpträume mehr auftreten könnten.

Niklas beschreibt sich durch seine Alpträume als sehr belastet. Auf dem Alptraumfragebogen (Arbeitsblatt 1) gibt er sowohl für die Angst während des Alptraums als auch für die Angst davor, dass er wieder auftreten könnte, jeweils 7 (von 7) Punkten an. Tagsüber müsse er zum Teil über die Alpträume nachdenken (5 Punkte), er habe sehr starke Schwierigkeiten mit den Alpträumen umzugehen (7 Punkte), sie beeinträchtigten auch etwas sein Wohlbefinden (5 Punkte). Die Mutter beschreibt eine massive Belastung der gesamten Familie durch die Symptomatik.

Als komorbide Störungen werden Enuresis und Enkopresis angegeben, diese Symptomatik sei aber mittlerweile weitgehend remittiert. Außerdem gibt es Hinweise auf Ängste und Probleme bei der Gefühlsregulation (sowohl im Elternbericht als auch im DISYPS-Screening). Ein Screening bezüglich traumatischer Erfahrungen oder Belastungssituationen (mittels DISYPS-TBS, Döpfner & Görtz-Dorten, 2017) ist unauffällig.

In der ersten Therapiesitzung ist die Mutter die ganze Zeit dabei. Beide hören sich die Ausführungen zur Psychoedukation interessiert an, Niklas zeigt sich anfangs skeptisch, ob das alles so funktionieren wird und ob er über die Alpträume reden wolle: „Meine Alpträume sind schon schlimm“. Bei der Vorstellung möglicher Materialien wirkt er zunehmend motiviert und äußert den Wunsch, Playmobil verwenden zu dürfen. Die verbleibende Zeit darf Niklas mit dem Material spielen, um es kennenzulernen.

Die zweite und dritte Sitzung wird jeweils mit dem Patienten alleine durchgeführt und das begleitende Elternteil am Ende der Sitzung dazu geholt. Niklas hat noch keine Erfahrungen mit Entspannungsverfahren, erklärt sich aber bereit, diese auszuprobieren. Es wurde die „Reise durch den Körper“ durchgeführt. Niklas zeigte während der Übung ein altersangemessenes Bedürfnis, sich zu bewegen bzw. kurz die Augen zu öffnen, und berichtet am Ende, er habe die Übung „gut“ gefunden. Auch für die Imaginationsübungen ließ er sich begeistern. Er konnte sich viele Details der gewählten Übung vorstellen und gab an, alle Sinnesmodalitäten genutzt zu haben. Er hat spontan eine Idee für eine eigene Übung bzw. eine Weiterentwicklung der Geschichte, die gemeinsam imaginiert wird. Dieser selbstkreierte Ort wird dann auch für die Vertiefungsübung genutzt. Es gelingt dem Patienten mühelos, mit der Wetterveränderung zurechtzukommen und die Szene nach seinen Vorstellungen weiter zu gestalten und dabei auf verschiedene Strategien der Veränderung zurückzugreifen (Schirm holen, am Kiosk unterstellen und einen Schokodonut essen, dann hört es auf zu regnen und er geht wieder zum Strand).

Die Durchführung der Hausaufgaben gestaltete sich weniger einfach. Da die Familie insgesamt viele Termine hatte und die Kommunikation zwischen den Erziehungsberechtigten nicht immer reibungslos klappte, wurden Übungen zum Teil nicht oder zu selten durchgeführt. Das war für den Bereich des Imaginationstrainings weniger problematisch, weil Niklas dies intuitiv gut umsetzen konnte, wurde aber vor Einstieg in die Altraummodifikationsphase thematisiert.

Da Niklas anfangs Sorge hatte, sich mit seinen Alpträumen näher zu befassen, wurde die Alptraumrekonstruktion erst am Ende der dritten Sitzung eingeführt. Zum folgenden Termin brachte Niklas den ausgefüllten Detektivbogen *(Arbeitsblatt 5: Den Alptraum unter die Lupe nehmen)* ausgefüllt wieder mit und berichtete stolz, ihn mit Mama ausgefüllt zu haben. Diese soll den Traum auch vorlesen und verabschiedet sich dann.

Die Alptraummodifikation wird – wie vom Patienten gewünscht und mittlerweile herbeigesehnt – mittels Playmobil durchgeführt. Die Ausgangsszene ist in der Abbildung 8 dargestellt. Niklas selbst ist zunächst der Beobachter der Szene. Er beobachtet, wie eine „böse Frau mit blauem Gesicht" ein ihm unbekanntes Mädchen hinter sich herzieht, sie gehen dabei über eine schmale Brücke über einem reißenden Fluss. Die Playmobilfigur der Hexe wurde für diese Szene mit blauer Wasserfarbe im Gesicht bemalt.

Niklas gibt an, dass die böse Frau verschwinden solle, aber „nicht einfach so", sondern sie müsste „irgendwie vertrieben werden". Der Ort des Geschehens sowie das Mädchen könnten bleiben, auch dass er zunächst nur Zuschauer ist, sei okay.

Eigene Alternativen für einen anderen Vorgang äußert Niklas nicht, sich gedanklich zu weit vom eigentlichen Geschehen zu distanzieren, fällt aber auch schwer (zumal er die Szene ja nicht nur vor dem inneren, sondern auch vor dem tatsächlichen Auge hat). Als mögliche Alternativen werden vorgeschlagen:

- Niklas rettet das Mädchen.
- Das Mädchen kann sich selbst aus den Fängen der bösen Frau befreien.
- Die Frau ist gar nicht böse, sondern nur furchtbar hässlich.
- Jemand anderes rettet das Mädchen.

Niklas denkt laut über die Optionen nach, nimmt dabei sein eigenes Figürchen in die Hand. Dass er das Mädchen retten kann, glaube er nicht und das wolle er auch nicht. Dass sich das Mädchen retten kann, könne er sich nicht vorstellen („die Frau ist doch viel größer") und eine böse Frau sei eben eine böse und keine liebe Frau. Dass jemand das Mädchen retten kommt, findet er hingegen gut. Er geht zum Playmobil-Koffer und inspiziert die Tiere und Fabelwesen. Schließlich greift er einen kleinen Drachen heraus, „Der soll die Frau vertreiben".

Spontan nimmt er die Frau, stellt sie neben die Brücke auf den Tisch und das Mädchen ebenfalls an die Seite. Sich selbst stellt er auf die Brücke. Dann kommt er mit dem Drachen (ein „Tagschatten" aus der Serie „Drachenzähmen leicht gemacht") angeflogen (vgl. Abb. 9, linkes Bild). Auf die Frage, wie die Frau und das Mädchen dahinkommen, antwortet er, die Frau hätte den Drachen kommen sehen und sei an die Seite gegangen. Das Mädchen sei ja dann frei und könne gehen. Auf Nachfrage gibt er noch an, dass er keine Lust habe, das Mädchen kennenzulernen oder auch nur zu erfahren, wo sie jetzt hingeht, das sei nicht wichtig. Wichtig hingegen sei, dass der Drache die Frau jetzt richtig verscheucht. Während er das erzählt, fliegt er rasant mit dem Drachen auf die Frau zu (vgl. Abb. 9, rechtes Bild), die er daraufhin vom Tisch nimmt.

Nachdem er dies gemacht hat, beschreibt der Patient auf Nachfrage einen deutlich positiveren, aber aufgeregten Affekt. Auf die Frage, wie es weitergehen soll, hat er nun spontan eigene Ideen, er wolle mit dem Drachen fliegen und etwas unternehmen. Er setzt sein Figürchen auf den Drachen und fliegt eine Runde (vgl. Abb. 10). An dieser Stelle ist die Sitzung zu Ende. Auch wenn das neue Traumskript noch nicht fertig ist und noch ein „rundes Ende" fehlt, so geht Niklas doch gut gelaunt und mit dem Wissen, „das schwierigste ist geschafft", aus der Sitzung.

In der folgenden Sitzung wird das Traumskript fertiggestellt. Die Bilder der Fotodokumentation der letzten Sitzung werden in Augenschein genommen, die Geschichte gemeinsam erzählt und dahingehend geprüft, ob Niklas gut schlafen könnte, wenn er das träumen würde. Er bejaht, allerdings weist er nachdrücklich darauf hin, dass ja noch etwas fehle. Da er darauf brennt, wieder mit dem Playmobil zu bauen, wird die Erstellung der Schlussszene in Angriff genommen, der Waldboden wird dabei mit Filz dargestellt, die übrigen Materialien sind aus Playmobil. Niklas hat sich zwischenzeitlich überlegt, dass er mit dem Drachen ganz viel erleben will. Er schnitzt sich Pfeil und Bogen und geht zusammen mit dem Drachen auf die Jagd (vgl. Abb. 11).

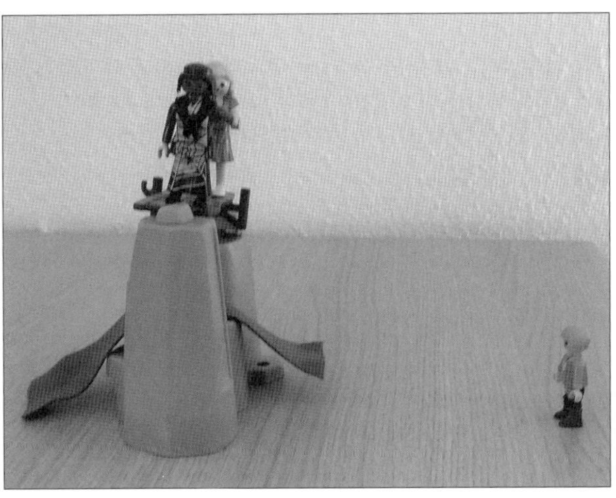
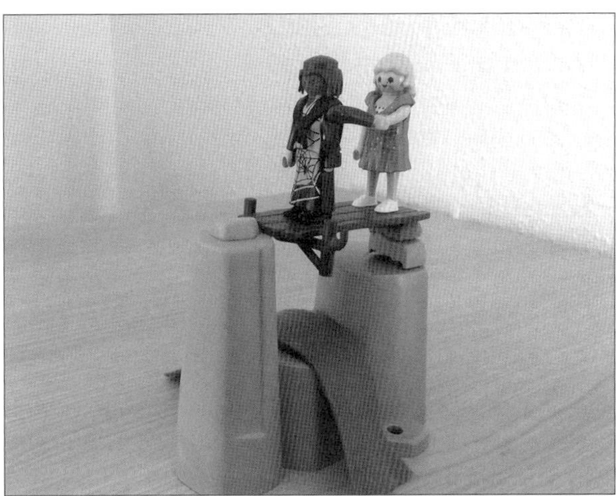

Abbildung 8: Ausgangsszene des Traums in der Übersichtsperspektive (links) mit Niklas selbst rechts im Bild und aus der Perspektive von Niklas (rechts)

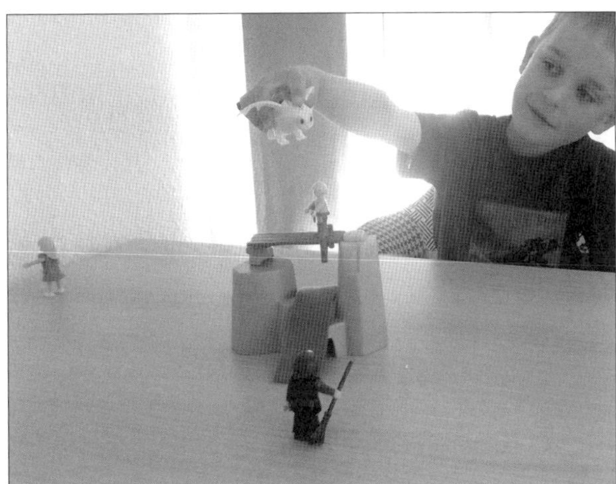
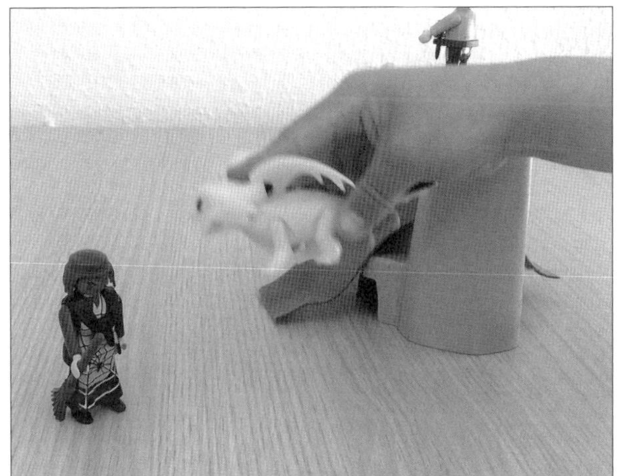

Abbildung 9: Niklas baut die Szene spontan um (links) und verscheucht mithilfe des guten Drachen die böse Frau (rechts)

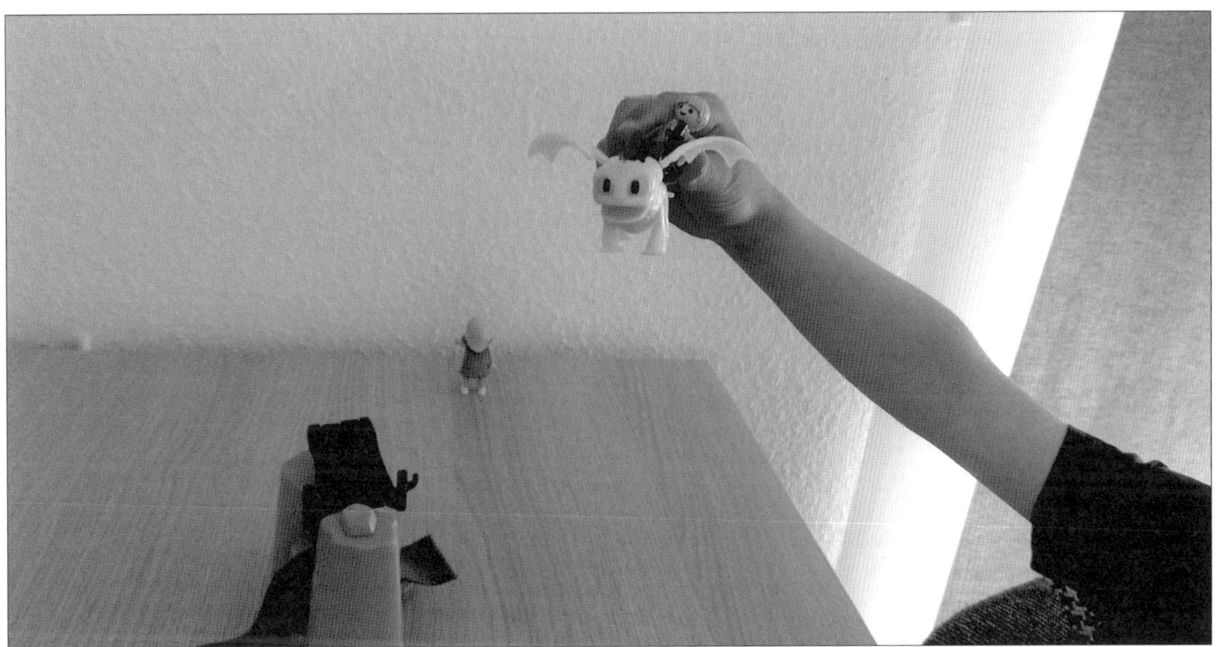

Abbildung 10: Niklas fliegt auf dem Drachen davon

In der Schlussszene sitzt Niklas zusammen mit seinem Drachen-Beschützer und dem erlegten Reh am Lagerfeuer. Das tote Reh findet er nicht gruselig („das ist doch klar, dass das tot ist, wenn wir das grillen wollen"), allerdings äußert er, dass die Anwesenheit kleiner, freundlicher Waldtiere notwendig sei, damit er sich sicher fühlen könne. Besonders wichtig sei dabei sein Lieblingstier, eine Schildkröte, die extra aus einem anderen Materialsatz (Microtiere) entnommen werden muss (vgl. Abb. 12).

Niklas bekommt die Bilder der Fotodokumentation auf einem USB-Stick ausgehändigt und den Auftrag, sich diese jeden Abend mit seiner Mutter oder seinem Vater anzusehen. Die Mutter wird instruiert, dabei auf eine lebhafte Erzählung durch den Patienten zu achten. Da Niklas über eine gute Vorstellungsgabe verfügt und man ihm anmerkt, dass er sich das neue Traumskript beim Erzählen bereits lebhaft vorstellt, wird auf eine separate Imaginations-Instruktion verzichtet.

In der sechsten Sitzung berichtet Niklas stolz, er habe einen anderen Alptraum gehabt in der Zwischenzeit. Er zeigt auf eine Zusammenschrift des Alptraums, die er seiner Mutter diktiert habe, der letzte Satz lautet: „Ich würde den gern schnell verändern". Das habe er dann auch mithilfe seiner Mutter gemacht. Da sie zu Hause nicht so viel Playmobil hätten, hätte er am Computer Bilder aus Playmobilprospekten ausgeschnitten und in eine Datei eingefügt. Er zeigt zufrieden die Ausdrucke dieser Arbeit.

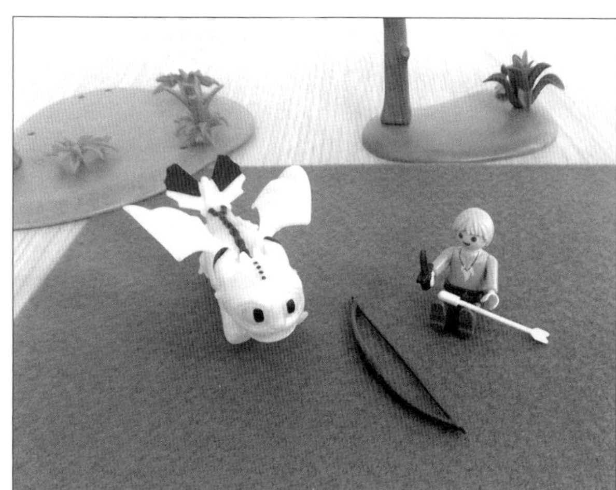
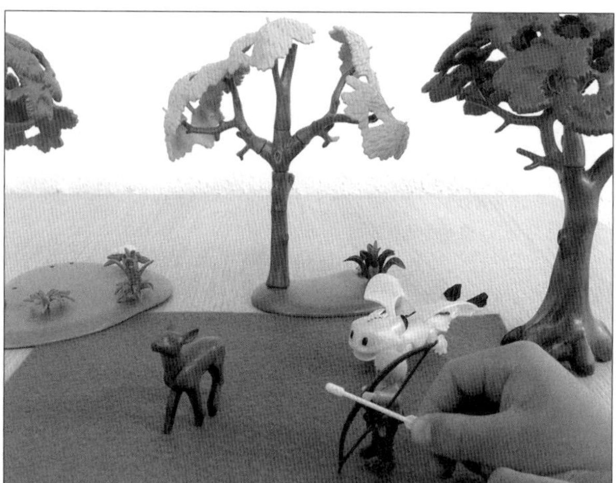

Abbildung 11: Niklas geht zusammen mit seinem Drachenbegleiter auf die Jagd

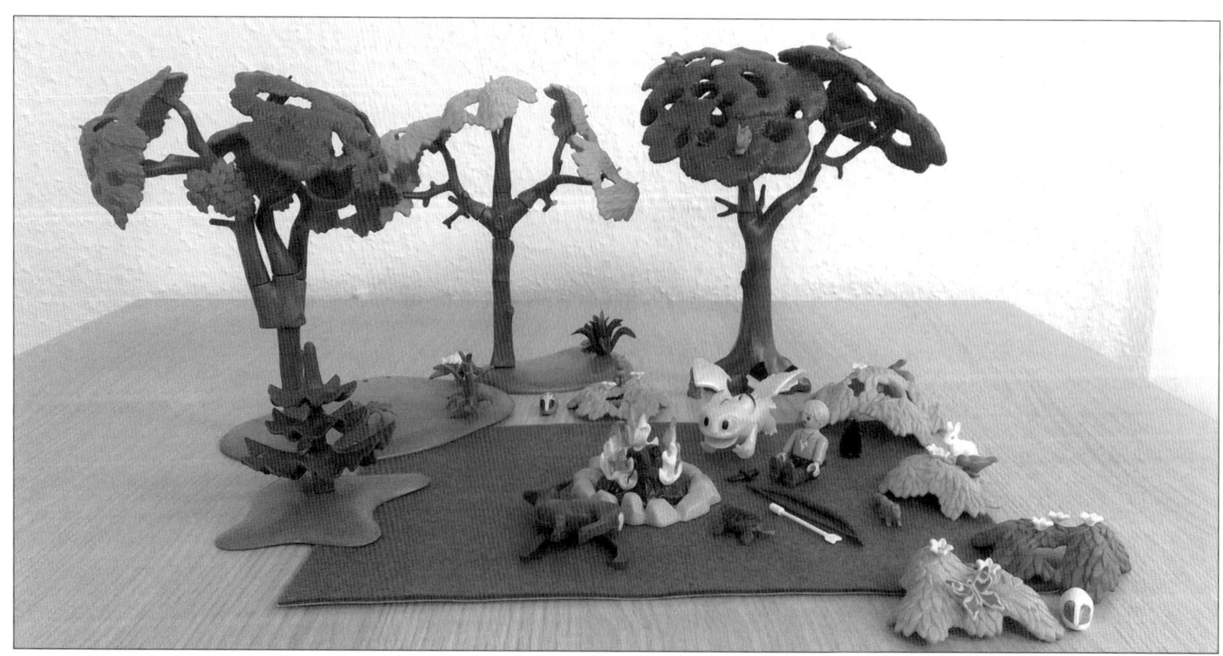

Abbildung 12: Abschlussszene

Da Niklas zusammen mit seiner Mutter bereits erfolgreich ein neues Traumskript erstellt hat, ist es günstig, dass zur Besprechung des Vorgehens der Vater anwesend ist. Auch er verinnerlichte das Vorgehen schnell, beide – Vater und Sohn – berichteten jedoch übereinstimmend, dass es Niklas weiter schwerfalle, selbst auf Ideen zu kommen (vgl. Kapitel 10.9 zu Schwierigkeiten bei der Alptraummodifikation). Da es von Niklas Seite keinen Traum gab, der dringend bearbeitet werden müsste, wurde eine rudimentäre Angriffsszene skizziert und – zusammen mit dem Vater – verschiedene Möglichkeiten mit Playmobilfiguren durchgespielt. Niklas selbst nutzte das angebotene Material als Inspiration und schlug unter anderem vor, den Angreifer wahlweise in die Luft zu sprengen, von der Polizei erledigen zu lassen oder ihn zusammen mit dem Drachen und einer Armbrust zu erlegen. Er wehrt die Vorschläge seines Vaters, beispielsweise den Familienhund zum Schutz einzusetzen oder dem Monster eine rote Nase aufzusetzen, ab. Insbesondere weil es hier darum geht, die Eigenständigkeit des Patienten zu fördern, wird dieses Verhalten beim Patienten bestärkt und dem Vater erläutert.

In der Abschlusssitzung nach einer vierwöchigen Pause berichteten Niklas und sein Vater übereinstimmend, dass es mit dem Schlafen „ganz gut klappt". Die Zubettgeh-Situation sei entspannter, Niklas habe keine Angst mehr vor dem Schlafen. Im Alptraumfragebogen (Arbeitsblatt 1) kreuzte Niklas dann allerdings an, dass er weiter große Angst hätte, wenn ein Alptraum auftrete (was allerdings nur sehr selten passiere), er habe auch Angst davor, dass wieder ein Alptraum auftrete. Auch wenn sich diese Einschätzung nicht mit dem Elternbericht deckte, wurde die Sitzung genutzt, um einerseits hilfreiche Gedanken zu etablieren („ich weiß jetzt, was zu tun ist, um den Alptraum zu vertreiben") andererseits dafür zu sorgen, dass Niklas sich überhaupt an Alma und die Alptraumtherapie erinnerte. Dafür wurde ihm ein Ausmalbild (in den Online-Materialien enthalten) ausgehändigt, das er zu Hause anmalen und über sein Bett hängen sollte. Zum Katamnesezeitpunkt weitere zehn Wochen später waren die Angstwerte deutlich rückläufig (4 von 7 Punkten).

13.2 Verfolgungstraum eines Grundschülers

Oskar, ein 9-jähriger Patient, begibt sich primär wegen wiederkehrender Alpträume in Behandlung. Die Träume zögen zum Teil Ängste vor dem Schlafen sowie Vermeidungsverhalten (im konkreten Fall von Toilettenräumen) nach sich. Das Screening auf komorbide Störungen ergibt den Verdacht auf eine Aktivitäts- und Aufmerksamkeitsstörung, die für die Alpträume zunächst weniger von Belang zu sein scheint, außerdem moderate Schwierigkeiten bei der Emotionsregulation.

Oskar berichtet, dass er verschiedene Alpträume habe, in der Regel gehe es aber darum, dass er erschreckt oder angegriffen werde. Er drängt in der ersten Sitzung darauf, genauer von seinen Träumen zu berichten, und entscheidet sich dafür, einen etwas länger zurückliegenden, aber sehr eindrucksvollen Traum verändern zu wollen. Im Rahmen der Alptraumrekonstruktion malt er zunächst mit recht hohem zeitlichem Aufwand („es soll ja auch alles berücksichtigt werden") ein Bild (vgl. Abb. 13). Mit Wasserfarben kann er dabei besonders eindrücklich die hohe Bedrohlichkeit der Szene darstellen.

Auf Nachfrage berichtet er, dass er selbst die Hauptperson des Traumes sei, sich aber selbst nicht gezeichnet hätte, weil er ja gemalt habe, was er gesehen hätte. Der Ort des Traumes sei ein realer gewesen, nämlich der Toilettenraum in einer Jugendherberge, die er mit der Schule besucht hätte. Der Rest sei allerdings fiktiv. Er befinde sich in dem Traum in diesem Toilettenraum, es sei sehr dunkel. Vor ihm tauche eine Hexe auf. Auch hinter ihm seien Hexen, die würde er aber nur als Schemen sehen und am Geruch erkennen (grüne Dunstwolke). Ohne weitere Nachfrage berichtet der Patient umfangreich, dass er diese Hexen aus einem Buch (Düsterwald) kenne und beschreibt umfangreich Teile der Handlung sowie weitere, noch gruseligere Figuren, die auf dem Bild allerdings nicht auftauchen. Es muss hier zunächst differenziert werden, welche Teile des Berichtes für den Alptraum relevant sind (nämlich, dass diese Hexen ihm offenbar aufgelauert haben, sie sehr mächtig sind und er allein gegen sie keine Chance hat) und welche nicht (dass es in dem Buch, dem die Hexen entstammen, noch weitere Figuren gibt, die wesentlich mächtiger sind, aber im Traum nicht auftauchen).

In der ersten Modifikationssitzung benennt Oskar, der bei der Psychoedukation im Vorfeld aufmerksam zugehört hat und sehr interessiert an der Veränderung des Drehbuchs ist, spontan, was er dort gerne gestrichen hätte und was nicht: „Das ist doch ganz klar, eine Hexe muss bleiben." Die Schatten hinter ihm hingegen würden den Fluchtweg versperren und müssten deshalb weg. Der Hexengestank wäre zwar sehr unangenehm, aber würde ihn schließlich auch warnen, deshalb sollte auch dieser bleiben. Er beginnt die Szene mit Bleistift zu skizzieren (vgl. Abb. 14). Auf Nachfrage gibt er außerdem an, dass es besser wäre,

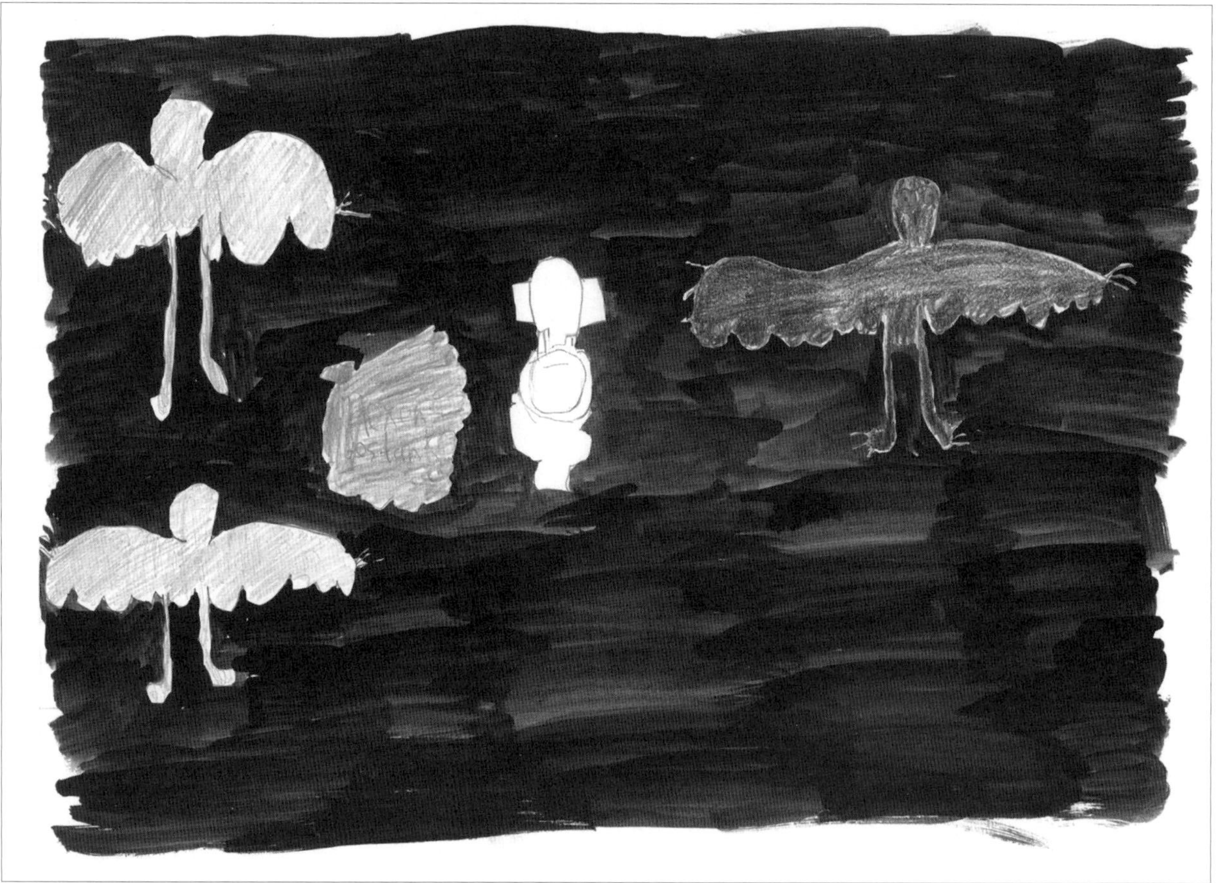

Abbildung 13: Zeichnung von Oskars Alptraum

wenn es nicht so stockdunkel wäre, und er mehr als die leuchtenden Augen erkennen könnte. Die Therapeutin dokumentiert negative und charakteristische Elemente, während Oskar in seine Skizze für den neuen Traum zunächst eine helle Lampe ergänzt und verkündet, die dunkle Wasserfarbe diesmal nicht zu brauchen. Auf die Frage, wie er denn mit dieser Hexe zurechtkommen wolle, fällt ihm ein, dass diese Art von Hexen erstens kein Licht mögen und zweitens auf keinen Fall „kaltes Eisen". Spontan fällt ihm dazu eine ganz andere Fantasiewelt („Drachenreiter") ein, in der es wiederum einen Drachen gäbe, dessen ganzes Nest aus Eisen bestünde. Er überlegt sich spontan, dass ja irgendwo ein solcher Qualmdrache sein könnte. Dieser sei eigentlich gar nicht so angriffslustig, wenn es aber um Eisen gehen würde, verstünde er keinen Spaß. Also will Oskar im Traum ein Stück Eisen auf die Hexe werfen, sodass der Qualmdrache den Rest erledigen und er in Ruhe gehen könne. An dieser Stelle wird der Patient in seinem Redefluss nicht begrenzt, weil er stringent und wortreich einen Plan verfolgt, wie er die Situation auflösen könnte. Er wird im Verlauf nur dabei unterstützt, die Elemente einzuzeichnen und eine für ihn stimmige neue Traumgeschichte zu entwickeln.

Es ist für Oskar unproblematisch, dass offenblieb, woher er selbst das Eisen nahm („es ist halt da"). Er kann sich die Szene im Nachgang leicht vorstellen, verzichtet aber auf eine differenziertere Darstellung der neuen Traumfassung in Textform. Die Skizze reiche ihm aus, um sich das Bild abends anzuschauen und seiner Mutter davon zu erzählen.

13.3 Alpträume einer Jugendlichen im Zusammenhang mit Verlust und Trauer

Kira ist 16 Jahre alt und wird nach zwei längeren stationären Aufenthalten zur Behandlung einer Anorexia nervosa ambulant vorgestellt. Sie leidet außerdem unter einer depressiven Störung mit suizidalen Krisen, selbstverletzendem Verhalten und Alpträumen. Die Lebenssituation von Kira ist geprägt durch die Krebserkrankung ihres Vaters, die ausbrach, als sie 13 Jahre alt war, sowie die schwere Erkrankung

Qualmdrachennest
qualmdrachen
die ihr
zuruck holer
wollen
Esen
von mir
gowoften
auf die Hexe

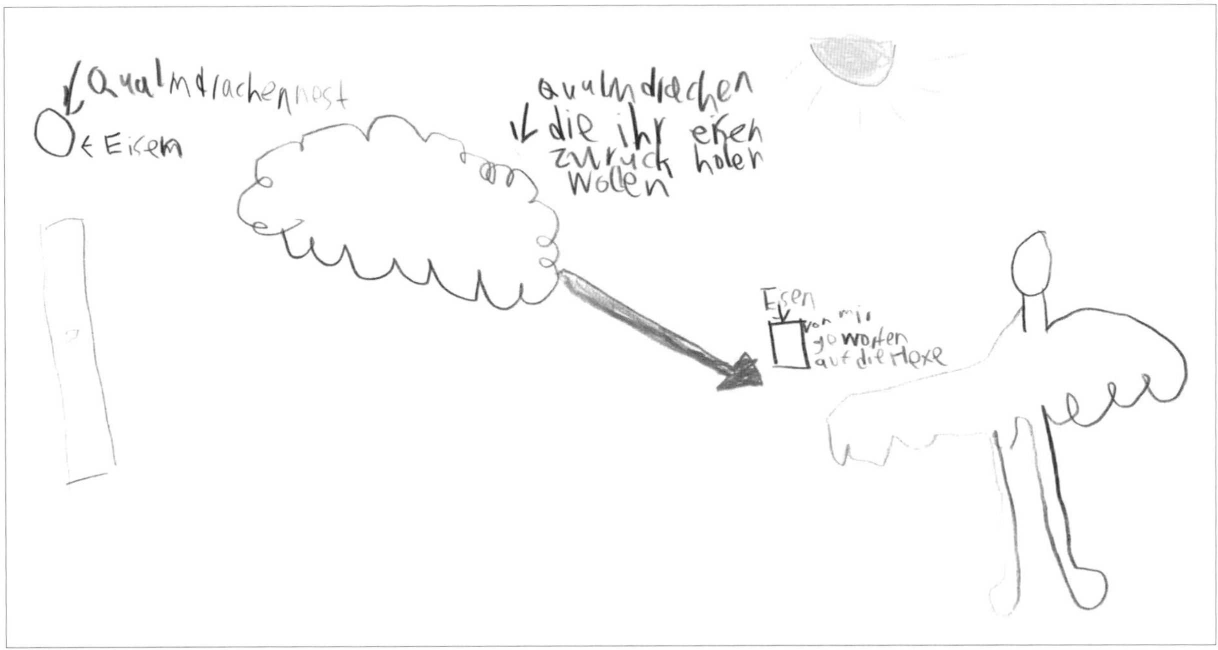

Abbildung 14: Skizze für das neue Traumskript

ihres Ponys. Sie habe immer schon unter Verlustängsten gelitten, durch die aktuelle Situation sind drohende Verluste ausgesprochen real. Es wird eine Langzeittherapie eingeleitet.

Bereits in den ersten Sitzungen sind die Alpträume immer wieder Thema, weil sie das Befinden der Patientin zusätzlich zu den anderen Belastungen sehr einschränken. Anders als Depressivität und Selbstverletzungen wurden die Alpträume in den insgesamt 14 Monaten stationärem Aufenthalt nicht näher betrachtet bzw. behandelt. Darum wird nach erster Abklärung von Suizidalität und Förderung des Einsatzes von Skills mit der Alptraumbehandlung begonnen.

Entspannungsübungen kennt die Patientin bereits, sodass direkt mit dem Imaginationstraining begonnen werden kann. Es gelingt ihr gut, sich die Szene am Strand plastisch vorzustellen, dabei dominiert das visuelle System. Unangenehme Dinge wie „pieksige Muscheln" konnte sie weglassen. Als Hausaufgabe wurde ihr das *Arbeitsblatt 5: Den Alptraum unter die Lupe nehmen* mitgegeben, das sie bis zur kommenden Sitzung ausfüllte (vgl. Abb. 15). Die Besonderheit bei diesem Traum ist, dass sie zwar in der Ich-Perspektive geträumt hat, dabei aber in eine andere Rolle geschlüpft ist bzw. eine etwas andere Person war.

Als negative Elemente benennt die Patientin folgende Punkte, die am Whiteboard gesammelt werden:

- Familie wird ermordet
- Angst
- Dorf/den Ort des Geschehens

Charakteristische Elemente seien:

- Zweiter Weltkrieg
- Bombenanschlag
- Es sind nicht meine echten Eltern.

Dass es nicht die echten Eltern waren, die in dem Traum in Gefahr gerieten, war zwar anfangs verwirrend, sei aber jetzt gut, weil um die mache sie sich ja ohnehin Sorgen. Da der Traum derart unrealistisch war, gelingt es der Patientin (besser als sonst), über drohende Verluste zu sprechen. Sie kann spontan Ideen für einen alternativen Traumhergang benennen:

- Ich gehe gleichzeitig mit meiner Familie raus, sodass nur das Haus getroffen wird.
- Im Dorf besteht gar keine Bombengefahr.
- Ich realisiere, dass es fremde Personen sind.
- Ich trage einen Schutzmantel, sodass mir und meiner Familie nichts passiert.

Die einzelnen Situationen werden im Rahmen von Imaginationsübungen erprobt, Kira entscheidet sich für die erste Variante und verfasst als Hausaufgabe problemlos ein neues Traumskript. In den Vordergrund der Behandlung rücken wieder aktuelle Ereignisse, der Vater bekommt einen Stent in die Speiseröhre eingesetzt und das Pony muss eingeschläfert werden. In diesem Zusammenhang treten Alpträume auf, die die Patientin als „viel heftiger" beschreibt. Die Patientin hat diesmal nicht das Arbeitsblatt 5 mit den Leitfragen zur Dokumentation benutzt, sondern den Alptraum als Text zusammengefasst (vgl. Kasten).

Arbeitsblatt 5 (Seite 1/2)

Den Alptraum unter die Lupe nehmen

Der nachfolgende Fragebogen soll dir helfen, deinen Alptraum genau unter die Lupe zu nehmen, damit du später genauer weißt, wo du beim Verändern des Drehbuches ansetzen musst. Du kannst den nachfolgenden Fragebogen direkt ausfüllen oder ihn zur Orientierung verwenden, wenn du den Alptraum am Computer, per Audioaufnahme oder als Zeichnung dokumentierst.

Lasse die Fragen offen, die für dich nicht relevant sind. Frage deine Therapeutin oder deinen Therapeuten in der nächsten Sitzung, falls du etwas nicht verstehst.

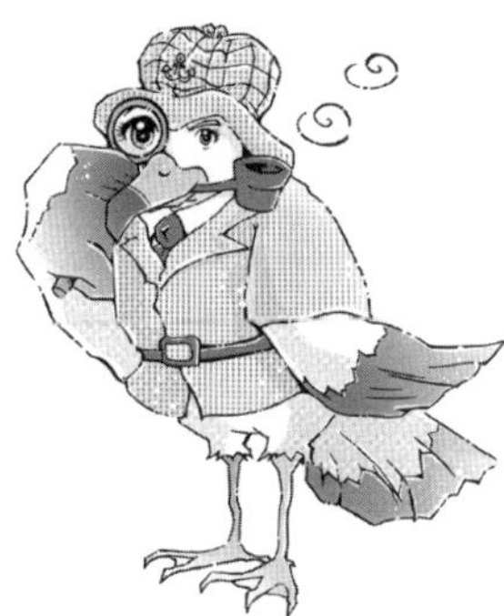

Und los geht's:

1. Warst du im Traum du selbst? Oder hast du das Traumgeschehen von außen beobachtet?

☒ ich war ich selbst ☐ ich habe beobachtet
aber ich war eine andere Person

2. Hast du die geträumte Situation schon einmal erlebt?

☐ ja ☐ ich habe so eine ähnliche Situation schon einmal erlebt ☒ nein
(es war eine fiktive Situation)

3. Was ist passiert?

Ich war in einem kleinen Dorf und der Traum hat im 2ten Weltkrieg gespielt. Ich war dort mit meiner Familie (nicht meinen echten Eltern) in einem Haus. Dann bin ich rausgegangen und in dem Moment ist eine Bombe in das Haus gefallen. Meine Eltern und Geschwister sind alle gestorben. Ich habe mich danach nur noch versteckt.

4. Was hast du gesehen?

Ich habe das Haus gesehen (ein kleines Bauernhaus) und als ich rausgegangen bin, habe ich auch die Bombenflieger gesehen und wie die Bombe in das Haus geflogen ist.

Abbildung 15:
Kiras ausgefülltes Arbeitsblatt 5

Alptraumrekonstruktion – Kiras weiterer Alptraum

Alptraum in zwei Akten

1. Szene: Ich bin am Stall, ich bin mit Ronja und meiner Mutter in der Koppel. Was ich da genau mache, weiß ich nicht mehr. Wir kommen zurück zum Ponytrail, an einer Stelle zeige ich auf den Sandboden und sage immer wieder: „Hier lag Snoopy". Mama und Ronja reagieren nicht. Plötzlich liegt da das Pony so wie kurz vor dem Einschläfern, die Tierärztin kommt. Der ganze Einschläferungsprozess läuft ab wie real. Dann wechselt die Situation (wie Schnitt im Film).

2. Ich bin mit meiner Freundin Leonie in einem kleineren Geschäft. An der Kasse sitzt mein krebskranker Vater. Eigentlich arbeitet er nicht dort, aber ich denke mir, dass es sicher gut ist, wenn er etwas zu tun hat und aktiv ist. Leonie will ihn etwas fragen, ich versuche, sie davon abzuhalten, damit er nicht gestört wird. In diesem Moment fängt Papa an zu husten, er bekommt Panik und Luftnot. Ich habe Angst, dass er erstickt und gerate selbst in Panik. Ich merke, wie mein Herz schlägt und ich schlecht Luft bekomme. In diesem Moment wache ich auf.

Gemeinsam werden auch hier negative wie charakteristische Elemente eruiert und Alternativen gesammelt (vgl. Kasten). In der mittleren Spalte zeigt sich, dass die Patientin hier sowohl ihren Vater als auch das Tier in der neuen Version erhalten möchte, und nur die Aspekte verändert werden sollen, die bedrohlich sind. Dass der Vater an der Kasse arbeitet, sei zwar auch total unrealistisch, mache ihr aber für sich genommen weder Angst noch andere schlechte Gefühle.

Arbeitsblatt 5 (Seite 2/2)

Den Alptraum unter die Lupe nehmen

5. Was hast du gehört?

Die Stimmen meiner Familie und den Knall als die Bombe das Haus getroffen hat.

6. Hast du etwas gespürt (z. B. auf der Haut)? Wenn ja, was?

nein

7. Hast du etwas gerochen oder geschmeckt? Wenn ja, was?

nichts

8. Was hast du während des Traums gedacht?

„Sind sie alle tot?", „Habe ich jetzt als einzige überlebt?"

9. Wie hast du dich während des Traums gefühlt?

Trauer, Angst, Verzweiflung

10. Bist du von dem Alptraum aufgewacht?

☐ ja ☐ nein ☒ ich weiß nicht mehr genau

11. Wie hast du dich nach dem Alptraum gefühlt?

aufgewühlt, angespannt, verwirrt

Abbildung 15: Kiras ausgefülltes Arbeitsblatt 5 (Fortsetzung)

Negative Elemente (Raus?)	**Charakteristische Elemente** (Rein?)	**Alternativen**
• Papa Atemnot • Einschläfern • Anblick totes Pony • Eigene Panikattacke	• Papa, der an Kasse arbeitet • Leonie • Pony (aber nicht tot) • Auf der Koppel sein	• Papa hustet nur kurz, wird dann durch Kunden abgelenkt. • Irgendetwas anderes sorgt für kurzen Schreckmoment (z. B. Schluckauf). • Ich kann ihm eine Art Asthmaspray geben. • Er hat Panik und atmet in eine Papiertüte. • Jemand/Pat. beruhigt den Vater. • Pony ist da, aber lebt noch (Rückgriff auf Erinnerungen aus gesünderen Zeiten). • Mutter reagiert auf Aussage, Gespräch über Pony. • Gespräch/Gedanken über „Erlösung" des Ponys

Nach ausführlicher Besprechung möglicher Alternativen und Erprobung der Favoriten mittels Imagination traut die Patientin sich zu, das neue Traumskript als Hausaufgabe zusammenzuschreiben. Es wird angeregt, den Stil der Beschreibung als Theaterstück oder Filmdrehbuch analog der Alptraumrekonstruktion beizubehalten, davon macht sie aber keinen Gebrauch. Dafür entscheidet sie sich dafür, eine logische Erklärung für die neue Tätigkeit des Vaters einzubauen (vgl. Kasten).

Neues Traumskript von Kira

Ich gehe zusammen mit Ronja und Mama auf den Ponytrail. „Hier stand Snoopy früher einmal", denke ich mir und mich überkommt eine gewisse Trauer. Wir gehen zu den Pferden und ich helfe Ronja ein wenig bei alltäglichen Dingen wie z.B. dem Abäppeln. Auf dem Rückweg komme ich an der Stelle vorbei, wo Snoopy erlöst wurde. „Weißt du noch Mama, hier wurde Snoopy eingeschläfert", sage ich weinerlich. Tränen überströmen mein Gesicht und Mama nimmt mich in den Arm. Ich erinnere mich an die schönen Momente, die wir erlebt haben und diese Gedanken trösten mich ein wenig. Ich denke an den Tag zurück, an dem ich Snoopy das Apportieren beigebracht habe. Ich muss unweigerlich lächeln. Wie stolz ich doch auf ihn war und wie glücklich ich über den neuen Trick war.

Später gehe ich mit Leonie zum Supermarkt. Papa arbeitet dort seit kurzer Zeit an der Kasse und es erleichtert mich, dass er wieder eine Aufgabe hat. Plötzlich fängt er an zu husten und bekommt schlecht Luft. Für einen kurzen Moment verfalle ich in Panik, doch dann hole ich blitzschnell das „Breath-Deep-Spray" aus meiner Tasche und renne zu ihm. Dankbar greift er danach. Ganz allmählich verbessert sich seine Atmung. Ein paar Leute kommen zur Kasse und er muss wieder seiner Arbeit nachgehen. Es ist, als wäre diese kurze Zeit der Atemnot nie passiert.

Die beiden modifizierten Alpträume werden von der Patientin als Hausaufgabe imaginiert und treten nicht mehr auf. Allerdings verstirbt einige Wochen später der Vater, der inzwischen neben dem Tumor in der Lunge auch Gehirnmetastasen entwickelt hatte. Er wurde bis zu seinem Tod zu Hause von der Mutter und der Tochter betreut, Kira war auch bei seinem Tod unmittelbar dabei. Diese Ereignisse verarbeitete sie traumatisch, entwickelte Intrusionen am Tag und vermehrt Alpträume in der Nacht. Ein besonders quälender Alptraum war, dass sie immer wieder träumte, wie ihr Vater seine letzten Atemzüge machte. Sie realisierte, dass er tot ist, dann war er aber wieder lebendig und das Ganze ging von vorne los. Dieser Alptraum wird ebenfalls mithilfe der Imagery-Rehearsal-Therapie modifiziert, allerdings gestaltet sich die Umsetzung schwierig. Auch wenn die Behandlung gemäß der in Kapitel 12 beschriebenen Spezifika bei posttraumatischen Alpträumen angepasst wird – es wird auf eine Rekonstruktion traumatischer Details verzichtet. Kira profitiert davon, Texte laut zu verbalisieren und bei drohender Dissoziation auf einem Bein zu stehen – und auch wenn die Patientin in den Sitzungen aktiv mitarbeitet, so haderte sie doch mit sich, ob sie das neue Traumskript üben solle. Das liegt anfangs einerseits daran, dass „das ja wirklich so passiert ist", dadurch kommen keine Alternativen infrage, bei denen ihr Vater einfach nicht stirbt. Da das bei dem vorangegangenen Traum mit dem Pony auch nicht der Fall gewesen ist, kann mit etwas Psychoedukation (Alptraum = [bewegtes] Abbild eines Ereignisses vs. Realität) diese Hürde überwunden werden.

Kira setzt in der ersten Version ihres Alptraums bereits vor Beginn der traumatischen Situation an: beim Zubettgehen. Außerdem installiert sie als Helferin eine vertraute Person, eine ältere Freundin (Andrea), die sie in sehr positiver Erinnerung hat, unter anderem weil sie sie bei der Beerdigung sehr unterstützt hat. Bei der Formulierung des neuen Traumskriptes wird besonders darauf geachtet, dass dieses detailreich ist, um das Einschießen von Intrusionen möglichst zu verhindern.

Neues Traumskript von Kira (erste Version)

Ich mache mich fertig fürs Bett und lege mich hin. Ich bin total müde, aber habe auch Angst, dass jetzt die Alpträume/Erinnerungen wiederkommen. Doch bevor ich die Augen auch nur schließen kann, steht Andrea vor meinem Bett. Ich schaue zu ihr hoch. Sie ist groß und steht in ihrer Stalljeans und ihrer roten Jacke vor mir, sie wirkt vertraut. Ich bin überrascht, aber denke: „Das ist Andrea, irgendwie schafft sie das immer." Ich freue mich, sie zu sehen. Sie sagt auf ihre spezielle Art: „Hallo mein Liebes, wie ist die Lage?" Ich sage: „Ich habe ehrlich gesagt Angst einzuschlafen, weil dann die Alpträume wiederkommen." Sie schaut mich an. „Nein Kira, das machen wir heute nicht, wir haben was anderes geplant." Ich werde neugierig, meistens hat sie besondere Ideen. Sie wartet, bis ich aufgestanden bin, und hakt sich bei mir ein. „Jetzt nicht mehr zurückschauen. Da vorne geht es lang!" Wir gehen durch den Flur in Richtung Wohnzimmer, allerdings ist da, wo sonst das Wohnzimmer ist, der Stall, doch ich wundere mich eigentlich nicht wirklich, denn ich bin so erschöpft, dass keine Zeit für verwirrende Fragen bleibt. Curly [Pferd] steht wie immer in ihrer schönen, luftigen Box mit dem Ausblick auf den Reitplatz. Zum Glück blubbert sie mich nicht an, denn das würde ich nicht ertragen. Andrea drückt mir ein paar Möhren in die Hand und ich halte sie Curly behutsam hin. Langsam und sehr genüsslich kaut sie darauf herum. Dieses Ritual ist immer dasselbe. Anschließend hole ich sie, ebenfalls wie immer, aus der Box und wir gehen rechtsherum in die „kleine" Halle. Die Halle ist alles andere als klein, aber verglichen mit den riesigen Plätzen und Hallen hier, ist sie winzig. Der Lehm klebt sofort an meinen Schuhen und ein tiefes, wohliges Gefühl von Vertrautheit und Geborgenheit breitet sich in mir aus. Das hat Andrea sehr gut geplant. Viel besser als all der Mist, den ich nachts träume. Ich laufe ein paar Runden mit Curly im Kreis, wir laufen über Stangen und irgendwann legt sie sich zum Wälzen hin. Das macht sie nie, aber ich beschließe, mich einfach danebenzulegen. Mit einem Mal hört Curly auf, sich zu wälzen, und wir liegen eine Weile einfach nur da. Morgen komme ich wieder hierher. Ich gehe nicht mehr zurück in die Vergangenheit. Das ist mein letzter Gedanke, bevor ich neben Curly einschlafe.

Die Imagination gelingt gut in der Sitzung, die größte Sorge aber bleibt: die Sorge, den Vater vergessen zu können („die Erinnerungen sind intensiv und furchtbar, aber vielleicht sind sie gerade deshalb auch so wichtig"). Auch die Integration von positiven Erinnerungen an den Vater in das neue Traumskript schafft hier nicht ausreichend Abhilfe (vgl. zweite Version). Aus diesem Grund wird die Forcierung des Übens des neuen Traumskriptes hier ausgesetzt und der Fokus auf die Trauerarbeit gelegt.

Neues Traumskript von Kira (zweite Version)

Ende der Endlosschleife

Ich bin im Schlafzimmer meiner Eltern [kurz nach dem Tod des Vaters]. Papa liegt im Bett, ich selbst stehe links neben dem Bett. Auf einmal merke ich, dass auch Andrea da ist, sie steht vor dem Schrank. Ich fühle mich erleichtert, spüre ein Gefühl von Sicherheit.

Andrea steht erst einmal beobachtend da, dann schaut sie mich an und sagt: „Du träumst in Dauerschleife! Das möchte ich mir nicht länger anschauen." Es fühlt sich an, als würde die Situation in eine Glaskugel gepackt, Andrea und ich befinden uns außerhalb.

Sie kommt zu mir, nimmt mich an die Hand und sagt: „Komm Kira, wir gehen! Ihr Griff gibt mir Halt, sie führt mich aus dem Zimmer. Sie schließt die Tür von außen und dreht den Schlüssel im Schloss um. „Aber Andrea ... Ich kann ihn da nicht alleine lassen. Ich muss wieder zu ihm!" Ich blicke ihr verzweifelt in die Augen, doch sie schüttelt nur mit dem Kopf und sagt in einem sanften Ton: „Das, meine Liebe, ist nicht die Realität. Das hier ist ein schrecklicher Traum und dein Papa hätte so etwas nie gewollt!" Ich blicke auf den Boden, verinnerliche die Worte und folge Andrea dann, denn sie hat Recht! Es ist bereits passiert und damals war ich bis zum Schluss bei ihm.

Sie bringt mich in mein Zimmer und bleibt vor dem Bett stehen. Ich klettere die Leiter zum Hochbett hoch, lege mich hin und decke mich zu. Von dort oben kann ich sehen, wie sie an der Tür steht. Ich fühle mich beschützt vor weiteren Alpträumen. Ich bin in Sicherheit und schlafe ein. Ich träume zwar auch jetzt von Papa, allerdings ist es diesmal ein schöner Traum aus meiner Kindheit. Ich träume von der Nacht, in der Papa mit mir rausgegangen ist, weil ich nicht brav war und nicht schlafen wollte. Für ihn mag das eine Strafe gewesen sein, doch für mich war es das beste Abenteuer auf Erden!

Literatur

Agargün, M.Y., Cilli, A.S., Kara, H., Tarhan, N., Kincir, F. & Oz, K. (1998). Repetitive and frightening dreams and suicidal behavior in patients with major depression. *Comprehensive Psychiatry, 39,* 198–202. https://doi.org/10.1016/S0010-440X(98)90060-8

American Academy of Sleep Medicine. (2008). *Das AASM-Manual zum Scoring von Schlaf und assoziierten Ereignissen: Regeln, Technologie und technische Spezifikationen.* Berlin: Steinkopff.

American Academy of Sleep Medicine. (2014). *International Classification of Sleep Disorders (ICSD-3)* (3rd ed.). Darien, IL: American Academy of Sleep Medicine.

American Psychiatric Association. (2013). *Diagnostic and Statistical Manual of Mental Disorders (DSM-5) (5th ed.).* Washington, DC: American Psychiatric Association. https://doi.org/10.1176/appi.books.9780890425596

American Psychiatric Association. (2015). *Diagnostisches und Statistisches Manual Psychischer Störungen (DSM-5). Deutsche Ausgabe herausgegeben von P. Falkai & H.-U. Wittchen* (2., korr. Aufl.). Göttingen: Hogrefe.

Augedal, A.W., Hansen, K.S., Kronhaug, C.R., Harvey, A.G. & Pallesen, S. (2013). Randomized controlled trials of psychological and pharmacological treatments for nightmares: A meta-analysis. *Sleep Medicine Reviews, 17,* 143–152. https://doi.org/10.1016/j.smrv.2012.06.001

Aurora, R.N., Zak, R.S., Auerbach, S.H., Casey, K.R., Chowduri, S., Krippot, A., Maganti, R.K., ... Morgenthaler, T.I. (2010). Best practice guide for the treatment of nightmare disorder in adults. *Journal of Clinical Sleep Medicine, 6,* 389–401. https://doi.org/10.5664/jcsm.27883

Bearden, C. (1994). The nightmare: biological and psychological origins. *Dreaming, 4,* 139–152. https://doi.org/10.1037/h0094408

Belicki, K. (1992a). Nightmare frequency versus nightmare distress: relations to psychopathology and cognitive style. *Journal of Abnormal Psychology, 101,* 592–597. https://doi.org/10.1037/0021-843X.101.3.592

Belicki, K. (1992b). The relationship of nightmare frequency to nightmare suffering with implications for treatment and research. *Dreaming, 2,* 143–148. https://www.doi.org/10.1037/h0094355

Belicki, K., Altay, H. & Hill, C. (1985). Varieties of nightmare experience. *Association of the Study of Dreams Newsletter, 2,* 1–3.

Belicki, K. & Belicki, D. (1982). Nightmares in a university population. *Sleep Research, 11,* 116.

Bernstein, D.A., Borkovec, T.D., Höfler, R. & Kattenbeck, M. (2007). *Entspannungs-Training: Handbuch der Progressiven Muskelentspannung nach Jacobson.* Stuttgart: Klett-Cotta.

Berquier, A. & Ashton, R. (1992). Characteristics of the frequent nightmare sufferer. *Journal of Abnormal Psychology, 101,* 246–250. https://doi.org/10.1037/0021-843X.101.2.246

Bertrams, N., Pietrowsky, R. & Bering, R. (2021). Zur Bewältigung von Albträumen in der Corona-Krise. In R. Bering & C. Eichenberg (Hrsg.), *Die Psyche in den Zeiten der Corona-Krise* (S. 222–231). Stuttgart: Klett-Cotta.

Bhargava, S. (2011). Diagnosis and management of common sleep problems in children. *Pediatrics in Review, 32* (3), 91–99. https://doi.org/10.1542/pir.32.3.91

Bishay, N. (1985). Therapeutic manipulation of nightmares and the management of neuroses. *British Journal of Psychiatry, 147,* 67–70. https://doi.org/10.1192/bjp.147.1.67

Bixler, E.O., Kales, A., Soldatos, C.R., Kales, J.D. & Healey, S. (1979). Prevalence of sleep disorders in the Los Angeles metropolitan area. *The American Journal of Psychiatry, 136,* 1257–1262. https://doi.org/10.1176/ajp.136.10.1257

Böckermann, M., Gieselmann, A. & Pietrowsky, R. (2014). What does nightmare distress mean? Factorial structure and psychometric properties of the Nightmare Distress Questionnaire (NDQ). *Dreaming, 24,* 279–289. https://doi.org/10.1037/a0037749

Böckermann, M., Gieselmann, A., Sorbi, M. & Pietrowsky, R. (2015). Entwicklung und Evaluation einer internetbasierten begleiteten Selbsthilfe-Intervention zur Bewältigung von Albträumen. *Zeitschrift für Psychiatrie, Psychotherapie & Psychosomatik, 63,* 117–124.

Brünger, T. (2022). *Albtraumbehandlung bei Kindern und Jugendlichen – Evaluation der Imagery Rehearsal Therapie für Kinder und Jugendliche.* Unveröffentlichte Masterarbeit, Heinrich-Heine-Universität Düsseldorf.

Bundesinstitut für Arzneimittel und Medizinprodukte. (2023). *ICD-11 in Deutsch – Entwurfsfassung. ICD-11 für Mortalitäts- und Morbiditätsstatistiken (MMS)* (Version: 2023-01). Verfügbar unter https://www.bfarm.de/DE/Kodiersysteme/Klassifikationen/ICD/ICD-11/uebersetzung/_node.html

Burgess, M., Gill, M. & Marks, I. (1998). Postal self-exposure treatment of recurrent nightmares: randomised controlled trial. *British Journal of Psychiatry, 172,* 257–262. https://doi.org/10.1192/bjp.172.3.257

Buysse, D.J., Reynolds, C.F., III, Monk, T.H., Berman, S.R. & Kupfer, D.J. (1989). The Pittsburgh Sleep Quality Index: A new instrument for psychiatric practice and research. *Psychiatry Research, 28,* 193–213. https://doi.org/10.1016/0165-1781(89)90047-4

Cartwright, R.D. (1991). Dreams that work: the relation of dream incorporation to adaptation to stressful events. *Dreaming, 1,* 3–9. https://doi.org/10.1037/h0094312

Casement, M.D. & Swanson, L.M. (2012). A meta-analysis of imagery rehearsal for post-trauma nightmares: Effects on nightmare frequency, sleep quality, and posttraumatic stress. *Clinical Psychology Review, 32,* 566–574.

Cellucci, A.J. & Lawrence, P. (1978a). The efficacy of systematic desensitization in reducing nightmares. *Journal of Behavior Therapy and Experimental Psychiatry, 9,* 109–114. https://doi.org/10.1016/0005-7916(78)90054-X

Cellucci, A.J. & Lawrence, P. (1978b). Individual differences in self-reported sleep variable correlations among nightmare sufferers. *Journal of Clinical Psychology, 34,* 721–725.

Cernovsky, Z.Z. (1984). Life stress measures and reported frequency of sleep disorders. *Perceptual and Motor Skills, 58,* 39–49. https://doi.org/10.2466/pms.1984.58.1.39

Cowen, D. & Levin, R. (1995). The use of the Hartmann boundary questionnaire with an adolescent population. *Dreaming, 5,* 105–114. https://doi.org/10.1037/h0094428

Davis, J.L. (2009). *Treating post-trauma nightmares.* New York: Springer.

Davis, J.L. & Wright, D.C. (2006). Exposure, relaxation, and rescripting treatment for trauma-related nightmares. *Journal of Trauma & Dissociation, 7,* 5–18. https://doi.org/10.1300/J229v07n01_02

Davis, J.L. & Wright, D.C. (2007). Randomized clinical trial for treatment of chronic nightmares in trauma-exposed adults. *Journal of Traumatic Stress, 20,* 123–133. https://doi.org/10.1002/jts.20199

De Koninck, J.M. & Koulack, D. (1975). Dream content and adaptation to a stressful situation. *Journal of Abnormal Psychology, 84,* 250–260. https://doi.org/10.1037/h0076648

Dennis, K.E., Froman, D., Morrison, A.S., Holmes, K.D. & Howes, D.G. (1991). Beta-blocker therapy: identification and management of side effects. *Heart and Lung, 20,* 459–463.

Deutsche Gesellschaft für Schlafforschung und Schlafmedizin (DGSM). (2008). *Alpträume – Was kann ich dagegen tun?* Verfügbar unter https://www.dgsm.de/fileadmin/dgsm/Arbeitsgruppen/traum/Alptraeume_Was_kann_ich_dagegen_tun.pdf

Deutsche Gesellschaft für Schlafforschung und Schlafmedizin (DGSM). (2018). *Patientenratgeber Ein- und Durchschlafstörungen.* Verfügbar unter https://www.dgsm.de/fileadmin/patienteninformationen/ratgeber_schlafstoerungen/2021-09-21_Ein-_und_Durchschlafstoerungen.pdf

Dilling, H., Mombour, W. & Schmidt, M.H. (1992). *Internationale Klassifikation psychischer Störungen. ICD-10 Kapitel V (F), Klinisch diagnostsiche Leitlinien.* Bern: Huber.

Domhoff, G.W. (1996). *Finding meaning in dreams: a quantitative approach.* New York: Plenum. https://doi.org/10.1007/978-1-4899-0298-6

Döpfner, M. & Görtz-Dorten, A. (2017). *Diagnostik-System für psychische Störungen nach ICD-10 und DSM-5 für Kinder und Jugendliche – III (DISYPS-III).* Göttingen: Hogrefe.

Elbert, T. & Rockstroh, B. (1990). *Psychopharmakologie.* Berlin: Springer. https://doi.org/10.1007/978-3-642-75276-6

Erlacher, D. (2010). *Anleitung zum Klarträumen.* Norderstedt: Books on Demand.

Feldman, M.J. & Hersen, M. (1967). Attitudes towards death in nightmare subjects. *Journal of Abnormal Psychology, 72,* 421–425. https://doi.org/10.1037/h0020109

Ferenczi, S. (1934). Gedanken über das Trauma. *Internationale Zeitschrift für Psychoanalyse, 20,* 5–12.

Forbes, D., Phelps, A.J., McHugh, A.F., Debenham, P., Hopwood, M. & Creamer, M. (2001). Imagery rehearsal in the treatment of posttraumatic nightmares in combat-related PTSD. *Journal of Traumatic Stress, 14,* 433–442. https://doi.org/10.1023/A:1011133422340

Forbes, D., Phelps, A.J., McHugh, A.F., Debenham, P., Hopwood, M. & Creamer, M. (2003). Imagery rehearsal in the treatment of posttraumatic nightmares in australian veterans with chronic combat-related PTSD: 12-month follow-up data. *Journal of Traumatic Stress, 16,* 509–513. https://doi.org/10.1023/A:1025718830026

Freud, S. (1916/17). *Vorlesungen zur Einführung in die Psychoanalyse*: GW Bd. 11. Frankfurt: Fischer.

Freud, S. (1989). Die Traumdeutung (1900). Frankfurt: Fischer.

Germain, A. & Nielsen, T.A. (2003). Sleep pathophysiology in posttraumatic stress disorder and idiopathic nightmare sufferers. *Biological Psychiatry, 54,* 1092–1098. https://doi.org/10.1016/S0006-3223(03)00071-4

Germain, A., Shear, M.K., Hall, M. & Buysse, D.J. (2007). Effects of a brief behavioural treatment for PTSD-related sleep disturbances: a pilot study. *Behaviour Research and Therapy, 45,* 627–632. https://doi.org/10.1016/j.brat.2006.04.009

Gieselmann, A., Ait Aoudia, M., Carr, M., Germain, A., Gorzka, R., Holzinger, B., Kleim, B., … Pietrowsky, R. (2019). Aetiology and treatment of nightmare disorder: State of the art and future perspectives. *Journal of Sleep Research*, e12820. https://doi.org/10.1111/jsr.12820

Gieselmann, A., Böckermann, M., Sorbi, M. & Pietrowsky, R. (2017). The effects of an Internet-based imagery rehearsal intervention: A randomized controlled trial. *Psychotherapy and Psychosomatics, 86,* 231–240. https://doi.org/10.1159/000470846

Gieselmann, A., Elberich, N., Mathes, J., & Pietrowsky, R. (2020). Nightmare distress revisited: Cognitive appraisal of nightmares according to Lazarus' transactional model of stress. *Journal of Behavior Therapy and Experimental Psychiatry, 68,* 101517. https://doi.org/10.1016/j.jbtep.2019.101517

Giles, D.E., Kupfer, D.J., Rush, A.J. & Roffwarg, H.P. (1998). Controlled comparison of electrophysiological sleep in families of probands with unipolar depression. *The American Journal of Psychiatry, 155,* 192–199. https://doi.org/10.1176/ajp.155.2.192

Grandi, S., Fabbri, S., Panattoni, N., Gonnella, E. & Marks, I. (2006). Self-exposure treatment of recurrent nightmares: waiting-list-controlled trial and 4-year follow-up. *Psychotherapy and Psychosomatics, 76,* 384–388. https://doi.org/10.1159/000095445

Hall, C. & van de Castle, R. (1966). *The content analysis of dreams.* New York: Appleton-Century-Crofts.

Halliday, G. (1987). Direct psychological therapies for nightmares: a review. *Clinical Psychology Review, 7,* 501–523. https://doi.org/10.1016/0272-7358(87)90041-9

Hansen, K., Höfling, V., Kröner-Borowik, T., Stangier, U. & Steil, R. (2013). Efficacy of psychological interventions aiming to reduce chronic nightmares: A meta-analysis. *Clinical Psychology Review, 33,* 146–155. https://doi.org/10.1016/j.cpr.2012.10.012

Hartmann, E. (1984). *The nightmare: The psychology and biology of terrifying dreams.* New York: Basic Books.

Hartmann, E. (1989). Boundaries of dreams, boundaries of dreamers: thin and thick boundaries as a new personality measure. *Psychiatric Journal of the University of Ottawa, 14,* 557–560.

Hartmann, E. (1991). *Boundaries in the mind.* New York: Basic Books.

Hartmann, E. (1996). Outline for a theory on the nature and functions of dreaming. *Dreaming, 6,* 147–170. https://doi.org/10.1037/h0094452

Hartmann, E. & Russ, D. (1979). Frequent nightmares and the vulnerability to schizophrenia: the personality of the nightmare sufferer. *Psychopharmacology Bulletin, 15,* 10–12.

Hartmann, E., Russ, D., Oldfield, M., Sivan, I. & Cooper, S. (1987). Who has nightmares? The personality of the lifelong nightmare sufferer. *Archives of General Psychiatry, 44,* 49–56. https://doi.org/10.1001/archpsyc.1987.01800130053008

Haynes, S.N. & Mooney, D.K. (1975). Nightmares: etiological, theoretical, and behavioral treatment considerations. *The Psychological Record, 25,* 225–236. https://doi.org/10.1007/BF03394308

Hersen, M. (1971). Personality characteristics on nightmare sufferers. *The Journal of Nervous and Mental Disease, 153,* 27–31. https://doi.org/10.1097/00005053-197107000-00003

Hobson, A.M. & McCarley, R.W. (1977). The brain as a dream state generator: an activation-synthesis hypothesis of the dream process. *The American Journal of Psychiatry, 134,* 1335–1348. https://doi.org/10.1176/ajp.134.12.1335

Holzinger, B. (2013). *Albträume.* München: Nymphenburger.

Jacobson, E. (1990). *Entspannung als Therapie. Progressive Relaxation in Theorie und Praxis.* Stuttgart: Klett-Cotta.

Jäger, R. (2004). Konstruktion einer Ratingskala mit Smilies als symbolische Marken. *Diagnostica, 50,* 31–38. https://doi.org/10.1026/0012-1924.50.1.31

Janson, C., Gislason, T., de Backer, W., Plaschke, P., Björnsson, E., Hetta, J. & Kristbjamason, H. (1995). Prevalence of sleep disturbances among young adults ind three European countries. *Sleep, 18,* 589–597. https://doi.org/10.1093/sleep/18.7.589

Jung, C.G. (1928). *Allgemeine Gesichtspunkte zur Psychologie des Traumes*: GW Bd.8. Düsseldorf: Walter.

Kales, A., Soldatos, C.R., Caldwell, A.B., Charney, D.S., Kales, J.D., Markel, D. & Cadieux, R. (1980). Nightmares: Clinical characteristics and personality patterns. *The American Journal of Psychiatry, 137,* 1197–1201.

Kales, A., Soldatos, C.R. & Kales, J.D. (1981). Sleep disorders: evaluation and management in the office setting. In S. Arieti & H.K.H. Brodie (Eds.), *American Handbook of Psychiatry* (*Vol. 7*, pp. 423–454). New York: Basic Books.

Kellner, R., Neidhardt, J., Krakow, B. & Pathak, D. (1992). Changes in chronic nightmares after one session of desensitization or rehearsal instructions. *The American Journal of Psychiatry, 149,* 659–663. https://doi.org/10.1176/ajp.149.5.659

Kellner, R., Singh, G. & Irigoyen-Rascon, F. (1991). Rehearsal in the treatment of recurring nightmares in posttraumatic stress disorders and panic disorder: case histories. *Annals of Clinical Psychiatry, 3,* 67–71. https://doi.org/10.3109/10401239109147970

Kennedy, G.A. (2002). A review of hypnosis in the treatment of parasomnias: nightmare, sleepwalking, and sleep terror disorders. *Australian Journal of Clinical and Experimental Hypnosis, 30,* 99–155.

Kingsbury, S.J. (1993). Brief hypnotic treatment of repetitive nightmares. *American Journal of Clinical Hypnosis, 35,* 161–169. https://doi.org/10.1080/00029157.1993.10403000

Klein-Heßling, J. & Lohaus, A. (2020). *Bleib Locker. Entspannungs-CD* (3., unveränd. Aufl.). Göttingen: Hogrefe. https://doi.org/10.1026/03099-000

Köthe, M., Lahl, O. & Pietrowsky, R. (2006). Habituelle Stressverarbeitung, Befindlichkeit und Verhalten nach Alpträumen. *Zeitschrift für Klinische Psychologie und Psychotherapie, 35,* 306–313. https://doi.org/10.1026/1616-3443.35.4.306

Köthe, M. & Pietrowsky, R. (2001). Behavioral effects of nightmares and their correlations to personality patterns. *Dreaming, 11,* 43–52. https://doi.org/10.1023/A:1009468517557

Krakow, B. (2004). Imagery rehearsal therapy for chronic posttraumatic nightmares: a mind's eye view. In R.I. Rosner, W.J. Lyddon & A. Freeman (Eds.), *Cognitive therapy and dreams* (pp. 89–109). New York: Springer.

Krakow, B., Hollifield, M., Johnston, L., Koss, M., Schrader, R., Warner, T.D., Tandberg, D., ... Prince, H. (2001). Imagery rehearsal therapy for chronic nightmares in sexual assault survivors with posttraumatic stress disorder: a randomized controlled trial. *Journal of the American Medical Association, 286,* 537–545. https://doi.org/10.1001/jama.286.5.537

Krakow, B., Johnston, L., Melendrez, D., Hollifield, M., Warner, T.D., Chavez-Kennedy, D. & Herlan, M.J. (2001). An open-label trial of evidence-based cognitive behavior therapy for nightmares and insomnia in crime victims with PTSD. *The American Journal of Psychiatry, 158,* 2043–2047. https://doi.org/10.1176/appi.ajp.158.12.2043

Krakow, B., Kellner, R., Neidhardt, J., Pathak, D. & Lambert, L. (1993). Imagery rehearsal treatment of chronic nightmares: with a thirty month follow-up. *Journal of Behavior Therapy and Experimental Psychiatry, 24,* 325–330.

Krakow, B., Kellner, R., Pathak, D. & Lambert, L. (1995). Imagery rehearsal treatment for chronic nightmares. *Behaviour Research and Therapy, 33,* 837–843. https://doi.org/10.1016/0005-7967(95)00009-M

Krakow, B., Kellner, R., Pathak, D. & Lambert, L. (1996). Long term reduction of nightmares with imagery rehearsal treatment. *Behavioural and Cognitive Psychotherapy, 24,* 135–148. https://doi.org/10.1017/S1352465800017409

Krakow, B. & Neidhardt, J. (1995). *Alpträume erfolgreich behandeln.* Niedernhausen: Falken.

Krakow, B.J., Sandoval, D., Schrader, R., Keuhne, B., McBride, L., Yau, C.L. & Tandberg, D. (2001). Treatment of chronic nightmare in adjudicated adolescent girls in a residential facility. *Journal of Adolescent Health, 29,* 91–100. https://doi.org/10.1016/S1054-139X(00)00195-6

Krakow, B. & Zadra, A. (2006). Clinical management of chronic nightmares: Imagery rehearsal therapy. *Behavioral Sleep Medicine, 4,* 45–70. https://doi.org/10.1207/s15402010bsm0401_4

Kunze, A.E., Arntz, A., Morina, N., Kindt, M. & Lancee, J. (2017). Efficacy of imagery rescripting and imaginal exposure for nightmares: A randomized wait-list controlled trial. *Behavior Research and Therapy, 97,* 14–25.

Lancee, J., Spoormaker, V.I., Krakow, B. & van den Bout, J. (2008). A systematic review of cognitive-behavioral treatment for nightmares: toward a well-established treatment *Journal of Clinical Sleep Medicine, 4,* 475–480.

Lang, R.J. & O'Connor, K.P. (1984). Personality, dream content and dream coping style. *Personality and Individual Differences, 5,* 211–219. https://doi.org/10.1016/0191-8869(84)90053-9

Leung, A.K. & Robson, W.L. (1993). Nightmares. *Journal of the National Medical Association, 85,* 233–235.

Levin, R. (1994). Sleep and dreaming characteristics of frequent nightmare subjects in a university population. *Dreaming, 4,* 127–137. https://doi.org/10.1037/h0094407

Levin, R. & Fireman, G. (2002). Nightmare prevalence, nightmare distress, and self-reported psychological disturbance. *Sleep, 25,* 205–212. https://doi.org/10.1093/sleep/25.2.205

Lewis, J.R. (2002). Psychometric evaluation of the PSSUQ using data from five years of usability studies. *International Journal of Human-Computer Interaction, 14,* 463–488. https://doi.org/10.1080/10447318.2002.9669130

Lewis, J. R (2012). Usability testing. In G. Salvendy (Ed.), *Handbook of Human Factors and Ergonomics* (4th ed., pp. 1267–1312). Hoboken, NJ: John Wiley & Sons, Inc. https://doi.org/10.1002/9781118131350.ch46

Licis, A. (2017). Sleep disorders: Assessment and treatment in preschool-aged children. *Child and Adolescent Psychiatric Clinics, 26,* 587–595. https://doi.org/10.1016/j.chc.2017.02.009

Mack, J. (1989). *Nightmares and Human Conflict.* New York: Columbia University Press.

Marks, I. (1978). Rehearsal relief of a nightmare. *The British Journal of Psychiatry, 133,* 461–465. https://doi.org/10.1192/bjp.133.5.461

Mathes, J., Renvert, M., Eichhorn, C., Martial, S. von, Gieselmann, A. & Pietrowsky, R. (2018). Offender-nightmares – two pilot studies. *Dreaming, 28,* 140–149. https://doi.org/10.1037/drm0000084

McCarley, R.W. & Hobson, J.A. (1975). Neuronal excitability modulation over the sleep cycle: a structural and mathematical model. *Science,* 58–60. https://doi.org/10.1126/science.1135627

McNamara, P. (2008). *Nightmares: the science and solution of those frightening visions during sleep.* Westport: Praeger.

Miller, W.R. & DiPilato, M. (1983). Treatment of nightmares via relaxation and desensitization: a controlled evaluation. *Journal of Consulting and Clinical Psychology, 51,* 870–877. https://doi.org/10.1037/0022-006X.51.6.870

Mindell, J.A. (1996). Treatment of child and adolescent sleep disorders. *Child and Adolescent Psychiatric Clinics, 5,* 741–752. https://doi.org/10.1016/S1056-4993(18)30360-2

Moore, M. (2012). Behavioral sleep problem in children and adolescents. *Journal of Clinical Psychology in Medical Settings, 19,* 77–83. https://doi.org/10.1007/s10880-011-9282-z

Morgenthaler, T.I., Auerbach, S., Casey, K.R., Kristo, D., Maganti, R., Ramar, K., Zak, R. & Kartje, R. (2018). Position paper for the treatment of nightmare disorders in adults: An American Academy of Sleep Medicine Position Paper. *Journal of Clinical Sleep Medicine, 14,* 1041–1055. https://doi.org/10.5664/jcsm.7178

Nadorff, M.R., Lambdin, K.K. & Germain, A. (2014). Pharmacological and non-pharmacological treatments for nightmare disorder. *International Review of Psychiatry, 26,* 225–236. https://doi.org/10.3109/09540261.2014.888989

Nielsen, T.A. & Levin, R. (2007). Nightmares: A new neurocognitive model. *Sleep Medicine Reviews, 11,* 295–310. https://doi.org/10.1016/j.smrv.2007.03.004

Ohayon, M.M., Morselli, P. & Guilleminault, C. (1997). Prevalence of nightmares and their relationship to psychopathology and daytime functioning in insomnia subjects. *Sleep, 20,* 340–348. https://doi.org/10.1093/sleep/20.5.340

Pace-Schott, E.F., Gersh, T., Silvestri, R., Stickgold, R., Salzman, C. & Hobson, J.A. (2001). SSRI Treatment suppresses dream recall frequency but increases subjective dream intensity in normal subjects. *Journal of Sleep Research, 10,* 129–142. https://doi.org/10.1046/j.1365-2869.2001.00249.x

Pagel, J. & Helfter, P. (2003). Drug induced nightmares: an etiology based review. *Human Psychopharmacology, 18,* 59–67. https://doi.org/10.1002/hup.465

Paykel, E.S., Fleminger, R. & Waton, J.P. (1982). Psychiatric side effects of antihypertensive drugs other than reserpine. *Journal of Clinical Psychopharmacology, 2,* 14–39. https://doi.org/10.1097/00004714-198202000-00004

Peskind, E.R., Bonner, L.T., Hoff, D.J. & Raskind, M.A. (2003). Prazosin reduces trauma-related nightmares in older men with chronic posttraumatic stress disorder. *Journal of Geriatric, Psychiatry and Neurology, 16,* 165–171.

Petermann, U. (2021). *Die Kapitän-Nemo-Geschichten. Geschichten gegen Angst und Stress* (21., akt. u. erg. Aufl.). Göttingen: Hogrefe. https://doi.org/10.1026/03117-000

Pietrowsky, R. (2014). *Was uns den Schlaf raubt.* Darmstadt: Wissenschaftliche Buchgesellschaft.

Pietrowsky, R. & Köthe, M. (2003). Personal boundaries and nightmare consequences in frequent nightmare sufferers. *Dreaming, 13,* 245–254. https://doi.org/10.1023/B:DREM.0000003146.11946.4c

Rechtschaffen, A. & Kales, A. (Eds.). (1968). *A Manual of Standardized Terminology, Techniques and Scoring System for Sleep Stages of Human Subjects.* Washington, DC: Public Health Service, U.S. Government Printing Service.

Rimsh, A. & Pietrowsky, R. (2020). Dreams in anxiety disorders and anxiety. *International Journal of Dream Research, 13,* 1–16.

Rose, M.W., Perlis, M.L. & Kaszniak, A.W. (1992). Self-reported dream emotion: nightmares and vivid dreams. *Sleep Research, 21,* 132.

Schlarb, A.A. (2011). CSHQ-DE. Screening-Fragebogen zu Schlafstörungen im Kindesalter. In C. Barkmann, M. Schulte-Markwort & E. Brähler (Hrsg.), *Klinisch-psychiatrische Ratingskalen für das Kindes- und Jugendalter* (S. 128–132). Göttingen: Hogrefe.

Schlarb, A.A. (2018). Therapie von Insomnien und Albträumen im Kindes- und Jugendalter. *Zeitschrift für Kinder- und Jugendpsychiatrie und Psychotherapie, 46,* 383–391. http://doi.org/10.1024/1422-4917/a000608 https://doi.org/10.1024/1422-4917/a000608

Schlarb, A.A. (2019). Schlafen kann man lernen: Leitlinienbasierte Diagnostik und Behandlung von Insomnien und Alpträumen im Kindes- und Jugendalter. *Praxis der Kinderpsychologie und Kinderpsychiatrie, 68,* 93–109. https://doi.org/10.13109/prkk.2019.68.2.93

Schlarb, A.A., Zschosche, M. & Schredl, M. (2016). Der Nightmare Effects Questionnaire (NEQ): Pilotstudie zu ersten psychometrischen Kennwerten bei Jugendlichen und jungen Erwachsenen. *Somnologie*, 20, 251–257. https://doi.org/10.1007/s11818-016-0086-0

Schnatschmidt, M. & Schlarb, A. (2018). Schlafprobleme und psychische Störungen im Kindes- und Jugendalter. *Zeitschrift für Kinder- und Jugenspsychiatrie und Psychotherapie, 46,* 368–381. https://doi.org/10.1024/1422-4917/a000605

Schredl, M. (1999). *Die nächtliche Traumwelt. Eine Einführung in die psychologische Traumforschung.* Stuttgart: Kohlhammer.

Schredl, M. (2003). Effects of state and trait factors on nightmare frequency. *European Archives of Psychiatry and Clinical Neuroscience, 253,* 241–247. https://doi.org/10.1007/s00406-003-0438-1

Schredl, M. (2006). Behandlung von Alpträumen. *Praxis der Kinderpsychologie und Kinderpsychiatrie, 55,* 132–140.

Schredl, M. (2007). *Träume.* Berlin: Ullstein.

Schredl, M. (2008). *Traum.* München: Reinhardt.

Schredl, M. & Göritz, A.S. (2014). Umgang mit Alpträumen in der Allgemeinbevölkerung: Eine Online-Studie. *Psychotherapie, Psychosomatik, Medizinische Psychologie, 5,* 345–350. 10.1055/s-0033-1357131

Schredl, M., Kleinferchner, P. & Gell, T. (1996). Dreaming and personality: thick vs. thin boundaries. *Dreaming, 6,* 219–223. https://doi.org/10.1037/h0094456

Schredl, M. & Pallmer, R. (1998). Geschlechtsunterschiede in Angstträumen von SchülerInnen. *Praxis der Kinderpsychologie und Kinderpsychiatrie, 47,* 463–476.

Schultz, I.H. (1991). *Das Autogene Training* (19., unv. Aufl.). Stuttgart: Thieme.

Seda, G., Sanchez-Ortuno, M.M., Welsh, C.H., Halbower, A.C. & Edinger, J.D. (2015). Comparative meta-analysis of prazosin and imagery rehearsal therapy for nightmare frequency, sleep quality, and posttraumatic stress. *Journal of Clinical Sleep Medicine, 15,* 11–22. https://doi.org/10.5664/jcsm.4354

Seif, B. (1985). Clinical hypnosis and recurring nightmares: a case report. *American Journal of Clinical Hypnosis, 27,* 166–168. https://doi.org/10.1080/00029157.1985.10402598

Solms, M. (2000). Dreaming and REM sleep are controlled by different brain mechanisms. *Behavioral and Brain Sciences*, 23, 843–850. https://doi.org/10.1017/S0140525X00003988

Spiegelhalder, K., Backhaus, J. & Riemann, D. (2011). *Schlafstörungen* (2. Aufl.). Göttingen: Hogrefe.

Spoormaker, V.I. (2008). A cognitive model of recurrent nightmares. *International Journal of Dream Research*, 1, 15–22. https://doi.org/10.11588/heidok.00008436

Spoormaker, V.I., Schredl, M. & van den Bout, J. (2006). Nightmares: from anxiety symptom to sleep disorder. *Sleep Medicine Reviews, 10,* 19–31. https://doi.org/10.1016/j.smrv.2005.06.001

Spoormaker, V.I. & van den Bout, J. (2006). Lucid dreaming treatment for nightmares: a pilot study. *Psychotherapy and Psychosomatics, 75,* 389–394. https://doi.org/10.1159/000095446

Starker, S. (1974). Daydreaming styles and nocturnal dreaming. *Journal of Abnormal Psychology, 83,* 52–55. https://doi.org/10.1037/h0036129

St-Onge, M., Mercier, P. & De Koninck, J. (2009). Imagery Rehearsal Therapy for frequent nightmares in children. *Behavioral Sleep Medicine, 7,* 81–98. https://doi.org/10.1080/15402000902762360

Strunz, F. (1986). Luzidität im Traum. *Zeitschrift für Klinische Psychologie, Psychopathologie und Psychotherapie, 34,* 234–248.

Strunz, F. (1987). Ätiologie und Therapie der Alpträume. *Fortschritte der Neurologie, Psychiatrie*, 55, 306–321. https://doi.org/10.1055/s-2007-1001834

Tanskanen, A., Tuomilehto, J., Viinamaki, H., Vartiainen, E., Lehtonen, J. & Puska, P. (2001). Nightmares as predictors of suicide. *Sleep, 24,* 844–847. https://doi.org/10.1093/sleep/24.7.845

Tholey, P. & Utecht, K. (1987). *Schöpferisch träumen.* Niedernhausen: Falken.

Thompson, D.F. & Pierce, D.R. (1999). Drug-induced nightmares. *The Annals of Pharmacotherapy, 33,* 93–98. https://doi.org/10.1345/aph.18150

Thünker, J., Norpoth, M., Aspern, M. von, Özcan, T. & Pietrowsky, R. (2014). Nightmares: knowledge and attitudes in health care providers and nightmare sufferers. *Journal of Public Health and Epidemiology*, 6, 223–2228. https://doi.org/10.5897/JPHE2013.0565

Thünker, J. & Pietrowsky, R. (2021). *Alpträume. Ein Therapiemanual* (2., überarb. und erg. Aufl.). Göttingen: Hogrefe. https://doi.org/10.1026/03106-000

van der Kolk, B. & Goldberg, H.L. (1983). Aftercare of schizophrenic patients: pharmacotherapy and consistency of therapist. *Hospital and Community Psychiatry, 34,* 343–348. https://doi.org/10.1176/ps.34.4.343

Wood, J.M. & Bootzin, R.R. (1990). The prevalence of nightmares and their independence from anxiety. *Journal of Abnormal Psychology, 99,* 64–68. https://doi.org/10.1037/0021-843X.99.1.64

Wright, J. & Koulack, D. (1987). Dreams and contemporary stress: a disruption-avoidance-adaptation model. *Sleep, 10,* 172–179. https://doi.org/10.1093/sleep/10.2.172

Zadra, A.L. & Pihl, R.O. (1997). Lucid dreaming as a treatment for recurrent nightmares. *Psychotherapy and Psychosomatics, 66,* 50–55. https://doi.org/10.1159/000289106

Anhang

Arbeitsblatt 1

Alptraumfragebogen

Fragebogen zur Erhebung der aktuellen Alptraumsymptomatik

Name: ______________________ Datum: __________

1) Wie viele Alpträume hast du aktuell pro Woche? __________

2) Wie groß ist die Angst oder das negative Gefühl während des Alptraums?

keine Angst ☐ --- ☐ --- ☐ --- ☐ --- ☐ --- ☐ --- ☐ sehr große Angst

3) Wie groß ist die Angst davor, dass wieder ein Alptraum auftritt?

keine Angst ☐ --- ☐ --- ☐ --- ☐ --- ☐ --- ☐ --- ☐ sehr große Angst

4) Wenn du einen Alptraum hattest: merkst du dann, dass du weiter über den Alptraum nachdenken musst?

gar nicht ☐ --- ☐ --- ☐ --- ☐ --- ☐ --- ☐ --- ☐ sehr stark

5) Hast du Schwierigkeiten, mit deinen Alpträumen umzugehen?

gar nicht ☐ --- ☐ --- ☐ --- ☐ --- ☐ --- ☐ --- ☐ sehr stark

6) Beeinflussen die Alpträume dein Wohlbefinden?

gar nicht ☐ --- ☐ --- ☐ --- ☐ --- ☐ --- ☐ --- ☐ sehr stark

Arbeitsblatt 2

Hallo, ich bin Alma

Hallo,
ich bin Alma Albatros.

Ich werde dich auf deinem Weg begleiten, deine Alpträume zu bewältigen.

Wir Albatrosse sind große, ausdauernde Seevögel. Und Ausdauer kann man bei der Bewältigung von Alpträumen wirklich gebrauchen!

Gut, wenn man dabei nicht allein ist. Ich werde dich bei dieser Herausforderung begleiten. Wenn du Fragen hast, kannst du dich außerdem jederzeit an deine Therapeutin oder deinen Therapeuten wenden.

Du wirst merken, die Alpträume zu bekämpfen, macht auch richtig Spaß!

Deine Alma

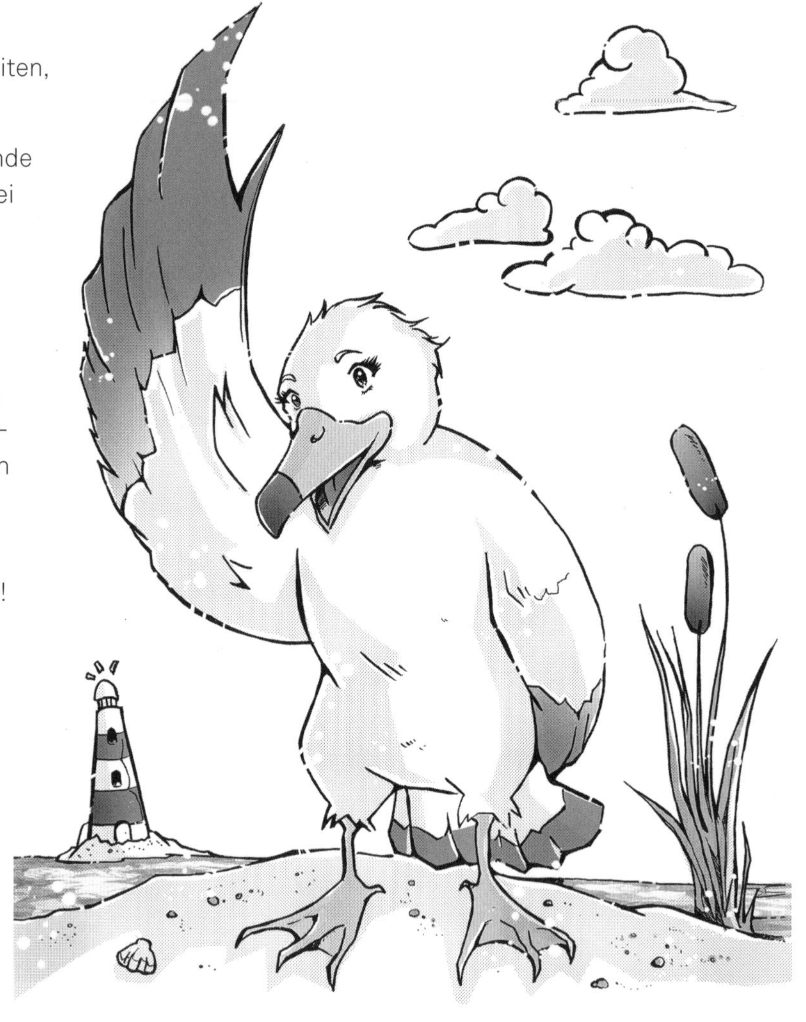

Arbeitsblatt 3

Alpträume sind normal

Alle Menschen träumen und die meisten können sich auch zumindest gelegentlich daran erinnern. Solche Träume zu haben, ist nicht ungewöhnlich, die meisten Kinder und Jugendlichen haben gelegentlich Alpträume. Damit sind Träume gemeint, die mit starken negativen Gefühlen wie Angst, Traurigkeit oder Ekel – aber auch mit Ärger oder Wut –einhergehen.

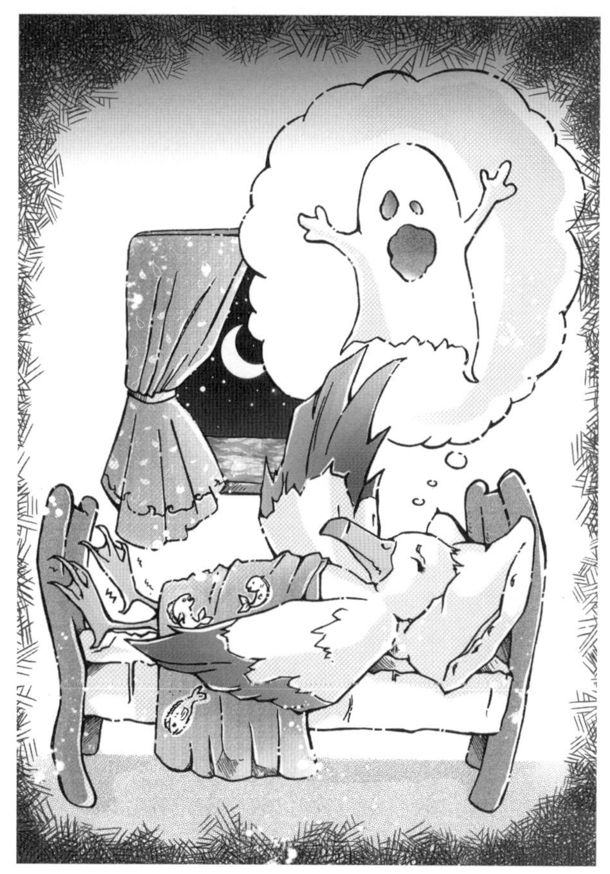

Real – und doch unrealistisch

Alpträume fühlen sich in der Regel „echt“ an. Man *erlebt* den Traum richtig. Dabei gibt es jedoch auch einige Unterschiede zum Leben am Tag. Im Traum können Dinge passieren, die nicht gehen, wenn du wach bist. Zum Beispiel, dass Gegenstände wachsen oder schrumpfen, dass du fliegen kannst oder Ähnliches.

Verschiedene Perspektiven

Manchmal ist man im Traum man selbst und mitten im Geschehen. Manchmal ist man aber auch nur beobachtend. Es kann sein, dass du dich im Traum von oben siehst, aber keinen Einfluss darauf nehmen kannst, was du da gerade tust.

Verschiedene Rollen

Auch die Rollen, die man im Traum einnimmt, können unterschiedlich sein. Die meisten kennen Träume, in denen einem etwas Schlimmes passiert. Wird man im Traum verfolgt, ist man das Opfer. Es gibt aber auch Träume, in denen man selbst die Rolle der Täterin oder des Täters einnimmt. Wenn man dann aufwacht, ist man oft ganz schön verwirrt. Solche Träume bedeuten nicht, dass man am Tag das Gleiche tun würde.

Was sind Träume überhaupt?

Träume entstehen durch Aktivität im Gehirn, während wir schlafen. Es ist aber immer noch nicht ganz erforscht, wie sie genau funktionieren. Sie scheinen unter anderem wichtig für die Speicherung von Erlebnissen im Gedächtnis zu sein. Über die Frage, was die Inhalte der Träume zu bedeuten haben, haben schon viele Wissenschaftlerinnen und Wissenschaftler gestritten. Sicher ist: Sie haben etwas mit dem zu tun, was du am Tag erlebst – auch Dinge, die dir tagsüber unwichtig vorkamen, können auftauchen, außerdem haben sie mit deinen Befürchtungen, aber auch mit deinen Wünschen zu tun. Was Träume definitiv nicht können, ist die Zukunft vorauszusagen. Wenn du also träumst, dass du eine Fünf in der Englischarbeit schreibst, dann kann dies dadurch bedingt sein, dass du Angst vor der Arbeit hast, sollte aber nicht als Vorhersage gewertet werden. Du solltest dennoch besser für die Arbeit lernen.

Arbeitsblatt 4

Alpträume machen krank

Auch wenn gelegentliche Alpträume normal sind, gibt es Situationen, in denen man sich Hilfe holen sollte. Dies ist der Fall, wenn ...

- die Alpträume sehr häufig auftreten (z. B. mehrmals pro Woche),
- die Alpträume schon sehr lange bestehen, also seit Wochen oder gar Monaten,
- du die Alpträume als sehr quälend empfindest,
- du dir am Tag viele Gedanken oder Sorgen um die Alpträume machst,
- du wegen der Alpträume unausgeschlafen bist und dich tagsüber müde und weniger fit fühlst,
- du Angst vor dem Einschlafen hast oder das Zubettgehen wegen der Alpträume herauszögerst.

Gründe dafür, dass man zu viele schlechte Träume hat, gibt es viele – es ist jedoch oft nicht leicht, ganz genau herauszufinden, woran es bei einem liegt. Zum einen haben wir eine angeborene Veranlagung zum Träumen. Dann haben Forscherinnen und Forscher herausgefunden, dass sehr kreative Menschen mehr träumen als andere und dass sehr gefühlvolle, einfühlsame Menschen häufiger schlecht träumen. Alpträume können außerdem durch Stress ausgelöst werden. Das kann normaler Alltagsstress wie viele Hausaufgaben sein, aber auch schlimmere Erfahrungen.

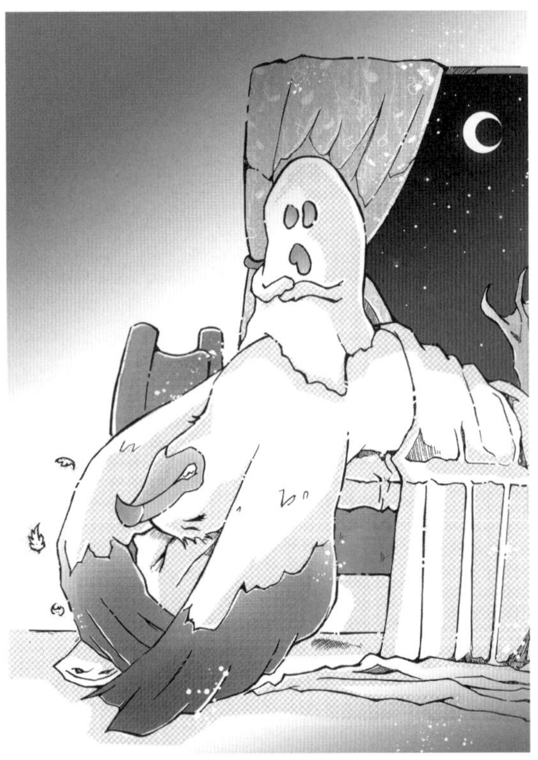

Alpträume nach belastenden Erfahrungen
Besonders oft (aber nicht nur!) treten Alpträume auf, wenn einem etwas Schlimmes passiert, beispielsweise ein Verkehrsunfall, eine Überschwemmung oder auch Gewalt. Die Alpträume, in denen sich das negative Ereignis wiederholt, nennt man „posttraumatische Wiederholung“ oder „posttraumatischer Alptraum“. Manche Kinder und Jugendliche machen sich Gedanken, ob es sich überhaupt lohnt, mit solchen Alpträumen Hilfe zu suchen. Einige denken, man könne ja sowieso nichts daran ändern. Andere, dass die Alpträume vielleicht wichtig sein könnten, um die Erlebnisse zu verarbeiten. Es stimmt, dass man etwas, was geschehen ist, nicht mehr rückgängig machen kann. Es ist aber sehr wohl möglich, die wiederkehrenden, zum Teil sehr belastenden Alpträume loszuwerden. Das ist erlaubt, denn das Gehirn schaltet manchmal beim Träumen einfach auf „Endlosschleife“, man träumt immer wieder das Gleiche, ohne dass es einen Nutzen hat. Lediglich in den ersten Tagen nach dem Erlebnis würde man auf eine Alptraumbehandlung verzichten.

Arbeitsblatt 5 (Seite 1/2)

Den Alptraum unter die Lupe nehmen

Der nachfolgende Fragebogen soll dir helfen, deinen Alptraum genau unter die Lupe zu nehmen, damit du später genauer weißt, wo du beim Verändern des Drehbuches ansetzen musst. Du kannst den nachfolgenden Fragebogen direkt ausfüllen oder ihn zur Orientierung verwenden, wenn du den Alptraum am Computer, per Audioaufnahme oder als Zeichnung dokumentierst.

Lasse die Fragen offen, die für dich nicht relevant sind. Frage deine Therapeutin oder deinen Therapeuten in der nächsten Sitzung, falls du etwas nicht verstehst.

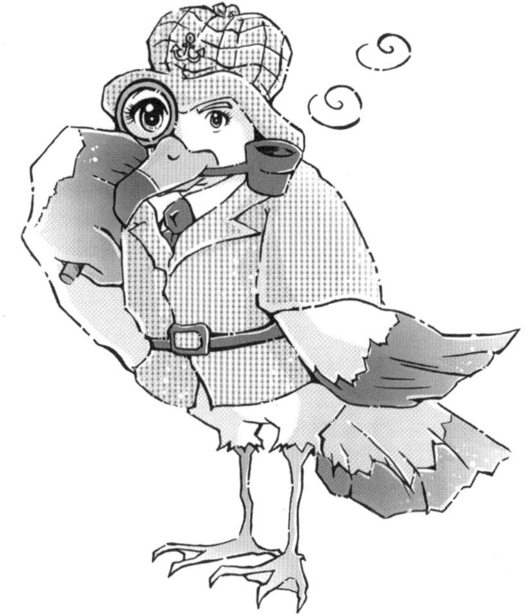

Und los geht's:

1. Warst du im Traum du selbst? Oder hast du das Traumgeschehen von außen beobachtet?

☐ ich war ich selbst ☐ ich habe beobachtet

2. Hast du die geträumte Situation schon einmal erlebt?

☐ ja ☐ ich habe so eine ähnliche Situation schon einmal erlebt ☐ nein

3. Was ist passiert?

____

____

____

____

____

4. Was hast du gesehen?

____

____

____

____

____

Arbeitsblatt 5 (Seite 2/2)

Den Alptraum unter die Lupe nehmen

5. Was hast du gehört?

____

____

____

6. Hast du etwas gespürt (z. B. auf der Haut)? Wenn ja, was?

____

____

____

7. Hast du etwas gerochen oder geschmeckt? Wenn ja, was?

____

____

____

8. Was hast du während des Traums gedacht?

____

____

____

9. Wie hast du dich während des Traums gefühlt?

____

____

____

10. Bist du von dem Alptraum aufgewacht?

☐ ja ☐ nein ☐ ich weiß nicht mehr genau

11. Wie hast du dich nach dem Alptraum gefühlt?

____

____

____

Arbeitsblatt 6

Tipps zum Aufzeichnen von Alpträumen

Alpträume sind kurz nach dem Aufwachen meist noch sehr gut im Kopf. Schon eine kurze Zeit später vergisst man allerdings erste Details. Darum ist es wichtig, einige Tipps zum Aufzeichnen von Alpträumen zu berücksichtigen. Diese gelten unabhängig davon, ob du dafür das *Arbeitsblatt 5: Den Alptraum unter die Lupe nehmen* verwendest, oder ob du deine Alpträume auf einem Blatt Papier oder digital festhältst.

Folgende Dinge solltest du beachten:

- Nimm dir abends beim Zubettgehen vor, dich am Morgen nach dem Aufwachen an den Traum zu erinnern.
- Lege dir am Abend alles, was du für die Aufzeichnung benötigst, griffbereit neben dein Bett.
- Zeichne deinen Alptraum möglichst direkt nach dem Erwachen auf.
- Verwende Formulierungen in der Gegenwarts- und Ich-Form. So fällt es leichter, dich an den Alptraum zu erinnern.
- Dokumentiere alles, auch scheinbar unwichtige oder peinliche Dinge.
- Erinnerungen an den Alptraum, die im Laufe des Tages auftreten, sollten auch aufgezeichnet, aber als nachträgliche Erinnerungen markiert werden.

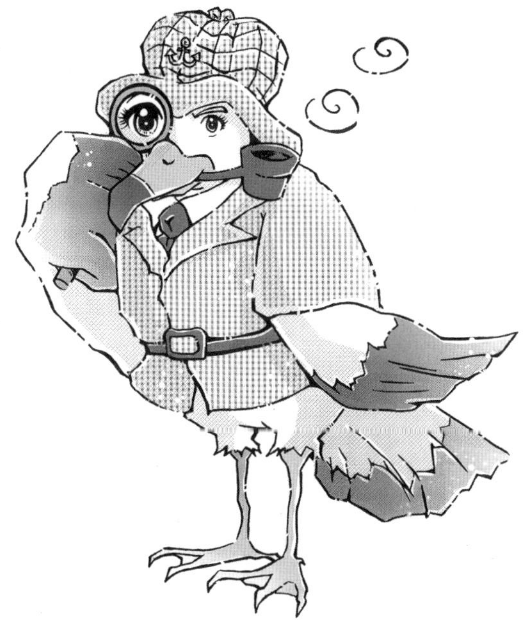

Arbeitsblatt 7

Entspannung

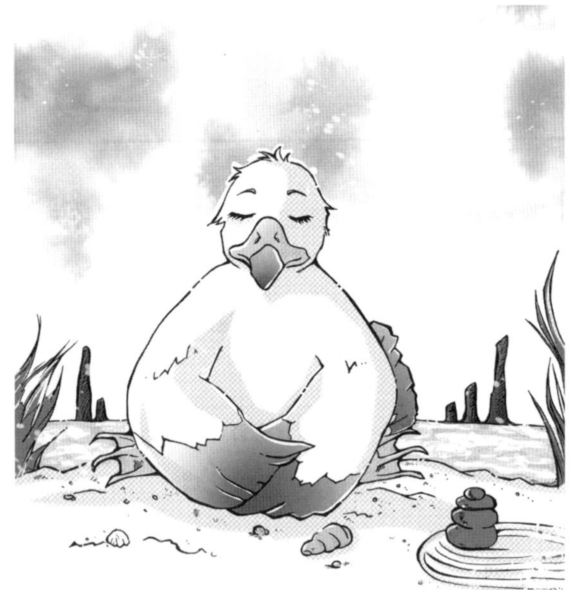

Entspannung allein vertreibt die Alpträume nicht – das hast du vielleicht sogar schon einmal ausprobiert. Aber Entspannung ist eine wichtige Grundlage für die nächsten Schritte der Alptraumbewältigung. Darum ist sie wichtig.

Es heißt nicht umsonst **Entspannungs-*Training*.** In dem Wort steckt, dass man fleißig üben muss. Das liegt daran, dass unser Biosystem Körper nicht so einfach von Aktivität auf Entspannung umschalten kann.

Es gibt verschiedene **Entspannungstechniken.** Alle haben das Ziel, dass unser vegetatives Nervensystem von Aktivität auf Ruhe und Erholung umschaltet. Unpraktischerweise lässt sich dieser Teil des Nervensystems nicht direkt und mit reiner Willenskraft steuern. Du kannst ja mal versuchen, mit deinem Willen deinen Herzschlag zu beeinflussen – das wird nicht funktionieren. Darum muss man indirekt vorgehen und das vegetative Nervensystem austricksen, um zu entspannen. Die häufigsten Methoden sind Muskelentspannung, Atemtechniken oder das sogenannte Autogene Training.

In der Sitzung hast du zusammen mit deiner Therapeutin oder deinem Therapeuten ausgesucht, welche Entspannungstechnik du ausprobieren möchtest und in welcher Version. Du hast die entsprechende Datei ausgehändigt bekommen.

Und los geht's:

- Übe möglichst täglich und zu einem festen Zeitpunkt (z.B. nach der Schule oder vor dem Zubettgehen).
- Suche dir dafür einen Ort, an dem du ungestört bist.
- Teile deiner Familie mit, dass du in der nächsten halben Stunde nicht gestört werden möchtest.
- Schalte dein Handy und andere Störquellen aus.
- Mache die Übungen nicht unter Zeitdruck, beispielsweise wenn du einen wichtigen Anruf erwartest.
- Nimm zu Beginn der Übung eine bequeme Haltung ein und überprüfe, dass dich nichts stört (nimm z.B. deine Brille ab oder lockere den Gürtel).
- Nimm dir am Ende der Übung etwas Zeit für die Rücknahme. Je besser du entspannen kannst, desto mehr fährt dein Herz-Kreislauf-System herunter. Wenn du dann plötzlich aufstehst, kann dir schwindelig werden. Recke und strecke dich zuerst.

Arbeitsblatt 8

Imagination

Imagination bedeutet, sich etwas „vor dem inneren Auge" vorzustellen. Dafür braucht man nicht mehr als ein bisschen Fantasie. Und es ist hilfreich, dabei entspannt zu sein. Darum hast du zuerst das Entspannungstraining gemacht.

Probier es doch gleich mal aus! Schließe die Augen und stelle dir dein Lieblingsessen vor. Vielleicht kannst du es sogar riechen und schmecken.

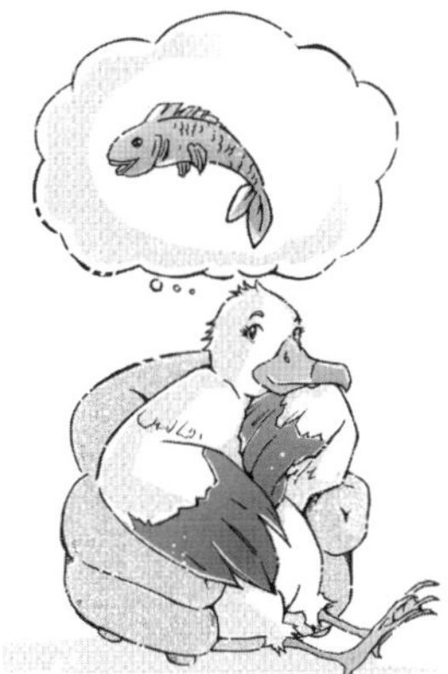

Dass die Dinge täuschend echt wirken, ist genauso wie in den Träumen. Du siehst Bilder, hörst Geräusche und kannst Dinge spüren. Manchmal riechst oder schmeckst du sogar etwas. Der Unterschied ist jedoch, dass du bei der Imagination wach bist. Das heißt auch: **Du bestimmst,** was du dir vorstellst und was nicht!

Die eigene Vorstellungskraft gut zu kennen und zu trainieren, ist ein wichtiger Bestandteil der Alptraumbehandlung. Es ist dabei nicht notwendig, dass du dir die Szenen mit allen Sinnen (Sehen, Hören, Fühlen, Riechen, Schmecken) gleichermaßen vorstellen kannst. Es ist jedoch für die nächsten Schritte wichtig, herauszufinden, welche deiner Sinne besonders gut auf die Imaginationsübungen ansprechen.

Und los geht's:

- Mache es wie beim Entspannungstraining: Übe möglichst täglich, zu einem festen Zeitpunkt und an einem ungestörten Ort.
- Wähle aus der ersten Gruppe der Übungen (Fantasiereisen) eine aus, die dir gefällt.
- Vielleicht ist es hilfreich für dich, vorher die Entspannungsübung zu machen.
- Mache dir nichts daraus, wenn du zwischendurch abgelenkt wirst oder du dir Dinge nicht vorstellen kannst. Kehre mit den Gedanken einfach zur Übung zurück.
- Stelle dir keine Dinge vor, die unangenehm sind. Versuche diese Dinge in der Vorstellung zu ändern. Wenn das nicht gelingt, brich die Übung ab und sprich mit deiner Therapeutin oder deinem Therapeuten.
- Wenn die Fantasiereise gut klappt, nimm dir beim nächsten Mal die Vertiefungsübung vor.

Arbeitsblatt 9 (Seite 1/2)

Alpträume verändern

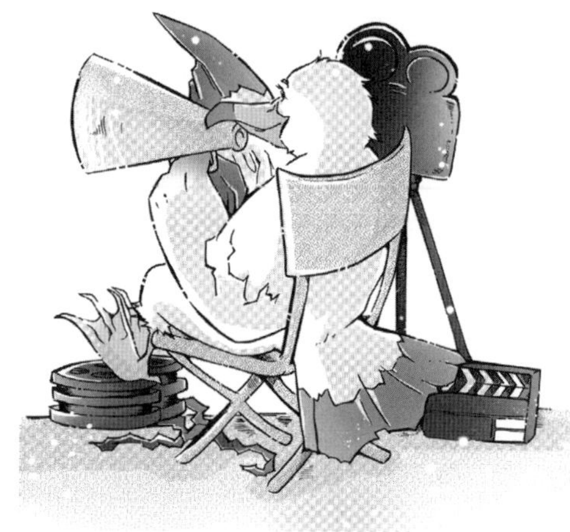

Alpträume zu verändern und damit loszuwerden, ist wie das **Umschreiben eines Drehbuchs:** Wenn du dir den Alptraum als einen Horror- oder Gruselfilm vorstellst, dann warst du bisher meist der Hauptdarsteller oder die Hauptdarstellerin. Nun wechselst du die Perspektive und schlüpfst in die Rolle des Regisseurs bzw. der Drehbuchautorin – und darfst die Handlung verändern. Ziel ist es, ein neues Drehbuch zu entwickeln, bei dem du ruhig weiterschlafen kannst. Das ist die Herausforderung dabei: Das neue Drehbuch, also der neue Traum, muss auch noch etwas mit dem alten Traum zu tun haben.

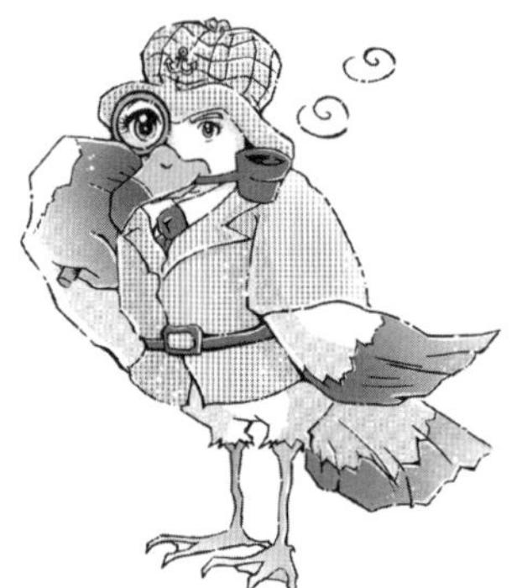

Das Drehbuch umschreiben in fünf Schritten

Schritt 1: Nimm den Alptraum genau unter die Lupe

Als Voraussetzung für das erfolgreiche Umschreiben muss der ursprüngliche Alptraum genau untersucht werden. Was ist passiert? Was hast du wahrgenommen? Wie hast du dich gefühlt? Schreibe oder male den Alptraum mithilfe des Beobachtungsbogens *(Arbeitsblatt 5: Den Alptraum unter die Lupe nehmen)* auf oder sprich ihn genau durch. Sehr quälende Abschnitte, die sowieso später entfernt werden, können dabei im Zeitraffer vorgespult werden.

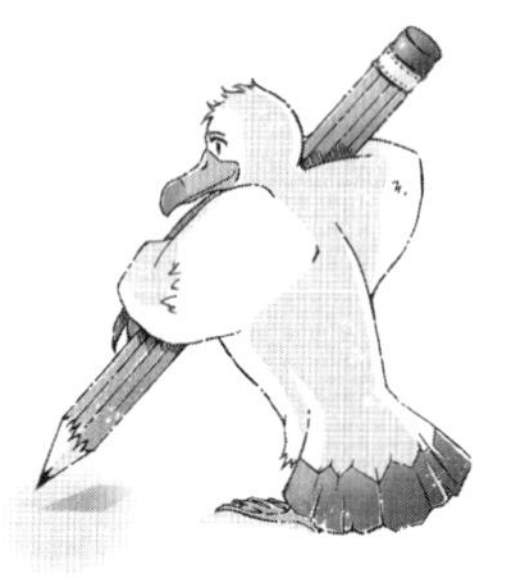

Schritt 2: Finde heraus, welche Dinge den Traum zum echten Gruselfilm machen und was bleiben kann

Nimm dir die Aufzeichnung deines Traums noch einmal vor. Markiere in rot, was auf jeden Fall geändert oder entfernt werden muss. Markiere in grün, was bleiben kann. So stellst du sicher, dass du später zwar einerseits gut schlafen kannst, andererseits die beiden Traumversionen aber auch noch etwas miteinander zu tun haben.

Arbeitsblatt 9 (Seite 2/2)

Alpträume verändern

Schritt 3: Denk dir Alternativen aus

Denke dir für unerwünschte Dinge und Traumabschnitte, die du streichen willst, Alternativen aus. Wenn dir auf Anhieb nichts einfällt, was gut in deinen Traum passt, mache erst einmal ein „Brainstorming". Schreibe oder zeichne alles auf, was dir einfällt. Später kannst du dann immer noch schauen, was du dir davon am besten vorstellen kannst.

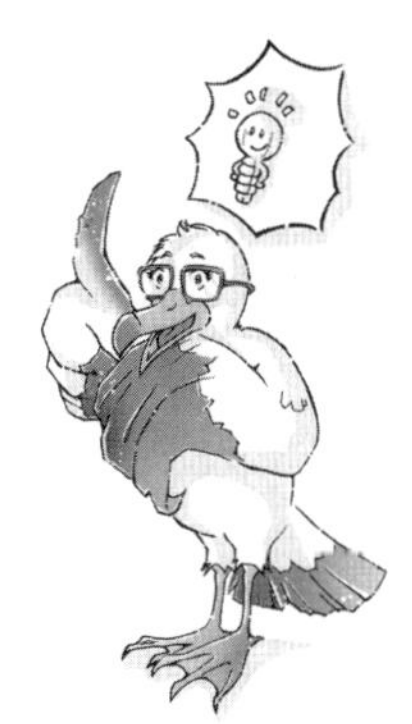

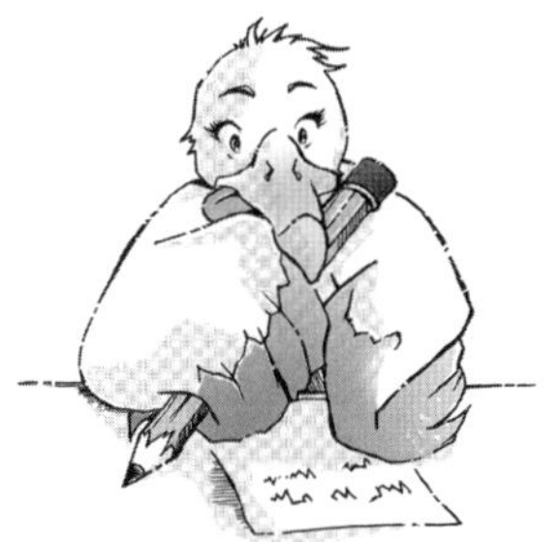

Schritt 4: Verfasse das neue Traum-Drehbuch

Suche dir aus den Ideen aus Schritt 3 diejenigen aus, die am besten zu deinem neuen, harmlosen Traum passen und die dir am besten gefallen. Schreibe oder male den Traum auf.

Überprüfe dann das neue Drehbuch bzw. den neuen Traum, indem du ihn dir vorstellst. Korrigiere und ergänze, wenn notwendig, bis du dir vorstellen kannst, ruhig weiterzuschlafen.

Schritt 5: Stelle dir den neuen Traum vor

Es ist fast geschafft. Nachdem du das neue Traum-Drehbuch fertiggestellt hast, muss es jetzt nur noch „ins Gedächtnis eingespeist werden". Dazu stellst du dir den Traum zwei Wochen lang jeden Tag vor – wie bei den Imaginationsübungen. Du kannst eine Audioaufnahme erstellen, ihn dir vorlesen lassen oder mit jemandem über den neuen Verlauf sprechen. Wichtig ist, dass du dabei auf die Details achtest, damit die Vorstellung „mit Bild und Ton" gelingt.

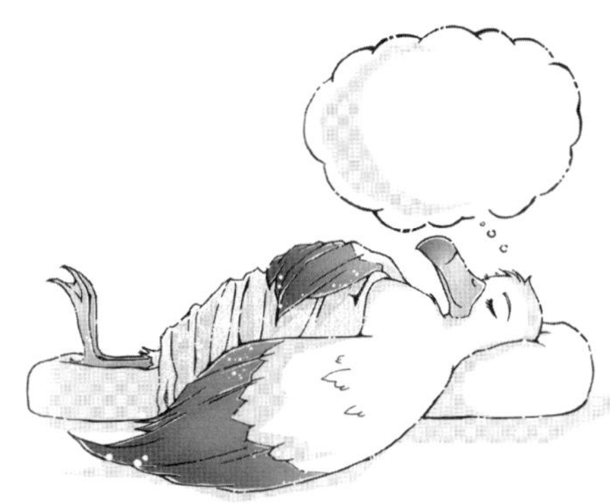

Falls du mehrere Alpträume hast, kannst du sie zusammen mit deiner Therapeutin oder deinem Therapeuten zunächst in „Traumgruppen" sortieren. Das bedeutet, dass Träume zum gleichen Thema, aber mit unterschiedlicher Handlung, zusammengefasst werden, zum Beispiel „Verfolgungsträume" (Verfolgung im Parkhaus durch einen Unbekannten, im Wald durch Monster und so weiter). Für jedes Thema muss dann nur ein Traum verändert werden.

Arbeitsblatt 10

Die Veränderung beginnt

Nachdem du deinen Alptraum ganz genau beobachtet hast, geht es nun darum,

1) was du streichen möchtest und
2) was erhalten bleiben kann, damit der Zusammenhang zum ursprünglichen Traum bestehen bleibt.

Markiere die Dinge in der Aufzeichnung in rot, wenn sie gestrichen oder geändert werden sollen, und in grün, wenn sie bleiben können. Trage sie dann in die Tabelle ein. Wenn dir noch Dinge einfallen, die du vorher vergessen hast oder die man auf dem Bild nicht sehen kann, schreibe sie dazu.

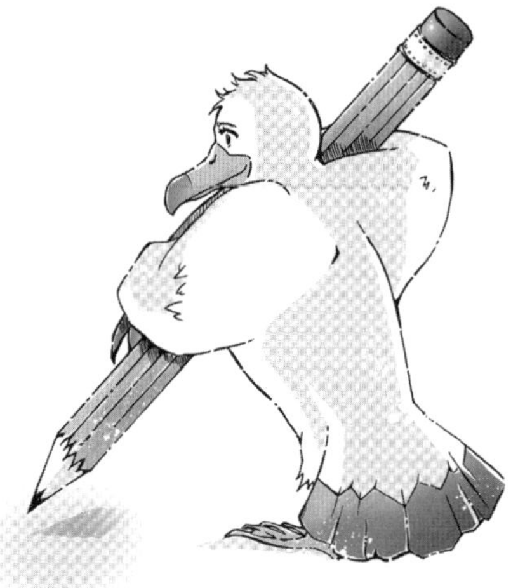

Streichen/verändern	Drin lassen

Arbeitsblatt 11

Ideen für den neuen Traum

Du weißt jetzt schon, was in deinem neuen Traum *nicht* mehr oder nur noch in abgeschwächter oder veränderter Form vorkommen soll. Nun geht es darum, neue Ideen zu sammeln, wie der neue Traum stattdessen verlaufen kann.

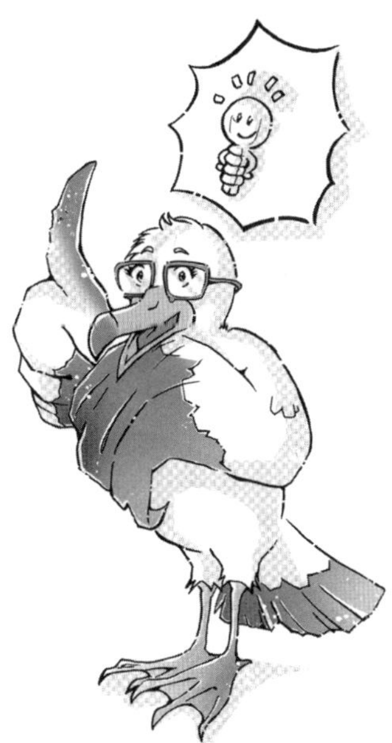

Manchmal ist das leicht, oft aber auch schwer, weil man sich im ursprünglichen Alptraum ja hilflos gefühlt hat. Dann hilft es, allgemeine Ideen zu sammeln, die gar nicht nur für dich oder deinen Traum gelten müssen.

Frage dich:

- Was könnte man *grundsätzlich* statt dem Punkt tun, den ich links in die Tabelle auf Arbeitsblatt 10 geschrieben habe?
- Was würden andere Leute, meine beste Freundin oder ein Superheld tun?
- Wer könnte im Traum helfen?
- und so weiter ...

Wichtig! Lasse nichts weg, nur weil es dir unrealistisch oder abwegig vorkommt. Träume sind oft auch unrealistisch – warum also hier nicht auch die Fantasie spielen lassen?

Platz für deine Ideen

Hinweise zu den Online-Materialien

Sie können die in diesem Buch erwähnten und im Anhang abgedruckten Arbeitsmaterialien sowie die Audiodateien über unsere Internetseite abrufen und ausdrucken. Nutzen Sie dazu bitte den Link www.hgf.io/download und melden Sie sich nach den dort beschriebenen Schritten an. Wenn Sie nach der Registrierung den Code **B-34XVGG** unter „Mein Konto → Zusatzmaterialien" im Eingabefeld einfügen, werden Sie automatisch in den Downloadbereich weitergeleitet und können die Online-Materialien zum Buch ausdrucken bzw. herunterladen. Um die Materialien dauerhaft im direkten Zugriff zu haben, empfehlen wir Ihnen, sich die gesamten Materialien herunterzuladen und auf dem eigenen Rechner zu speichern.

Folgende Materialien stehen zum Download bereit:

Übersicht über die Online-Materialien	
Audiodateien **(MP3-Dateien)**	• 01 Progressive Muskelentspannung • 02 Reise durch den Körper – Autogenes Training • 03 Am Strand • 04 Auf dem Spielplatz • 05 Im Wald • 06 Auf dem Konzert • 07 Auf dem Mittelaltermarkt • 08 Übung vom sicheren Ort • 09 Wetterveränderung am Strand • 10 Wetterveränderung auf dem Spielplatz • 11 Wetterveränderung im Wald • 12 Wetterveränderung auf dem Konzert • 13 Wetterveränderung auf dem Mittelaltermarkt
Instruktionstexte **(Texte zu den Audiodateien)**	• Progressive Muskelentspannung • Reise durch den Körper – Autogenes Training • Fantasiereise: Am Strand • Fantasiereise: Auf dem Spielplatz • Fantasiereise: Im Wald • Fantasiereise: Auf dem Konzert • Fantasiereise: Auf dem Mittelaltermarkt • Übung vom sicheren Ort • Vertiefungsübung: Wetterveränderung am Strand • Vertiefungsübung: Wetterveränderung auf dem Spielplatz • Vertiefungsübung: Wetterveränderung im Wald • Vertiefungsübung: Wetterveränderung auf dem Konzert • Vertiefungsübung: Wetterveränderung auf dem Mittelaltermarkt
Arbeitsblätter	• Arbeitsblatt 1: Alptraumfragebogen • Arbeitsblatt 2: Hallo, ich bin Alma • Arbeitsblatt 3: Alpträume sind normal • Arbeitsblatt 4: Alpträume machen krank • Arbeitsblatt 5: Den Alptraum unter die Lupe nehmen • Arbeitsblatt 6: Tipps zum Aufzeichnen von Alpträumen • Arbeitsblatt 7: Entspannung • Arbeitsblatt 8: Imagination • Arbeitsblatt 9: Alpträume verändern • Arbeitsblatt 10: Die Veränderung beginnt • Arbeitsblatt 11: Ideen für den neuen Traum • Bonusmaterial: 2 Ausmalbilder von Alma Albatros